医学院校高职高专规划教材

供护理、助产专业用

健康评估

主　编　金立军

副主编　李蓉山　熊天山

编　委　（按姓名汉语拼音排序）
　　　　陈旭鸿（铜仁职业技术学院）
　　　　代芳兰（铜仁职业技术学院）
　　　　高　慧（铜仁市人民医院）
　　　　胡　丽（铜仁职业技术学院）
　　　　金立军（铜仁职业技术学院）
　　　　李蓉山（铜仁职业技术学院）
　　　　刘大敏（铜仁职业技术学院）
　　　　冉秀瑜（铜仁市人民医院）
　　　　石文丽（铜仁职业技术学院）
　　　　童　芳（铜仁市人民医院）
　　　　王　君（铜仁职业技术学院）
　　　　伍名芳（铜仁职业技术学院）
　　　　熊天山（铜仁职业技术学院）
　　　　徐友英（铜仁职业技术学院）
　　　　杨　珊（铜仁职业技术学院）
　　　　杨再艳（铜仁职业技术学院）
　　　　张友良（铜仁职业技术学院）

北京大学医学出版社

JIANKANG PINGGU

图书在版编目（CIP）数据

健康评估 / 金立军主编 . —北京：北京大学医学出版社，2017.2

ISBN 978-7-5659-1554-3

Ⅰ．①健⋯ Ⅱ．①金⋯ Ⅲ．①健康-评估-高等学校-教材 Ⅳ．①R471

中国版本图书馆CIP数据核字（2017）第016910号

健康评估

主　　编：金立军
出版发行：北京大学医学出版社
地　　址：（100191）北京市海淀区学院路38号　北京大学医学部院内
电　　话：发行部 010-82802230；图书邮购 010-82802495
网　　址：http://www.pumpress.com.cn
E-mail：booksale@bjmu.edu.cn
印　　刷：中煤（北京）印务有限公司
经　　销：新华书店
责任编辑：靳新强　法振鹏　　责任校对：金彤文　责任印制：李　啸
开　　本：850mm×1168mm　1/16　印张：18.25　字数：520千字
版　　次：2017年2月第1版　2017年2月第1次印刷
书　　号：ISBN 978-7-5659-1554-3
定　　价：39.00元

版权所有，违者必究

（凡属质量问题请与本社发行部联系退换）

前 言

健康评估是护理、助产专业的主干课程，是连接护理基础课程与临床专业课程的桥梁。它对学生职业能力、职业素养的形成起主要促进作用，是学生学习内科护理学、外科护理学、妇产科护理学、儿科护理学、传染病护理学等后续课程的基础，是学生临床实习必备的技能。

为适应高职护理专业改革和发展的需要，培养"用得上、留得住、下得去"的高素质护理人才，提高护理、助产专业学生的实践技能，经过对临床护理岗位、护理工作流程缜密地调查分析，结合全国护士执业资格考试大纲，我们组织本院部分教学经验丰富、业务能力强的专业课程骨干教师与医院资深行业专家在其他教材的基础上潜心研讨，达成共识，编写了本教材。

在开发本教材的过程中，我们充分考虑护理职业教育的地方性、行业性、专业性特点，认识到教材必须与临床护理工作岗位、护理工作流程高度吻合，必须对临床护理工作具有指导性、前瞻性。在教学内容的安排上，我们以知识模块为切入点，项目作导向，任务为驱动，紧贴护理专业课程设置，深化护理专业课程体系改革和人才培养模式；紧贴护士执业资格考试大纲和社会需求，重构课程内容，实现护理专业特色教育；紧贴临床护理工作流程，注重对学生能问、能写、能做、能看"四能"强化，形成"体现整体、突出护理、强化能力"的新型护理专业课程体系和护理职业教育特征，打破重知识传授、轻能力培养，重教师教、轻学生学的传统医学教学模式，优化了教学内容，满足了在校学生持续发展的需求和护士执业资格考试的需要，对学生职业素质养成和可持续发展能力培养，提供强有力的保障。

本教材以护理专业人才培养目标为主线，以基本知识、基本方法、基本技能、基本辅助检查和基本护理病历书写五大模块为切入点，紧贴护士执业资格考试大纲，重构课程，重点介绍了健康评估的方法、常见症状、身体评估、辅助检查，以及护理病历书写等内容，对常出现的护士执业资格考试考点特别做出温馨提示。为使学生便于理解，每个模块在表达上我们力求深入浅出、图文并茂，以图释文。各章节均列有"任务目标"和"护士执业资格考试模拟"，试题类型严格按照全国护士执业资格考试形式命题，力求学习内容与执业资格考试相衔接，以供学者使用方便，教者参考，目的是加深学生对各知识点的理解。另外，还将部分重点、难点、易混淆的内容以病例分析题的形式编入，旨在提高学生分析问题、解决问题的能力。

参加本教材编写的有金立军、熊天山、李蓉山等教师，他们理论水平高，临床实践能力突出，教学经验十分丰富，是铜仁职业技术学院护理学院的教育精英、骨干，教材的开发凝聚了他们无数的心血和汗水，在此请允许我代表教材开发组对参与教材开发工作的铜仁职业技术学院的各位同仁、领导表示最真诚的感谢和崇高的敬意！对铜仁市人民医院的高慧、冉秀瑜表示衷心感谢！同时也对参与教材开发、支持的其他同仁志士表示最真诚的谢意！

在本书编写过程中，我们是本着高度认真、负责的态度完成的，但由于时间短，能力有限，难免有不妥之处，敬望使用本教材的师生、读者和护理界同仁批评指正，以便不断完善。

金立军

目 录

模块一 基本知识	1
项目一 绪论	1
项目二 健康资料的收集	4
项目三 护理诊断	6

模块二 基本方法	12
项目一 护理病史收集	12
项目二 护理病史采集模式	15
项目三 护理体检方法	19

模块三 基本技能	25
第一部分 常见症状评估	25
项目一 发热	25
项目二 疼痛	30
项目三 咳嗽与咳痰	35
项目四 咯血	37
项目五 呼吸困难	39
项目六 心悸	42
项目七 发绀	43
项目八 水肿	45
项目九 皮肤黏膜出血	48
项目十 黄疸	49
项目十一 恶心与呕吐	53
项目十二 呕血与便血	56
项目十三 腹泻与便秘	59
项目十四 排尿异常	62
项目十五 抽搐与惊厥	65
项目十六 眩晕	67
项目十七 意识障碍	69
第二部分 一般状态评估	72
第三部分 皮肤黏膜评估	80
第四部分 浅表淋巴结评估	84
第五部分 头部及其器官评估	87
第六部分 颈部评估	95
实训一 一般状态、皮肤、浅表淋巴结及头颈部评估	98
第七部分 胸壁、胸廓及肺的评估	99
实训二 胸壁、胸廓及肺部的评估	113
第八部分 心脏评估	114
项目一 循环系统概述	114
项目二 心脏评估	116
第九部分 血管评估	129
实训三 心脏和血管的评估	134
第十部分 腹部评估	135
实训四 腹部评估	146
第十一部分 肛门与外生殖器评估	147
第十二部分 脊柱与四肢评估	150
第十三部分 神经系统评估	155
实训五 脊柱、四肢及神经系统评估	166
第十四部分 心理与社会评估	167
项目一 心理评估	167
项目二 社会评估	173

模块四 基本辅助检查	178
第一部分 实验室检查	178
项目一 标本采集与处理	178
项目二 血液检查	183
项目三 尿液检查	190
项目四 粪便检查	196
项目五 肾功能检查	198
项目六 肝功能检查	202
项目七 痰液检查	207

项目八　脑脊液检查 …………… 209
项目九　浆膜腔积液检查 ………… 212
项目十　临床常用生物化学检查 …… 214
项目十一　临床常用免疫学检查 …… 221
第二部分　影像学检查 …………… 226
　项目一　X线检查 ………………… 226
　项目二　X线检查前的准备及
　　　　　注意事项 ………………… 228
　项目三　CT和MRI检查准备 …… 230
　项目四　超声检查前的准备 …… 231
第三部分　心电图检查 …………… 232
　项目一　心电图基本知识 ……… 232

项目二　异常心电图 …………… 238
项目三　心电监护 ……………… 262
项目四　心电图的描记、分析和
　　　　临床应用 ……………… 266
实训六　心电图检查 ……………… 268

模块五　护理病历书写 ………… 270

护士执业资格考试模拟参考答案 …… 281

参考文献 ………………………… 283

模块一　基本知识

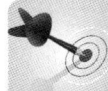

任务目标

通过本章内容的学习，学生应能：
1. 解释健康评估的概念，并说明其在护理专业中的重要性。
2. 明白健康评估研究的主要内容和方法。
3. 知晓健康评估研究的范畴及学习方法和要求。

项目一　绪　论

健康评估（health assessment）是研究诊断个体、家庭或社区对现存或潜在健康问题反应的基本理论知识、基本操作技能和临床思维方法的学科，是现代护理学的一门重要学科。它作为护理程序的首要环节，是临床护理学的基础，有着较强的实践性和操作性。其任务是通过教学使学生在已有的医学基础课程及有关护理程序基本概念的基础上，掌握以患者为中心，包括身体、心理和社会文化在内的健康评估的原理和方法，学会收集、综合、分析资料，概括护理诊断依据，最终提出护理诊断，为进一步确立护理目标、制订护理措施奠定基础。

一、健康评估的发展简史

早在南丁格尔时期，人们就已经意识到评估在护理中的重要性。随着护理的发展，护士开始在收集患者资料的基础上提供护理。护士是否应实施全面系统的体格检查，资料的结果是否有助于实现护理的目标，目前仍是医学界广为争议的问题。但是，健康评估作为现代护士必须具备的核心能力之一已成为不争的事实，并日益受到人们的重视。

1970 年，美国开始重视在教学计划中培养护士收集资料的方法和技巧，包括全面的体格检查。大部分学士学位课程使用医疗的模式培养学生健康评估的能力，这一模式的重点在于评估机体系统状况、疾病对身体的影响、并发症以及治疗的效果。医学的评估模式已经标准化，包括以主诉、现病史、既往史、家族史、系统回顾等特定的问诊形式收集资料，随之是系统的身体检查。尽管医学的评估模式使护士能够辨认和监测疾病的过程，在当今的护理教育和护理实践中仍占据主导地位，但并不能为评估个体的护理需要提供系统的工具。

20 世纪 50 年代，Lydia Hall 第一次提出了护理程序的概念。1967 年，Yara 和 Walsh 将护理程序划分为评估、计划、实施和评价 4 个部分。此后，护理程序在护理中作为拥有自己知识体系

的独立学科的背景下广为讨论并迅速发展起来。评估被进一步分为评估和诊断两个部分。

1967年，Black在有关护理程序的国际会议上提出：护理评估的重点在于评估患者的需要。如果这样的评估是准确和有效的，护理需要更多的教育。仅仅说患者有生理的、心理的、社会和精神的需要，而未能提出如何对需要进行具体的评估是不够的。Black提议采用Maslow人的需求理论作为评估框架，指导护理评估。会议最终确立了护理评估的如下原则：①评估是护理程序的第一步；②评估是一个系统的、有目的的护患互动过程；③护理评估的重点在于个体的功能能力和日常生活能力；④评估过程包括收集资料和临床判断。

20世纪70年代早期，护理开始采用另一种方法以便将护理所特有的内容定义为一个专业。这种方法的重点不在于发展广义的护理理论，而在于对护理实践中护士能独立进行的、无需医生等其他专业人员监督和指导的临床判断进行定义和分类，以进一步确定护理的独立性。此即护理史中的"护理诊断运动"，其目的是对"患者的护理需要""护理问题"或"患者问题"进行正式分类和命名。

上述分类工作涉及分类学的发展。分类学是一个能对各种相关事物进行描述和分类的系统，发展较好的分类系统应是具备对系统内各构成部分进行分类和识别的原则、步骤及规则的理论。在护理中，这种分类工作产生了当今的护理诊断。这一时期的工作意味着护理明确表达其独立的、与医疗不同的定义的能力趋于成熟。

护理诊断分类系统的发展为护士提供了一种用于临床实践的语言，以更好地描述护理在患者照顾中的侧重点。与此同时，确定护理诊断标准的工作也在发展之中，这些标准被称为诊断依据（defining characteristics）。诊断依据是构成护理诊断的基础。

包含护理诊断命名及诊断依据在内的护理诊断分类系统的发展，使护理在历史上第一次系统、全面地确定了护士在健康评估过程中收集资料的性质和内容，应包括与护理诊断相关的指标与信息，从而有助于建立护理诊断。

随着护理诊断的进展及护士开始在临床中运用护理诊断，人们发现确立护理诊断的困难，部分是由于以传统的身体系统医学模式作为评估和组织评估资料的形式。虽然这一模式有助于指导护士收集辨认临床问题和医疗诊断的资料，但无助于护士收集与护理诊断相关的资料。于是护理开始寻求一种能有效地收集与护理相关的临床资料的护理评估系统，以利做出护理诊断。

Gordon于1987年提出了带有明显护理特征的、被称为功能性健康型态（functional health patterns，FHPs）的收集和组织资料的框架。FHPs使有明显护理特征的、系统的、标准化的资料收集和分析方法成为可能。使用FHPs作为护理评估的形式和内容，进一步强调了护理程序和临床护理推理。但其被接受的程度远不如传统医学评估模式在医疗评估过程中使用的那么普遍。即便如此，FHPs模式已被越来越广泛地用于护理评估，以确定个体整体健康状况及其护理的需要。

我国自20世纪90年代中期以来，在从事护理教育的有识之士的共同努力下，健康评估课程在我国高等护理教育课程设置体系中已逐步替代了传统的临床医学专业《诊断学》课程，定位于护理专业主干课程。

二、健康评估的内容及评估方法

（一）健康评估的内容

健康评估主要涉及健康资料的采集、护理诊断、常见症状评估、身体各部位评估、社会心理评估、辅助检查和护理病历书写等内容。全书把这些知识分解为5个任务模块来描述其基本理论、基本知识和基本技能，即：

1. 基本知识　主要描述健康资料的采集方法、护理诊断。
2. 基本方法　主要描述护理病史的采集方法、内容及身体评估方法。
3. 基本技能　主要描述常见症状评估及身体各部位评估和社会心理评估。

4. 基本辅助检查　主要描述实验室检查的标本采集及注意事项，心电图检查、影像学检查的术前准备。

5. 基本写作　主要培养护生护理病历书写的能力。

（二）健康评估的方法

评估最常用和最基本的方法包括问诊、身体评估、实验室检查和器械检查，其最终结果是形成护理诊断。

1. 问诊　是护士与患者或相关人员进行系统的有目的、交谈、询问的过程，是收集患者主观资料（即症状）的最基本方法，对实施其他评估方法提供指导性和方向性意见。症状（symptom）是患病后机体生理功能的一种异常体验和感受，是患者主观感到的异常或不适。如头痛、发热、咳嗽、心悸等。

2. 身体评估　是评估者应用自己的感官（眼、耳、鼻、手）或简单的辅助工具（体温计、听诊器、血压计、叩诊锤等），对被评估者进行详细的观察和系统的评估而做出的一种评估方法。其基本方法有视诊、触诊、叩诊、听诊和嗅诊。其中，护理专业的评估者以视诊、触诊、嗅诊最重要。身体评估是获取患者客观资料（即体征）的重要方法。体征（signs）是护理人员运用身体评估的方法对患者做全面细致的检查而发现机体异常的表现，如心脏杂音、肺部啰音、肝脾大等，也是获取护理诊断的重要手段。

3. 社会心理评估　主要从社会心理的角度阐述如何对护理对象进行评估，由于社会、心理资料的主观因素较多，在收集、分析、判断时比较困难，其评估结果切不可简单地用正常或异常来界定。

4. 实验室检查　是运用各种检查方法对患者的血液、体液、分泌物、排泄物、组织标本等进行检测。其结果是客观资料的重要组成部分之一，它对协助护士观察和判断病情变化具有重要作用。护士应熟悉常用实验室检查的目的、标本采集要求及检查结果的临床意义。

5. 影像学检查　包括X线检查、CT、磁共振成像、超声检查，它可对前述评估结果进行验证与补充。护士应了解影像学检查基本理论、正常图像、常见的异常图像及其临床意义，以及影像学检查前的护理，对判断患者的健康状况很有帮助，也是获得客观资料的有效途径之一。

6. 心电图检查　是用心电图机将变动的心动周期描记下来的曲线，判断心脏正常与否的检查方法。它对某些心脏病的诊断有重要价值。护士应学会心电图机的操作检查，熟悉正常心电图与常见异常心电图的图形，明确其临床意义。

三、学习的目的、方法与要求

健康评估是护理专业基础课程过渡到临床课程的一门主要的桥梁课程，学习健康评估的目的在于掌握其基本理论、基本方法和基本技能。学会健康评估的原理及方法，获得资料、分析整理资料，提出正确的护理诊断。

方法：以现代多媒体技术手段为基础进行灵活多变的课堂讲授，以校内、校外实训基地为平台进行实训操作练习，边学、边练、边思考是提高学习效果的关键。因此，学习健康评估应达到以下要求：

1. 要以患者为中心，关爱患者、体贴患者，建立良好的护患关系。
2. 能独立友好地与患者沟通交谈、收集资料，并能分析、提炼健康问题。
3. 能熟练规范、系统、全面、有序地进行身体评估，并判别阳性结果。
4. 学会心电图机的操作方法，初步识别正常心电图与异常心电图。
5. 能熟练掌握影像学检查前患者的准备事项及检查结果的临床意义。
6. 能熟练掌握各项实验室检查标本的采集方法，并能正确采集标本。
7. 能根据健康史、身体评估、实验室检查和其他检查的结果，初步提出护理诊断，并按护

理病历书写格式要求规范、清楚地书写护理病历。

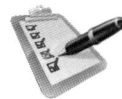

1. 下列各项属于客观资料的是（　　）
   A．头痛　　　　B．关节酸痛　　　C．肝大　　　D．腹泻　　　E．心悸
2. 患者，男性，76 岁。慢性支气管炎 24 年，护士收集的资料中属于主观资料的是（　　）
   A．体温 38.7℃　　　　　　　　　B．肺部听诊可闻及干湿性啰音
   C．呼吸运动减弱　　　　　　　　D．咳嗽、咳痰　　　　　　　　E．呼吸音粗糙
3. 护理专业最重要的身体评估方法是（　　）
   A．视诊、触诊、听诊　　　　　　B．视诊、听诊、嗅诊
   C．触诊、叩诊、听诊　　　　　　D．叩诊、听诊、嗅诊　　　　　E．视诊、触诊、嗅诊

项目二　健康资料的收集

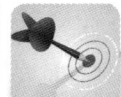

通过本章内容的学习，学生应能：
1. 说出健康资料的来源和类型。
2. 理解主观资料、客观资料、现时资料和既往资料的含义，并列举说明。

健康资料收集是进行护理程序的首要步骤，是对护理对象进行病情分析、判断的前提，是为护理对象提出正确的护理诊断，制订、实施护理计划及其评价的重要依据。因此，护理专业人员必须学会收集健康资料。

一、资料的来源

健康资料来源于患者、知情者、目击者、其他医务人员、既往健康记录、实验室及其他检查结果六个方面。分为直接和间接来源两种。

1. 直接来源　主要是患者。通过患者的主诉，对患者的观察及各种评估而获取主观、客观资料，以了解患者对健康与疾病的认识、感觉、需要、期望等。直接来源是做出护理诊断和制订护理计划的主要依据。
2. 间接来源　指患者之外的其他人员及各种评估记录。
   （1）知情人：包括患者的父母、妻子或丈夫、子女、挚友、同事、同学、邻居、目击者等。
   （2）其他医务人员：指以往与被评估者有关的医护人员，如医生、护士、理疗师、营养师、心理医生等。
   （3）既往健康记录：包括既往的病历、各种保健记录、诊断结果等。
   （4）各种检查报告：如化验结果、影像结果、心电图评估结果等。

> **温馨提示**
>
> 资料的来源是护士执业资格考试的常见内容。

二、健康资料的类型

资料按来源不同分为主观资料、客观资料，按时限不同分为现时资料、既往资料。以前者分类使用最多。

1. **主观资料** 是被评估者身心两方面的主观感觉或自身体验。如发热、心悸、头痛、咳嗽、咳痰等。此资料是形成护理诊断的重要线索和依据，具有主观感受性的特点，必须通过交谈而获得，不能被医护人员直接观察或检查。

2. **客观资料** 是评估者对被评估者进行身体评估而获得的资料。如血压、体温、脉搏、肝脾大、心脏杂音等。此资料也是形成护理诊断的重要依据，是客观存在的事实，具有客观性的特点，必须通过体检而获得。

> **温馨提示**
>
> 主观资料和客观资料的具体内容是护士执业资格考试的常见内容。

3. **现时资料** 是被评估者目前的健康状况，如疾病的演变过程，现在的体温、脉搏、血压、呼吸等。

4. **既往资料** 是被评估者本次就诊之前的健康状况资料，包括既往健康史、治疗史、过敏史等。如"1周前我曾感冒，体温持续超过39.0℃ 2天，咳嗽、咳黄痰，经服用退热片、静滴青霉素而痊愈等"。

护士执业资格考试模拟

1．最准确、最可靠的健康资料来源于（　　）
A．患者　　　B．医生　　　C．护士　　　D．陪护者　　　E．家属
2．下列哪种方法收集的资料是主观资料（　　）
A．身体评估结果　　　　　　B．患者提供的信息
C．化验检查结果　　　　　　D．X线检查结果　　　　　　E．心电图报告
3．护士获取客观健康资料的主要途径是（　　）
A．阅读病历及健康记录　　　B．患者家属的陈述
C．观察及护理体检获取　　　D．患者保姆提供的信息　　　E．患者本人的诉说

项目三　护理诊断

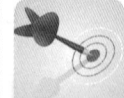

任务目标

通过本章内容的学习，学生应能：
1．解释护理诊断的含义，并说出护理诊断的类型。
2．描述护理诊断的组成、陈述方式，理解合作性问题的内在含义。
3．运用护理诊断的过程，理解常见的护理诊断。

护理诊断是护士针对个人、家庭或社区对现存的或潜在的健康问题或生命过程的反应所做的临床判断。是护士为达到预期目标选择护理措施的基础，是护理程序的核心部分，它既是评估的目的，又是计划、实施、评价的基础。

由此可知，护理诊断的实质和内涵是诊断和处理人类现存的、潜在的健康问题的反映，包括生理、心理和社会等方面的反映。护理对象不仅仅是患者，还包括健康人群，护理范围也从个体扩大到家庭和社区。关注的问题不仅是现存的问题，还包括潜在的问题。这一科学的护理诊断最先是在1953年由美国护士弗吉尼亚·福来提出，20世纪60年代护理诊断作为护理程序中的步骤之一，越来越受人们的重视，1973年，美国护士协会（ANA）正式将其纳入护理程序。目前，我国广泛使用北美护理诊断协会（NANDA）认可的护理诊断。

一、护理诊断的组成

NANDA将护理诊断分为现存的护理诊断、潜在的（或有危险的）护理诊断、健康的护理诊断和综合的护理诊断4种类型。

（一）现存的护理诊断

现存的护理诊断（actual nursing diagnosis）是护士对个人、家庭或社区已经出现的健康问题或生命过程的反应所做的临床判断。如吞咽困难：与食管肿瘤有关；压疮：与皮肤长期受压有关；体温过高：与细菌毒素阻碍体温调节功能有关。现存的护理诊断由名称、定义、诊断依据及相关因素4个部分组成。

1．名称（label）　是对护理对象健康问题反应的概括性描述。如"吞咽困难""体温过高""气体交换受损""焦虑"等。

2．定义（definition）　是对护理诊断名称的一种清晰、精确的描述，并以此与其他护理诊断相区别。NANDA用定义的方式确定每一个护理诊断的特性，虽然有些护理诊断的名称十分相似，但仍可从各自的定义发现彼此的差异。如"体温过高"的定义是个体处于体温高于正常的状态；"吞咽困难"的定义是个体经口向胃主动运送液体、固体的能力降低的状态；"便秘"的定义是个体的排便习惯改变，表现为便次少和（或）排干硬便的状态；"有压疮的危险"的定义是个体皮肤受压部位有引起压疮的原因存在；"有失眠的可能"的定义是个体睡眠质量降低的状态。

3．诊断依据（defining characteristics）　是经评估后所获得的有关患者健康状况相关的症状、体征，以此作为支持所做出的护理诊断的依据。它分为主要依据和次要依据2种（表1-3-1）。主要依据即做出某一护理诊断时必须具备的依据，次要依据即对做出某一诊断有支持作用，但不是

必须存在的依据。

表 1-3-1 诊断依据

护理诊断	主要依据	次要依据
体温过高	体温高于 39.5℃	皮肤发红发热
腹泻	每日排 10 次大便，且呈松散水样便	腹痛，肠鸣音亢进

4．相关因素（related factor） 是导致个体、家庭或社区健康状况改变的因素，包括直接因素、促发因素或危险因素。常见的有 5 种：

（1）病理生理学因素：如"体液过多"的相关因素可能是肾功能受损。

（2）心理因素：如"便秘"可因情绪受到打击所致。

（3）治疗因素：如"自我形象紊乱"可因长期服用糖皮质激素出现库欣综合征。

（4）情境因素：如"睡眠型态紊乱"可因环境改变、工作压力或焦虑所致。

（5）成熟因素：是指与年龄有关的健康影响因素。如"生活自理能力缺陷"可因老年化致生活自理能力减低。

（二）潜在的护理诊断

潜在的（有危险的）护理诊断（risk nursing diagnoses）是对一些易感个体、家庭或社区对健康状况或生命过程可能出现的反应性描述，一般应有导致易感性增加的危险因素存在，这就要求护士对有危险的护理诊断时要有预感性。如对长期卧床的患者就应提出"有压疮的危险"；对严重腹水的患者就应提出"有皮肤完整性受损的危险"；对咯血患者就应提出"有窒息的危险"等。有危险的护理诊断由名称、定义和危险因素 3 部分组成。

1．名称 是对被评估者可能出现的健康状况的反应的描述。常用"有……的危险"形式进行描述。如"有受伤的危险"。

2．定义 与现存的护理诊断相同。

3．危险因素 是指个体、家庭或社区健康状况发生改变的因素，是确认"有……危险"诊断的依据。

（三）健康的护理诊断

是护士对个人、家庭或社区从特定健康水平向更健康水平潜能的描述。健康的护理诊断仅包括名称而无相关因素。一般用"潜在……增强""……有效"的形式进行描述。如"潜在的精神健康增强""母乳喂养有效"等。

（四）综合的护理诊断

指由特定的情景或事件而引起的一组现有的或有危险的护理诊断。

二、护理诊断的陈述

护理诊断的陈述是对个体健康状态及相关因素或危险因素的描述。分为三部陈述、两部陈述和一部陈述 3 种形式。

（一）三部陈述

常用于现存的护理诊断，多采用 PES 方式描述。即 P（problem）为问题，是陈述的第一部分；E（etiology）为原因，是陈述的第二部分；S（symptoms and signs）为症状与体征，是陈述的第三部分。例如：

<u>体温过高</u>： <u>患者体温高达 39℃以上</u> <u>与细菌感染引起体温调节障碍有关</u>
  P   S   E

（二）两部陈述

常用于有危险的护理诊断和可能的护理诊断，多采用 PE 方式描述。即 P（problem）为问题，是陈述的第一部分；E（etiology）为原因，是陈述的第二部分。两部之间常用"与……有关"来连接。如有受伤的危险（P）：与视力障碍有关（E）；有皮肤完整性受损的危险（P）：与皮肤水肿有关（E）。

（三）一部陈述

只有问题（P），多用于健康护理诊断。如强暴创伤综合征、防卫性应对等。

（四）使用护理诊断时的注意事项

1. 不能将护理诊断的名称作为症状来理解，也不能将某些症状当作护理诊断的名称。如不能把"腹泻"当症状理解，腹泻是一个护理诊断的名称，腹泻的症状是大便次数多，排便松散，不成形或水样。再如，呼吸困难是一个症状，不能误把它当作护理诊断，呼吸困难的护理诊断应是低效性呼吸型态。

2. 书写护理诊断时应使用恰当的术语，否则会引起法律责任。如"皮肤完整性受损"，应写成"皮肤完整性受损：与躯体活动困难有关"，不能写成"皮肤完整性受损：与不经常翻身有关"，后者反映护士工作不认真负责，责任心不强等而容易引起法律纠纷。

3. 护理诊断时不要将护理诊断的相关因素与诊断依据混淆。如"清理呼吸道无效"（P），其相关因素是患者呼吸道分泌物多，无力或不能咳出；其诊断依据是呼吸音异常，干湿性啰音，发绀，呼吸频率、深度改变等。因此，不能写成"清理呼吸道无效：与咳嗽咳痰有关"，而应写成"清理呼吸道无效：与无力咳嗽和痰黏稠有关"。

4. 知识缺乏的护理诊断，其陈述方式是"知识缺乏：缺乏……方面的知识"。如"知识缺乏：缺乏呼吸锻炼方面的知识"。

三、合作性问题

合作性问题是指患者潜在的并发症，需医生和护士共同解决的问题，不属于护理诊断。但并非所有的并发症都属于合作性问题，有些可以通过护理措施预防和处理，如"皮肤完整性受损的危险"。护理人员不能预防和独立处理的并发症才属于合作性问题，如消化性溃疡患者的"上消化道出血、急性穿孔"，急性心肌梗死的"心律失常"等。

对合作性问题的描述常以"潜在并发症"开始，其后冠以并发症的名称。如"潜在并发症：心律失常""潜在并发症：上消化道出血"等。

一旦被护士诊断为潜在并发症，就意味着患者可能发生或正在发生某种并发症。无论是哪一种情况，护士都应将病情监测作为护理重点，及时发现并与医生合作，共同处理。

四、护理诊断的步骤

护理诊断的过程一般需要经过收集资料、分析资料、整理资料和提出护理诊断 4 个步骤。

1. **收集资料**　是提出合理护理诊断的基础。重点在于确认患者目前和既往的健康状况、脏器的功能状况，对治疗和护理的反应，潜在健康状况的危险因素等。资料是否全面系统、真实可靠，直接影响护理诊断和相应护理计划的完整性。

2. **整理资料**　是对收集的资料进行核实。利用交谈、观察和身体评估的方法将资料进行补充，发现收集的资料不确切、不完整时，需重新询问患者，予以补充、完善。

3. **分析资料**　就是将所收集到的资料，利用基础医学知识、护理学知识、人文社会学知识等进行全面仔细分析，找出异常，并进一步寻找引起异常的相关因素，以指导护士制订相应的护理措施。

4. **提出护理诊断**　将分析资料时所发现的异常情况与护理诊断进行比较，如相符合，则提出相应的护理诊断。

五、常用的护理诊断

1．营养失调：高于机体需要量
【定义】个体处于营养物质的摄入量超过代谢需要量，有超重危险的状态。
2．营养失调：低于机体需要量
【定义】非禁食的个体处于营养物质摄入不足，不能满足机体代谢需要的状态。
3．有感染的危险
【定义】个体处于易受内源或外源性病原体侵犯的危险状态。
4．便秘
【定义】个体处于正常排便习惯有改变的状态，其特征为排便次数减少和/或排出干、硬便。
5．腹泻
【定义】个体正常排便习惯的改变，其特征为排便次数增多，大便呈松散的、不成形的或水样便。
6．排尿形态异常
【定义】个体处于或有危险处于排尿功能障碍的一种状态。
7．功能性尿失禁
【定义】个体处于无能力或难以及时到达卫生间而尿失禁的一种状态。
8．尿潴留
【定义】个体在经历长期不能排尿之后，发生无意识排尿的一种状态（溢出性尿失禁）。
9．体液过多
【定义】个体处于细胞间液或组织间液过多的状态。
10．体液不足
【定义】个体处于细胞间或细胞内的脱水状态。
11．清理呼吸道无效
【定义】个体处于不能清理呼吸道中的分泌物和阻塞物以维持呼吸道通畅的状态。
12．低效性呼吸型态
【定义】个体的吸气和/或呼气的型态不能使肺充分地扩张或排空。
13．有失用综合征的危险
【定义】由于医生嘱咐规定的或因无法避免的肌肉骨骼不能活动，个体处于或有可能处于躯体系统退化或功能发生改变的状态。
14．有皮肤完整性受损的危险
【定义】个体的皮肤处于可能受损的危险状态。
15．语言沟通障碍
【定义】个体在与人的交往中所需经历的使用或理解语言的能力低于或缺如的状态。
16．个人应对无效（能力失调）
【定义】个体面临生活的需求和各种角色责任时，其适应行为和解决问题的能力受损。
17．躯体移动障碍
【定义】个体处于独立移动躯体的能力受限的状态（个体处于或有可能处于躯体活动受限的状态，但并非不能活动）。
18．活动无耐力
【定义】个体处于生理能力降低，不能耐受日常所希望或必要的活动的状态。
19．疲乏
【定义】个体自己意识到的一种状态，在此状态下感到过度的、持续的疲劳，以及体力及脑

力活动能力下降，而且休息后不能缓解。

20．睡眠型态改变

【定义】个体处于休息质和量的改变，且导致不舒适和影响正常生活的一种状态。

21．术后恢复延迟

【定义】个体处于或有危险处于手术后至开始能进行自理活动之间的时间延长的一种状态。

22．自理能力缺陷

【定义】个体处于运动功能或认知功能受损，引起五种自理活动的能力降低的状态。如患者处于一种自己没有能力进食或完成活动的状态，自己进行或完成沐浴、卫生活动的能力受损，不能自己穿上或脱下必要的衣服；不能自己戴上或摘下衣服上的附件；不能系紧衣服；不能维持令人满意的外表；自己完成如厕活动能力受损。

23．自我形象紊乱

【定义】个体处于对自己身体的知觉方式混乱的状态。

24．绝望

【定义】是一种持续的、主观的情绪状态，在这种情况下，个体对于所期望的事情或需要解决的问题，觉得没有任何的选择机会或办法，而且无法用自己的能力实现个人的目标。

25．知识缺乏

【定义】个体处于对有关疾病或治疗计划的认知或技能不足的状态。

26．疼痛

【定义】个体感受身体有严重不适或不舒服的状态。

27．恶心

【定义】个体处于感到喉部、上腹部或整个腹部有一种起伏的、不舒服感觉的状态。这种感觉可能会也可能不会导致呕吐。

28．焦虑

【定义】个体或群体处于一种不安感（忧虑）。

29．恐惧

【定义】个体或群体感知危险而困扰生理或情绪的状态。

温馨提示

主要的护理诊断是护士执业资格考试的常见考点。

（金立军　高　慧）

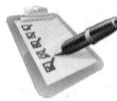

护士执业资格考试模拟

1．用于护理诊断陈述的 PES 式中的 E 表示（　　）

　　A．问题　　　B．原因　　　C．症状　　　D．体征　　　E．检查结果

2．下列哪项不属于护理诊断（　　）

　　A．体温过高　　B．清理呼吸道无效　　　　C．母乳喂养有效

　　D．潜在并发症：心输出量减少　　　　　　E．有皮肤完整性受损的危险

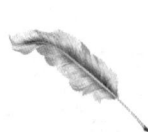

3. 患者，女性，因发热、胸痛、咳嗽 2 日入院。护理体检：体温 40℃，右下肺闻及湿啰音。白细胞计数 12.0×10^9/L。入院诊断：发热待查；肺炎？该患者最恰当的护理诊断是（　　）

A．发热待查　　　　　　　B．肺炎　　　　　　　C．体温过高
D．肺部啰音　　　　　　　E．白细胞计数增高

病例分析

患者，男性，76 岁。慢性支气管炎 24 年，自诉发热、咳嗽，咳黄色黏痰 5 天，自觉咳嗽无力，痰液黏稠不易咳出。吸烟 40 年，20 支/天，难以戒除。体检：精神萎靡，皮肤干燥，体温 38.7℃，肺部听诊可闻及干、湿性啰音。

问：1. 该患者目前有哪些主观感受？
　　2. 该患者有哪些护理问题？

模块二 基本方法

项目一 护理病史收集

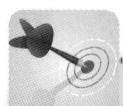

任务目标

通过本章内容的学习，学生应能：
1. 说出护理病史收集的方法、重要性及内容。
2. 掌握交谈的技巧和方法。
3. 运用护理病史的收集方法在同学之间进行沟通、交流体会。

护理收集的病史是进行健康评估的第一手资料，也是护患交流的基础，它常是获得护理诊断的重要途径。常用的收集方法有：

一、观察

观察是护士在临床实践中，利用自己的感官或借助简单医疗器具，系统地、有目的地收集患者的健康信息资料的方法。观察是一个连续的过程，患者一入院就意味着观察的开始，一位有能力的护士必须随时进行观察，并能敏锐地做出适当的反应。常用的观察方法如下：

1. **视觉观察** 护士通过视觉观察患者的精神状态、营养发育状况、面容与表情、体位、步态、皮肤、黏膜、舌苔、呼吸方式、呼吸节律与速率、四肢活动能力等。

2. **触觉观察** 护士通过手的感觉来判断患者某些器官、组织物理特征的一种检查方法，如脉搏的跳动、皮肤的温度与湿度、脏器的形状与大小，以及肿块的位置、大小与表面性质。

3. **听觉观察** 护士运用耳朵辨别患者的各种声音，如患者谈话时的语调、呼吸的声音、咳嗽的声音、喉部有痰的声音、器官的叩诊音等，也可借助听诊器听心音、肠鸣音及血管杂音等。

4. **嗅觉观察** 护士运用嗅觉来辨别发自患者的各种气味，如来自皮肤黏膜、呼吸道、胃肠道、呕吐物、分泌物、排泄物等的异常气味，以判断疾病的性质和变化。

二、阅读

阅读包括查阅病历及有关记录、文献资料，了解患者的姓名、职业、主诉、检查结果、初诊、医疗措施等，使交谈有的放矢，并处于主动地位。

三、交谈

交谈是护理人员通过对患者或相关人员进行系统、有目的的交谈、询问，以获取所患疾病的发生、发展情况及诊治经过，经过综合分析而提出合理的护理诊断的方法。

（一）交谈的重要性

1. 交谈是建立良好护患关系的桥梁　正确的交谈方法和良好的交谈技巧，可使患者感到亲近可信，主动配合护理人员工作，为护理工作得以顺利开展，深入进行，奠定良好的基础。

2. 交谈是获取护理诊断的重要手段　一个医学知识渊博、临床护理经验丰富的护士，通过交谈往往能对许多疾病做出准确的护理诊断，尤其是在疾病的早期，机体还缺乏器质性或器官形态学方面的改变，而身体评估、实验室检查或其他特殊检查也无阳性发现，交谈所得的健康资料便可作为护理诊断的依据。如一个发热、咳嗽的患者，可提出体温过高、清理呼吸道无效等护理诊断。

3. 交谈可以了解疾病的发生、发展情况，诊治的经过，既往的健康状况和曾患疾病，从而消除不良影响，提出高质量的护理。

4. 交谈可为进一步检查提供线索　如咳嗽、咯血的老年患者，伴有消瘦，可考虑为肺癌。根据这一线索，应进行详细的肺部评估和必要的辅助检查，即可明确护理诊断。

（二）交谈的方式

1. 正式交谈　按护患双方预先拟定的计划进行的交谈。常用于病史采集。

2. 非正式交谈　在日常工作中与患者进行的随机交谈。此方式可使人感到轻松、自然，有助于护士了解患者的真实感受。

（三）交谈的技巧

1. 交谈前　应置患者于安静、舒适、隐私的环境中，护士首先有礼貌地称呼对方，并进行自我介绍，主要想要了解什么问题，希望患者配合进行等，使其有一种亲切感，消除紧张、恐惧等情绪反应。切忌用不良的语言和表情刺激患者。

2. 交谈时

（1）一般应由主诉开始，逐渐有目的、有层次、有顺序地深入询问。先问患者感受最明显、最容易回答的问题。如"你感到哪儿不舒服？""病多久了？"等，当患者适应后再询问症状的起始特点、诱因、症状的主要特点等。

（2）注意时间顺序：患者在陈述的过程中先后有几个症状出现，在交谈时，应问清楚这些症状出现的确切时间，先后顺序，以便评估病情的变化，疾病的演变。如首先询问"你感到哪儿不舒服？""病多久了？"等之后，然后问"之后怎样？""还有哪些不舒服？哪些感受？""持续多长时间了？"等。

（3）注意语言：语言是护士与患者交流思想、传递信息的重要工具。在医院里，患者接触最多、最密切的是护士，患者对护士的语言特别敏感，护士的语言对疾病的转归有很大的影响。良好的语言对于某些疾病在治疗上能起到事半功倍的作用。在临床护理中，如果护理人员的语言亲切和蔼并富有同情心，患者心情愉快，就会积极地配合治疗；反之，则可能加重病情，不利于疾病的诊治。一名合格的护士能针对不同患者的病情特点、文化程度和心理状态，选择适宜的语言方式。如对新入院的患者，要用亲切热情的语言；在治疗和护理时，用关心体贴的语言；对于情绪低落的患者，要用疏导解释性的语言，同时还要注意说话的语调、表情和态度，唤起患者战胜疾病的信心和勇气。重视语言艺术、正确使用语言交流技巧是护患沟通成功的关键，是完善护患沟通渠道的基本保证。在沟通过程中，护士的知识就像一种"精神营养"，通过沟通，源源不断地输送给患者，不断劝慰、激励患者，使患者的怨恨得到消除，激动得到平息，同时让患者树立战胜疾病的信心，最终达到治疗的目的，这是完善护患沟通渠道、构筑和谐护患关系的纽带。

（4）注意态度：交谈时，态度要诚恳、自然、大方，语气要和蔼亲切，表达要得体。谈话内容事先要有准备，应该开门见山地向患者说明来意或交谈的目的，或是寒暄几句后就较快地进入正题。东拉西扯的闲聊既浪费时间，又会使对方厌烦甚至怀疑你的诚意。不要轻易打断别人的谈话。自己讲话的时候，要给别人发表意见的机会，不要滔滔不绝、旁若无人。

（5）要认真倾听：对方讲话的时候要耐心倾听，目光要注视对方，不要左顾右盼，也不要有看手表、伸懒腰、打呵欠等漫不经心的动作。适当时候应微笑或赞许点头示意。对患者回答不确切和不满意的要耐心启发。如用"不用急，再想想，能不能再确切点？想想看，还有哪些病情变化？"等。不要因急于了解病情而进行套问和诱问，如"你腹痛时伴有恶心呕吐吗？""你胸痛时左肩有放射痛吗？""你是不是下午发热？"等，以免患者随声附和。此外，对外观异常的现象不要惊讶，对患者的隐私要予以保密。

（6）避免重复提问：在提问的时候要有目的性、必要性和系统性，并注意倾听，不要重复提问，杂乱无章，这样会降低患者对你的期望值，从而有失真的可能。

（7）正确运用沟通技巧：使用的语言要通俗易懂，询问问题要简单明了，避免使用医学术语，如"黄疸""里急后重""鼻衄"等。

（8）及时核对疑点：对患者陈述中有疑问的问题，应及时核实，以确定其真实性。此外，还要核实饮酒史、吸烟史、用药史、过敏史、习惯和嗜好等。

（9）根据情况采取封闭式提问或开放性提问：

1）封闭式提问：是指使用一般疑问句，患者仅以"好"或"不好""是"或"否"来回答即可的问题。如："你现在的心情好受点吗？""你的头痛减轻点了吗？"等。封闭式提问直接简洁，易于回答，具有较强的暗示性。

2）开放性提问：是指使用特殊疑问句，患者必须详细描述才能回答的问题。如"你这次住院有哪些不舒服？""请你告诉我过去的健康状况如何？"开放性提问内容复杂，不具有暗示性，必须有一定的语言表达能力才能回答清楚。

3. 交谈后　交谈结束后，应礼貌感谢患者的配合，同时安慰患者放松心情。

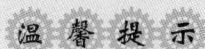

交谈的技巧和方法是护士执业资格考试的常见考点。

（四）交谈的注意事项

1. 交谈应有目的、有层次地进行　如先问"你哪儿不舒服？""以前有无类似情况？"等，然后注意倾听，适时提问，千万不要有责怪患者的语言，如"你为什么不早点来就诊？""你为什么用那么多药？"，以免使患者产生抵触情绪。

2. 应用合适的提问方式　提问有开放性提问和闭合性提问两种方式，可酌情使用。

3. 交谈时语言要通俗易懂，不要用医学术语，如隐血、里急后重等，以免尴尬或答错。

4. 避免诱问和逼问　如"你头痛时伴有恶心呕吐吗？""痰是铁锈色的吗？"等，以免患者顺口应答。

5. 避免重复性提问　提问时应全神贯注地倾听患者的回答，不要重复问，以免使患者产生烦躁、反感情绪。

护士执业资格考试模拟

1. 女性，48岁，卵巢囊肿，新入院。护士收集资料时，询问："您是否绝经了？"这一提问属于（　　）
   A．间接提问　　B．主动提问　　C．开放式提问　　D．闭合式提问　　E．过渡性提问
2. 护士与患者交谈时，应首先向患者作（　　）
   A．身体评估　　B．了解病史　　C．开放性提问　　D．医院介绍　　E．自我介绍
3. 不利于抓住患者交谈内容的是（　　）
   A．从主诉开始引导话题　　B．事先了解患者资料
   C．随意提出新话题　　D．解释患者的提问　　E．准备交谈提纲
4. 某护士在与患者交谈过程中，希望了解更多患者对其疾病的真实感受和治疗看法。最适合的交谈技巧是（　　）
   A．认真倾听　　B．仔细核实　　C．及时鼓励　　D．封闭式提问　　E．开放式提问
5. 某护士在与一位胃溃疡患者交谈中，当患者说到"我今天早上大便颜色特别黑"时，护士问："你刚才说你大便怎么了？"此护士特别运用了交谈技巧中的（　　）
   A．耐心倾听　　B．仔细核对　　C．详细阐释　　D．及时鼓励　　E．封闭式提问

项目二　护理病史采集模式

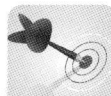
任务目标

通过本章内容的学习，学生应能：
1. 说出护理病史采集的内容。
2. 理解主诉、现病史的内涵实质。
3. 在同学之间进行有效的护理病史采集交流。

护理病史采集模式就是循着个体健康问题去探索相关资料，即疾病引导模式，以疾病引导模式采集病史资料，其主要内容包括：

一、一般项目

一般项目（general data）包括患者姓名、性别、年龄、文化程度、民族、籍贯（出生地）、职业、婚姻、工作单位、联系电话、现住址、入院日期、记录日期、资料来源、可靠程度。如资料来源并非本人，应注明与本人的关系。记录婴幼儿、儿童的年龄时，应记实足年龄。

二、主诉

主诉（chief complaints）是患者最感痛苦的症状或体征及其持续时间，也是本次患者就诊最主要的原因。

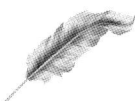

1．主诉的特点

(1) 记录主诉应简明扼要，一般用一两个症状概括疾病的主要性质及其持续时间，一般不超过21个字。如"发热、胸痛、咳嗽2天""活动性心悸气促1年，下肢水肿2周""反复右上腹疼痛2年，加重伴呕吐1天"等。

(2) 记录症状时应按先后顺序排列：如"反复发作上腹部疼痛2年，柏油样便2天"。

(3) 不能用医生的诊断用语。如"风湿性心脏病3年"等。

2．判断主诉书写正误

(1) 发热、咳嗽、咳痰、头昏、心慌。

(2) 关节痛5年，心悸3年，双下肢水肿。

(3) 心慌气短1年，下肢水肿5天。

(4) 心脏病3年。

(5) 反复发作性上腹痛2年，黑便1天。

三、现病史

现病史（history of present illness）是患者出现第一个症状到就诊时为止的病后全过程，是护理病史的主体部分，也是最难描述清楚的部分。主要包括：

（一）起病情况

包括起病时间、原因、诱因及缓急等。

1．起病时间　是指患病到就诊或入院的时间。如先后出现几个症状，应分别记录。如"心悸3个月，劳累后呼吸困难2周，下肢水肿3天"等。缓慢发病者，时间的长短可用数年、数月、数周、数日计算；急骤发病者可按数小时、数分钟计算。

2．病因与诱因　询问时尽可能了解与本次发病有关的病因（外伤、中毒、感染）和诱因（气候变化、环境改变、起居、饮食、情绪等），有助于明确诊断与治疗。

3．发病缓急　询问时还要注意发病的缓急。如脑出血、急性心肌梗死、急性胃肠穿孔等发病急骤；而结核病、肿瘤、溃疡、风湿性心脏病等起病较缓慢。

（二）主要症状的特点

包括主要症状出现的部位、性质、持续时间和程度。了解这些有助于探索疾病所在的系统、器官、范围和性质。如某患者有发作性胸痛，加之疼痛部位在胸骨中上段，波及心前区，为压榨性或紧缩感，3~5min内可消失，体力劳动或情绪激动时可诱发，去除诱因症状后得以缓解。根据上述特点可判定为心绞痛。右上腹疼痛，持续数日或数周，表现为时而发作时而缓解，秋末春初加重。根据这一特点可判定为消化性溃疡。此外，对疼痛的性质应作描述，可用灼痛、隐痛、胀痛、钝痛、绞痛等；疼痛是持续性的还是间歇性的，何时加重，何时缓解等都要予以描述。

（三）病情的发展与演变

包括患病过程中主要症状的变化和新症状的出现。如胃溃疡患者突然出现全腹呈刀割样剧痛等新症状，要考虑胃溃疡穿孔的可能。如慢性支气管炎合并肺气肿患者，在咯血、咳嗽的基础上，突然出现一侧胸痛和严重的呼吸困难，应考虑气胸的可能。

（四）伴随症状

即伴随主要症状出现的其他症状。伴随症状常是评估病情变化的重要依据。如腹泻患者伴呕吐、腹胀，可能是因饮食不洁所致的胃肠炎；如伴里急后重，可能是急性菌痢。此外，按常理该出现的症状而实际没有出现称为阴性症状，也应在病史中加以描述，为评估病情提供线索。

（五）诊治经过

患者在就诊前接受过何医院诊疗，结果如何；用过何种药物，应问清药名、剂量、疗效等，采取了哪些护理措施，效果如何等，以作为本次治疗、护理的参考。

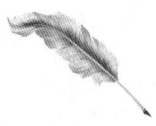

（六）病后一般情况

病后一般情况指精神、体力、饮食、睡眠及二便情况。这对评估患者病情的轻重、预后，以及采用何种辅助治疗措施都有十分重要的意义。

四、既往史

既往史（past history）包括既往的健康状况和过去曾经患过的疾病，特别是与现病有密切关系的疾病，如各种传染病、外伤史、手术史、预防接种史、过敏史。记录顺序一般按时间先后排列。诊断肯定者可用病名并加引号，诊断不肯定者可简述其症状、时间和转归。

五、日常生活活动状况

日常生活活动状况（activities of daily living）指询问患者日常生活活动的状况，可以促进对患者生活习惯和行为方式的了解，使健康问题的判定和护理计划的拟订较为切合实际。包括患者的饮食、排泄、活动与休息状况及个人嗜好等。

六、家族健康史

家族健康史（family health history）指通过询问了解患者双亲与兄弟、姐妹及子女的健康与疾病情况，是否有与患者同样的疾病，以及有无血友病、遗传性球形红细胞增多症、糖尿病、高血压、心脏病、肿瘤、精神病、哮喘等具有遗传倾向的疾病史。

七、心理社会资料

1．心理状态　询问患者是否有恐惧、紧张、焦虑、沮丧、悲愤等情绪反应，是否有负罪感、无用感、孤独感等心理反应。

2．家庭情况　了解患者疾患的发生、发展及其家庭之间的关系，近期有无重大生活事件发生等。

3．社会关系　包括受教育的程度，社交情况，与领导、同事、朋友等关系如何。

八、系统回顾

系统回顾（review of systems）是通过询问系统地收集有关患者过去和现在与身体常见疾病有关的健康状态，以了解患者以往已发生的健康问题及其与本次疾病之间有无因果关系。护士可根据需要，按身体各系统进行询问，以确定各系统或各功能形态有无发生改变或存在改变的危险，这些改变与本次疾病之间的关系等，从而对患者的健康问题做出判断。按身体系统回顾的询问项目及具体内容如下：

1．呼吸系统　有无咳嗽、咳痰、咯血、喘息、胸痛或呼吸困难。注意咳嗽发生的时间、频率、性质、程度及其与气候变化或体位的关系；痰液的颜色、性状、量和气味；咯血的颜色和量；胸痛的部位、性质及与呼吸、咳嗽和体位的关系；呼吸困难发生的时间、性质和程度；有无可能引起喘鸣的因素，包括食物、药物等过敏原。既往有无呼吸系统疾病等。

2．循环系统　有无心悸、心前区疼痛、呼吸困难、昏厥及水肿。注意心悸发生的时间与诱因；心前区疼痛的部位、性质、程度、放射部位、持续时间、发作的诱因和缓解方式；呼吸困难的程度、有无夜间阵发性呼吸困难、与体力活动、体位的关系，是否伴有咳嗽、咯血或咳粉红色泡沫痰；水肿的部位，与尿量的关系，有无腹胀、肝痛，利尿剂使用的情况；昏厥发生前是否伴有心悸。既往有无高血压、风湿热等心血管疾病病史。

3．消化系统　有无恶心、呕吐、吞咽困难、腹痛、腹胀、腹泻、便秘、黄疸，注意上述症状发生的缓急及其演变，与食物种类、性质的关系以及有无精神因素的影响。注意呕吐的方式、

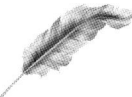

次数、发生的时间，呕吐物的量、性状、颜色和气味；呕血，便血，黑粪的次数、量、颜色、性状；腹痛的部位、性质、程度，有无转移痛、放射痛或规律性；腹泻的次数、量、粪便性状，有无里急后重，是否伴有脱水等。

4. 泌尿系统　有无尿频、尿急、尿痛、排尿困难、尿潴留、尿失禁、腹痛或水肿。注意尿量、昼夜尿量之比、尿的颜色；腹痛的部位，有无放射痛。既往有无糖尿病、高血压等病史，有无长期使用对肾有损害作用的药物史，如镇痛药、氨基糖苷类抗生素等。

5. 血液系统　有无头晕、耳鸣、乏力、记忆力下降、瘀点、瘀斑、黄疸及肝大、脾大、淋巴结肿大，有无输血或输液反应史。

6. 内分泌及代谢系统　有无畏寒、怕热、多汗、乏力、食欲异常、口渴多饮、多尿、肥胖或消瘦，有无性格改变以及智力、体格、性器官发育的异常，有无甲状腺肿大等。既往有无精神创伤、过度紧张、产后大出血史，有无肿瘤及自身免疫疾病病史。

7. 神经系统　有无头痛、晕厥、记忆力减退、抽搐、瘫痪，有无视力、睡眠、意识、感觉及运动障碍。

8. 骨骼、肌肉系统　有无肌肉疼痛、痉挛、萎缩、瘫痪，有无关节肿痛、畸形、运动障碍，有无骨折、外伤、关节脱位等。

9. 精神状态　有无焦虑、紧张、抑郁等精神状态的改变。

九、戈登（Gordon）功能性健康型态系统回顾

1. 健康感知-健康管理型态（Health Perception-Health Management Pattern）　自觉一般健康状况如何，为保持健康所做的最重要的事情有哪些及其对健康的影响，有无烟、酒嗜好及每日摄入量，有无药物成瘾或药物依赖、剂量及持续时间，是否经常做乳房的自我检查，有无外伤史，平时能否服从医护人员的指导，是否知道所患疾病的原因，出现症状时采取的措施及其结果。

2. 营养-代谢型态（Nutritional-Metabolic Pattern）　食欲及日常食物和水分摄入的种类、性质、量，有无饮食限制，有无咀嚼或吞咽困难及程度，以及其原因和进展情况，近期体重变化及其原因，有无皮肤损害。

3. 排泄型态（Elimination Pattern）　排便与排尿的次数、量、颜色、性状，有无异常改变及其类型、性质、程度、诱发或影响因素，是否应用药物。

4. 活动-运动型态（Activity-Exercise Pattern）　进食、洗漱、沐浴、穿衣、如厕等自理能力及其功能水平（完全自理为0级，借助辅助用具为1级，需他人帮助为2级，完全依赖他人为3级），日常活动方式、活动量、活动能力及活动耐力。有无医疗或疾病限制，是否借助轮椅或义肢等辅助用具。

5. 睡眠-休息型态（Sleep-Rest Pattern）　日常睡眠状况，睡眠后精力是否充沛，有无睡眠异常，如入睡困难、多梦、早醒、失眠，是否借助药物或其他方式辅助入睡。

6. 认知-感知型态（Cognitive-perceptual Pattern）　有无听觉、视觉、味觉、嗅觉、触觉、记忆力、思维过程改变，有无感觉异常，视、听觉是否借助辅助工具，有无疼痛及其部位、程度、性质及持续时间。

7. 自我感知-自我概念型态（Self Perception Self Concept Pattern）　如何看待自己，大多数时间里自我感觉良好或自我感觉不良，有无导致愤怒、悲伤、恐惧或焦虑等情绪的因素，是否失去自控力，是否感到失望。

8. 角色-关系型态（Role-Relationship Pattern）　就业情况，社交情况，有无角色问题。

9. 性-生殖型态（Sexuality-Reproductive Pattern）　性生活满意程度，有无改变或障碍，女性月经初潮、经量、经期、末次月经时日，有无月经紊乱，是否怀孕。

10. 压力-应对型态（Coping-Stress Tolerance Pattern）　近期生活中有无重大改变和危机，

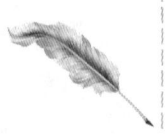

是否存在压力及其性质和程度，对压力的反应及适应程度。

11．价值-信念型态（Valual-Belief Pattern） 有无宗教信仰或信仰困惑。

护士执业资格考试模拟

1．既往史的内容包括（   ）
   A．诊疗经过   B．主要症状   C．曾患疾病   D．社会经历   E．生活习惯
2．护理病史采集的重点不包括（   ）
   A．对医护的需求   B．对疾病的认识   C．对疾病的诊断
   D．日常生活习惯   E．住院带来的问题
3．护士收集资料成功的关键是（   ）
   A．患者能说会道   B．患者病情简单
   C．患者文化程度的高低   D．取得患者的信任   E．善于运用沟通技巧
4．护理病史的主体部分是（   ）
   A．主诉   B．现病史   C．既往史   D．个人史   E．家族史
5．采集护理病史的时间宜在（   ）
   A．入院即刻进行   B．入院24h后   C．入院48h后
   D．入院安排床位时   E．入院安排就绪后

项目三　护理体检方法

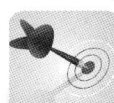
任务目标

通过本章内容的学习，学生应能：
1．说出护理体检时的注意事项和基本方法。
2．熟练掌握护理体检的检查手法。
3．运用护理体检的基本方法在同学之间进行操作训练。

护理体检是护理人员用自己的感官或简单的辅助工具对被评估者进行详细的观察和系统的评估，以了解其身体状况的一种最基本方法，是护理评估中客观资料来源之一。包括视诊、触诊、叩诊、听诊和嗅诊五种基本方法。

护理体检必需的工具有：血压计、听诊器、压舌板、眼-耳底镜、手电筒、叩诊锤、音叉、大头针、皮尺等（图2-3-1）。

护理体检的注意事项：①环境安静、舒适，最好

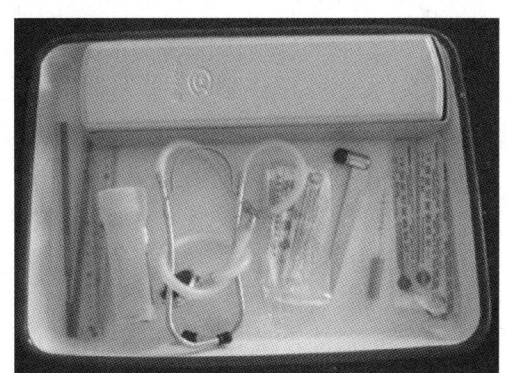

图2-3-1　护理体检工具

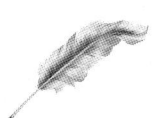

为自然光线；②体检前应洗手，避免医源性交叉感染；③护理人员必须站在患者的右侧进行检查；④按一定顺序进行，通常先观察一般状况，然后按头、颈、胸、腹、脊柱、四肢、神经、肛门生殖的顺序评估；⑤体检时动作要轻柔、准确、规范，态度要和蔼。

一、视诊

视诊是护理人员用视觉来观察患者全身或局部有无异常表现的评估方法，是护理诊断最基本、最自然的评估方法。一旦与患者接触，视诊就开始了，必须在自然光、温度适当的条件下进行。视诊包括直接视诊和间接视诊，前者是直接用肉眼观察，后者是借助眼底镜、喉镜、胃镜等观察。视诊按范围不同分为全身视诊和局部视诊。

1. 全身视诊　主要是观察一般状态，如性别、年龄、发育、营养、面容、表情、体位步态等。
2. 局部视诊　是对被评估者某一部位进行深入的观察，如眼球有无震颤、巩膜有无黄染、瞳孔有无改变、颈静脉有无怒张、胸腹部的外形、心尖搏动的位置等。

二、触诊

触诊（palpation）是护理人员通过手与被检查部位接触后的感觉或观察患者的反应，判断身体某部有无异常的评估方法。它可以进一步明确视诊的内容，触诊通常用指腹和手掌这两个部位。

（一）触诊的方法

1. 浅部触诊法　右手轻放在被评估部位，以掌指关节和腕关节慢慢滑动触摸的方法（图2-3-2），可触及的深度为1～2cm。注意被评估部位有无压痛、抵抗感、搏动、肿块等。常用于评估局部压痛、皮下结节、肌肉中的包块、关节腔积液、肿大的淋巴结、胸腹部浅在的病变，以及阴囊、精索、浅部动、静脉等。

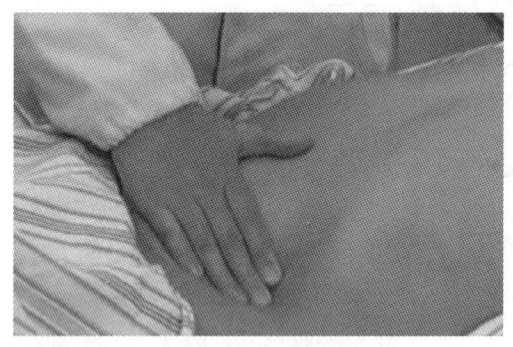
图2-3-2　浅部触诊法

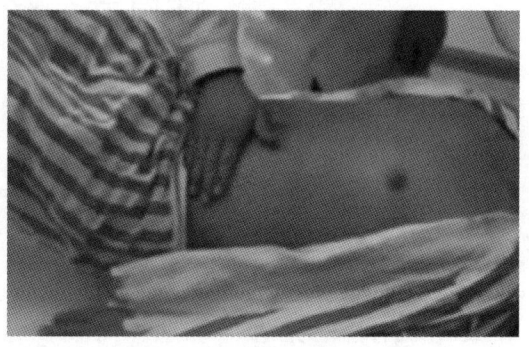
图2-3-3　腹部触诊法

2. 深部触诊法　被评估者平卧屈膝、放松腹肌平静呼吸，评估者运用一手或双手重叠在被评估部位逐渐加压向深层触摸，可触及的深度多在2cm以上，可达4～5cm，借以了解被评估部位深部组织及脏器状况（图2-3-3）。深部触诊法主要用于腹部评估。根据评估的目的不同又分为：

（1）深部滑行触诊法：评估时嘱患者深呼吸，护士以手掌置于腹壁，利用示、中、环指的掌指运动，向腹部深层滑动触摸，对被触及的脏器或肿块应做上下左右滑动触摸，了解其形态、大小及硬度等（图2-3-4）。此法常用于胃肠道病变及腹腔深部包块的评估。

（2）双手触诊法：将右手置于被评估部位，左手置于被评估部位的后方进行触诊（图2-3-5）。适用于肝、脾、肾、子宫及腹部包块等的评估。

（3）深压触诊法：以右手2～3个手指逐渐用力深压被评估部位，达4～5cm，以探测腹腔深在病变的部位或确定腹部压痛点，如阑尾压痛点、胆囊压痛点等。检查反跳痛时，在压痛的基础上迅速将手抬起，患者出现疼痛加剧或看到面部出现痛苦表情，称为反跳痛（图2-3-6）。

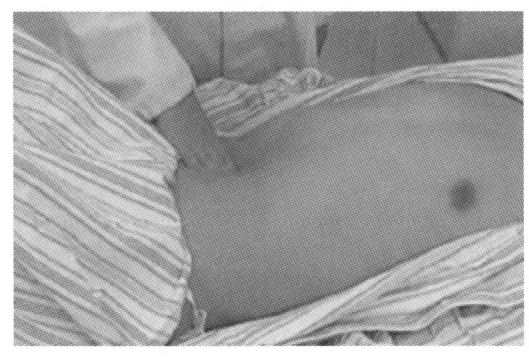
图 2-3-4 深部滑行触诊法

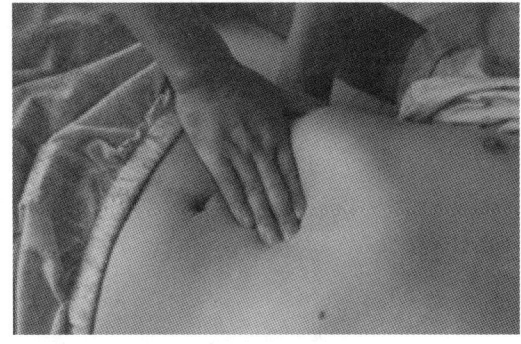
图 2-3-5 双手触诊法

（4）冲击触诊法：用 3～4 个并拢的指端，稍用力急促地反复向下冲击被评估局部，通过指端以感触有无浮动的肿块或脏器（图 2-3-7）。用于大量腹水时的肝脾评估。

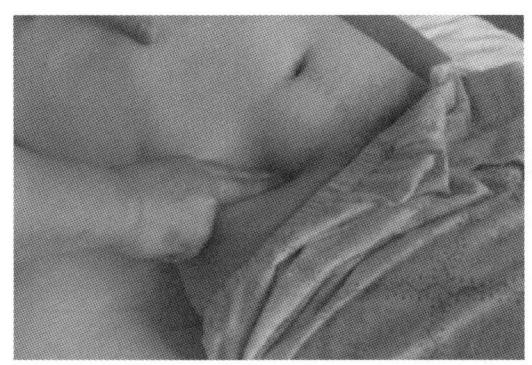
图 2-3-6 深压触诊法

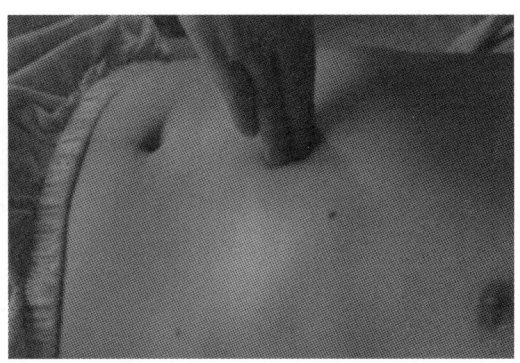
图 2-3-7 冲击触诊法

（二）触诊的注意事项

1．患者体位　一般为仰卧屈膝，两腿略分开，侧卧评估时下腿应伸直，上腿略弯曲。

2．护理人员应位于被评估者右侧，面向被评估者，随时注意观察被评估者的表情。

3．评估时应注意手要温暖、动作要轻柔，由浅而深、由轻到重、由健侧到患侧。

三、叩诊

叩诊（percussion）是护理人员用手指叩击体表，使之振动产生音响，根据音响的不同判断被评估部位脏器有无异常的一种方法。

（一）叩诊的方法

1．直接叩诊法　用右手中间三指并拢直接轻叩打被评估的部位（图 2-3-8）。适用于胸、腹部面积较广泛的病变。如大量胸腔积液、积气、胸膜粘连或增厚及大片肺实变等。

2．间接叩诊法　叩诊时将左手中指紧贴平放于被叩部位作"指板"，其余四指稍稍抬起；右手各指自然弯曲，以中指指端叩击左手指板的前端（图 2-3-9）。

（二）叩诊的注意事项

1．叩击的方向应与叩诊部位体表垂直。

2．叩诊时主要以掌指关节及腕关节活动为主，避免肘关节和肩关节参与运动。

3．叩击要灵活迅速而富有弹性。

4．叩诊后右手中指应立即抬起，以免影响音响的振动与频率。

5．每次叩击只需连续扣击 2～3 下，如未获得满意效果，可再叩 2～3 下；叩击时力量要适中，使音响基本一致（图 2-3-10）。

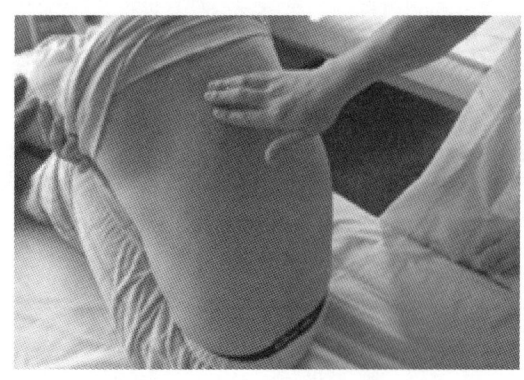
图 2-3-8　直接叩诊法

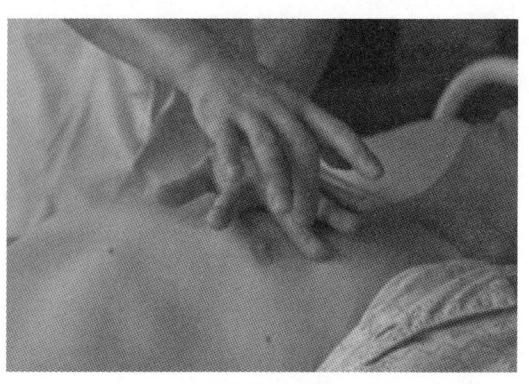
图 2-3-9　间接叩诊法

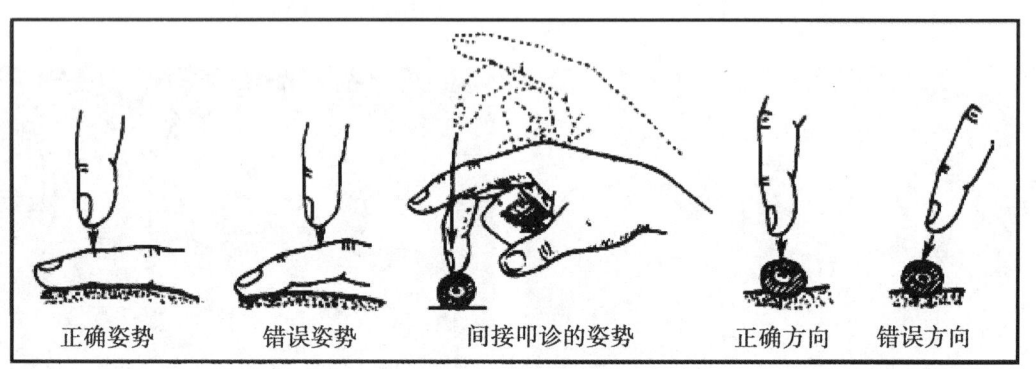
图 2-3-10　间接叩诊法正误图

（三）叩诊音及分布

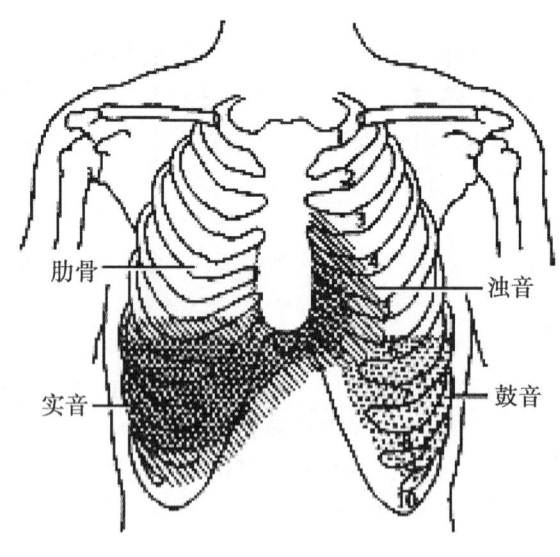
图 2-3-11　叩诊音及分布

叩诊音（percussion sound）即被叩击部位产生的音响。因叩诊部位组织或脏器的密度、弹性、含气量及与体表的距离不同，叩击时产生的音调高低（频率），音响强弱（振幅）及振动持续时间亦不同（图 2-3-11）。据此临床上将叩诊音分为下列几种：

1．清音　调低、音响较强、时间较长。是正常肺部的叩诊音，提示组织弹性、含气量、密度正常。

2．浊音　调高、音响弱、时间较短。正常见于心、肝与肺交界处；病理见于肺炎、肺不张、胸膜增厚。

3．鼓音　调低、音响较清音强，时间较长。正常见于胃及含空气较多的空腔器官；病理见于气胸、气腹、肺内大空洞。

4．实音　音调更高、音响更弱，时间更短。正常见于心、肝未被肺遮盖处、骨骼、肌肉；病理见于肺实变、胸腔大量积液、实质性肿块。

5．过清音　介于清音与鼓音之间，提示肺组织含气量增多，弹性减弱，见于肺气肿。

四、听诊

护理人员直接用耳或听诊器，听取心、肺、胃肠等脏器运动时发出的音响，以帮助临床诊断的一种评估方法。

（一）听诊的方法

1．直接听诊法　用耳直接贴于被评估者体表某部位，听取脏器运动时发出的音响。

2．间接听诊法　借助听诊器进行听诊（图2-3-12）。为临床常用方法，可用于身体任何部位。

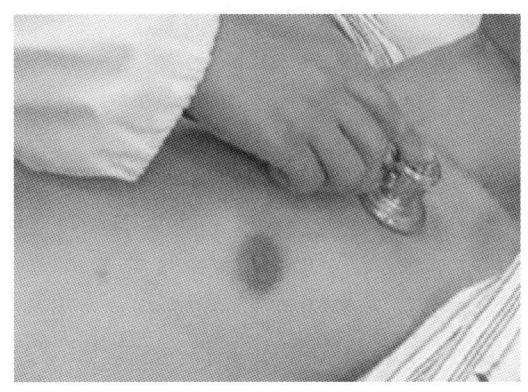

图2-3-12　间接听诊法

（二）听诊的注意事项

1．环境应温暖、安静、避风。

2．选择适当的听诊体位。一般取坐位或卧位，病情严重者应尽量减少体位的变动。

3．选择适当的听诊器，并注意评估听诊器各部件接头是否紧密，有无松动，皮管有无阻塞或破裂。

4．注意力要集中，分清听诊部位发出音调的性质。

5．听肺部呼吸音时，须与对侧相应部位对照比较。

五、嗅诊

嗅诊（smelling）是以嗅觉来判断患者发出的异常气味与疾病之间的关系的一种检查方法。

1．呼气　①酒味——酒后或醉酒者；②大蒜味——有机磷农药中毒；③烂苹果味——糖尿病酮症酸中毒；④尿氨味——尿毒症。

2．汗液　①酸性汗味——长期服用水杨酸等药物者；②狐臭味——腋臭。

3．脓液　一般无特殊臭味，如有恶臭味——厌氧菌感染。

4．呕吐物　①强烈酸味——胃潴留；②粪臭味——肠梗阻。

5．尿液　浓烈氨味——膀胱炎及尿潴留；烂苹果样尿味——糖尿病酮症酸中毒。

> **温馨提示**
>
> 嗅诊时感到的特殊气味是护士执业资格考试的常见考点。

护士执业资格考试模拟

1．患者，女性，70岁。腹部术后第3天，护士在观察病情时获得如下资料：患者的肠鸣音4次/分。护士运用了身体评估的哪种方法（　　）
　A．视诊　　B．触诊　　C．叩诊　　D．听诊　　E．嗅诊

2．进行护理体检时最先进行的检查项目是（　　）
　A．视诊检查　B．触诊检查　C．叩诊检查　D．听诊检查　E．嗅诊检查

3. 触诊是对哪项检查内容的进一步明确（　　）
   A. 视诊不能确定的内容　　　B. 叩诊不能确定的内容
   C. 听诊不能确定的内容　　　D. 嗅诊不能确定的内容
   E. 问诊不能确定的内容
4. 护理体检的最终目的是（　　）
   A. 全面采集患者的资料　　　B. 纠正医生不妥的诊断
   C. 解决患者的健康问题　　　D. 取得患者的信任
   E. 结合病史做出医疗诊断
5. 护士评估某患者时，发现其排出的尿液呈烂苹果味，该患者很可能患有（　　）
   A. 膀胱炎　　B. 尿道炎　　C. 前列腺炎　　D. 急性肾炎　　E. 糖尿病酸中毒

病例分析

患者，女，38岁，因持续性右上腹疼痛1天入院。护理体检：肥胖体型，面色潮红，呼吸急促，弯腰抱膝，双腿卷曲，右上腹明显肌紧张、压痛，无反跳痛。

问：1. 对该患者进行护理体检时，最重要的是使用哪种方法？
　　2. 进行护理体检时应注意哪些问题？

（李蓉山　伍名芳）

模块三 基本技能

第一部分 常见症状评估

项目一 发 热

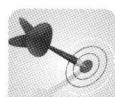

任务目标

通过本章内容的学习，学生应能：
1. 解释发热的概念，并说出其病因、发生机制。
2. 熟记体温正常值、临床分度，并能理解发热的过程及热型变化特点。
3. 阐述发热的护理评估要点，并列出其相关的护理诊断。

一、发热的概念

1. 体温调节　正常人的体温恒定有赖于体温调节中枢的作用，从而使机体的产热和散热保持动态平衡，且恒定于36～37℃。但不同的个体之间略有差异，并受昼夜、年龄、性别、活动程度、药物、情绪和环境等内外因素的影响而稍有波动。一般来说，一天之内下午的体温较早晨略高，剧烈运动、劳动或进餐后也可稍升高，但波动范围不超过1℃。

2. 正常值　正常人的体温，口温为36.3～37.2℃，肛温为36.5～37.7℃，腋温为36～37℃。

3. 发热　简单地说就是体温超过正常范围。但病理生理上是致热原作用于体温调节中枢，使产热增多而散热减少，导致体温在高水平线上进行调节的过程。

二、发热的病因

1. 感染性发热　引起发热的主要原因，由各种病原体引起急、慢性感染。如细菌、病毒、支原体、立克次体、真菌、螺旋体、寄生虫、衣原体等，其中以细菌最多见，其次是病毒。

2. 非感染性发热　即病原体以外的各种发热都属于非感染性发热。包括：

（1）无菌性坏死组织：如大面积烧伤、手术创伤、内出血、心肌梗死、白血病、溶血反应、恶性肿瘤等。

（2）变态反应：如风湿热、药物热、血清病、结缔组织疾病等。

（3）内分泌代谢疾病：如甲状腺功能亢进、大量失水等。

（4）体温调节中枢功能失常：如中枢神经受损时出现的中暑、重度安眠药中毒、脑出血、脑外伤等。

（5）某些直接导致皮肤散热减少的疾病：如广泛性皮炎、慢性心功能不全等。

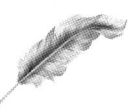

(6) 自主神经功能紊乱：如原发性低热、感染后低热、夏季低热、生理性低热等。

> **温馨提示**
>
> 发热的病因是护士执业资格考试的常见考点。

三、发热的机制

主要是致热原的作用，致热原分为内、外两种，外致热原如细菌及其内毒素、病毒、抗原-抗体复合物、激素、药物等，它们虽不能通过血脑屏障作用于体温调节中枢，但可激活血液中的中性粒细胞、单核细胞、嗜酸性粒细胞，使之释放内致热原而通过血脑屏障作用于体温调节中枢，使体温调定点上移而发热（图3-1-1）。

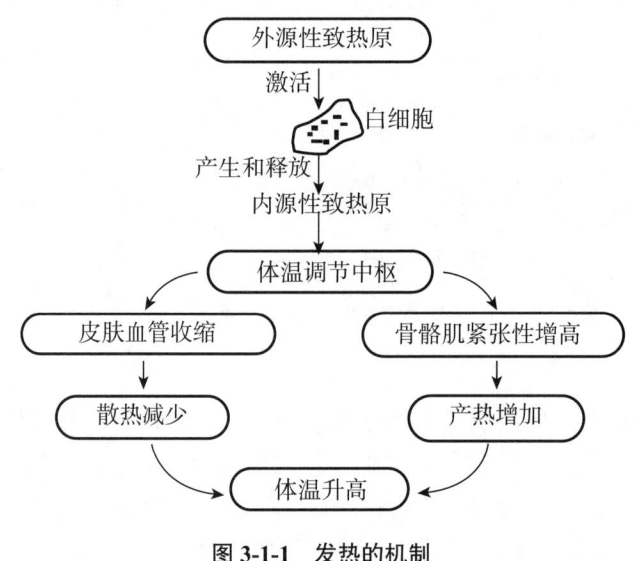

图3-1-1　发热的机制

四、临床表现

1. 发热的过程　一般分为三个阶段，即：

(1) 体温上升期：表现为疲乏无力、肌肉酸痛、皮肤苍白、干燥无汗、畏寒或寒战等。

(2) 高热持续期：表现为头痛、皮肤潮红、灼热、呼吸深快、心率加快、纳差、腹胀，重者还有不同程度的意识障碍、谵妄、惊厥等。

(3) 体温下降期：表现为大汗淋漓、皮肤潮湿等。

2. 临床分度　根据体温升高的程度不同分为：低热37.3～38℃，中等发热38.1～39℃，高热39.1～41℃，超高热＞41℃。

3. 热型　临床常见的热型有：

(1) 稽留热：①体温持续在39～40℃；②一日内体温波动不超过1℃；③持续数天或数周（图3-1-2）。常见于伤寒、肺炎球菌性肺炎等。

(2) 弛张热：①体温在39℃以上；②一日内体温波动超过2℃；③体温最低时仍然高于正常值（图3-1-3）。常见于败血症、风湿热、重症结核、脓毒血症、感染性心内膜炎等。

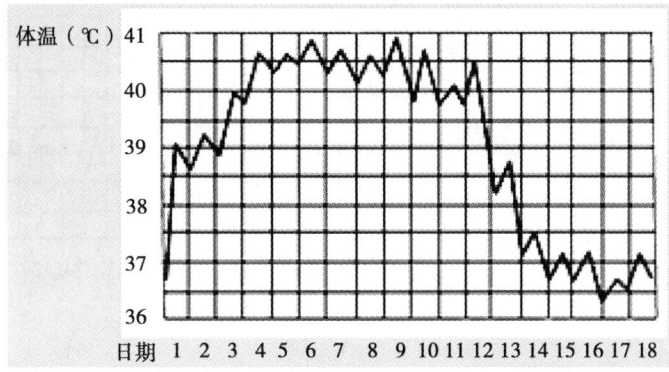

图 3-1-2 稽留热

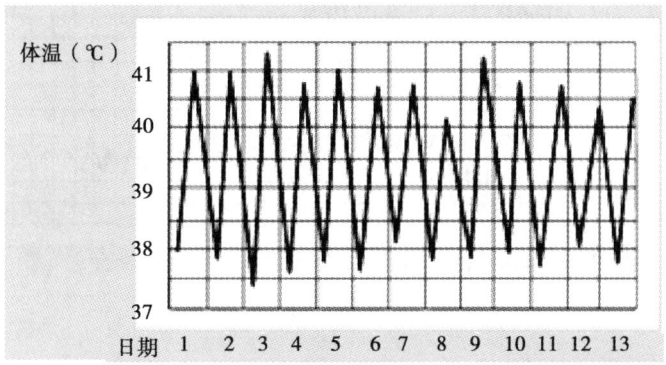

图 3-1-3 弛张热

(3)间歇热:①发热与无热交替出现;②高热时体温可高达39℃以上,无热时体温可正常(图3-1-4)。见于疟疾、肾盂肾炎、回归热等。

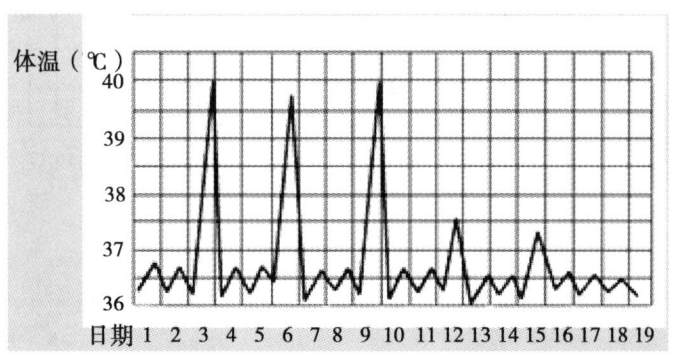

图 3-1-4 间歇热

(4)波状热:体温在数小时内逐渐升高至39℃以上,经数天降至正常,持续数天后又复热(图3-1-5)。见于布鲁菌病。

(5)回归热:体温骤然升高至39℃以上,持续数天后又骤然下降至正常值,高热期与无热期各持续数天后规律性交替出现(图3-1-6)。见于回归热、霍奇金病。

(6)不规则热:发热无一定规律(图3-1-7)。如风湿热、肺结核、癌症等。

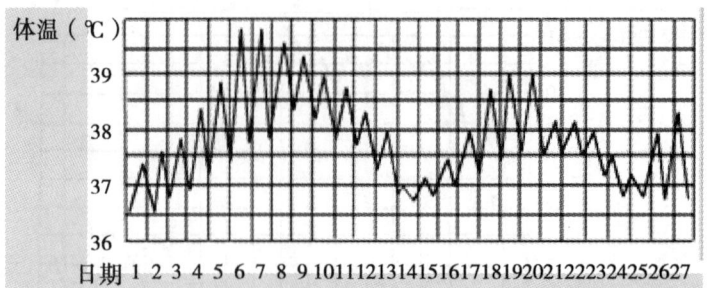

图 3-1-5 波状热

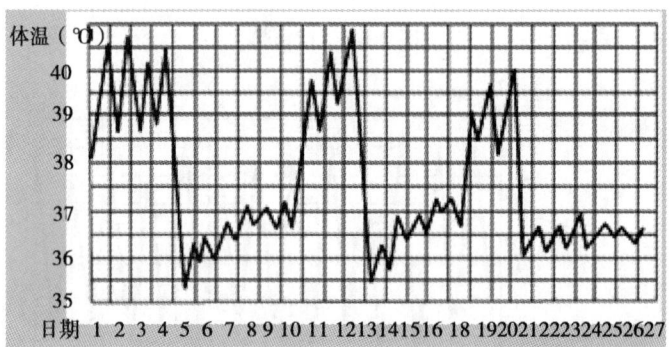

图 3-1-6 回归热

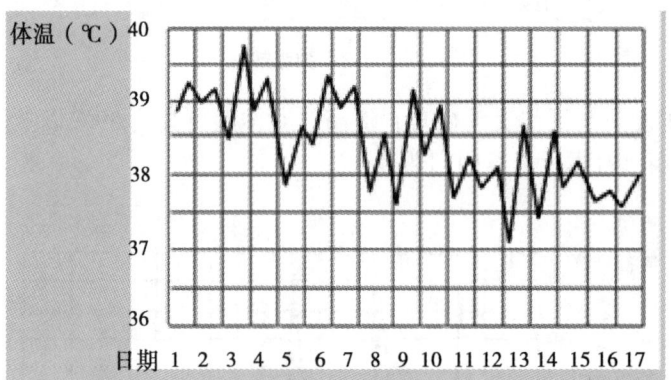

图 3-1-7 不规则热

温馨提示

发热的过程、分度和热型是护士执业资格考试的常见考点。

五、护理评估要点

1. **体温的生理变化** 新生儿易受环境温度的影响，较易发热；妇女在月经前及妊娠期体温稍高于正常；剧烈运动、进食后、情绪激动体时温可暂时升高；老年人体温常低于正常。

2. **发热的原因或诱因** 有无传染病接触史、预防接种史、手术史等，有无淋雨、受凉、过度劳累、精神紧张等。

3. 发热的过程　注意发热的时间、体温上升的缓急、发热的高低、持续时间的长短等。
4. 发热的程度及热型　定时测量体温，描绘体温曲线。
5. 生命征有无影响。
6. 伴随症状　有无寒战、乏力、头痛、肌肉酸痛、皮疹、咳嗽、咳痰、恶心、呕吐、昏迷、抽搐等。

六、相关护理诊断

1. 体温过高　与病原菌感染有关，与体温调节中枢功能障碍有关，与自主神经功能紊乱有关。
2. 体液不足　与发热出汗过多和体液摄入不足有关。
3. 营养失调：低于机体需要量　与代谢增强、营养摄入不足有关。
4. 口腔黏膜改变　与发热致口腔黏膜干燥有关。
5. 潜在并发症：惊厥、意识障碍。

护士执业资格考试模拟

1. 以下哪种疾病最容易出现发热（　　）
  A. 肺炎　　　B. 心肌梗死　　　C. 风湿热　　　D. 脑出血　　　E. 肠梗阻
2. 下列对体温的描述不正确的是（　　）
  A. 1 日内波动范围不超过 1℃　　　B. 口温一般在 37℃以上
  C. 肛温比口温高　　　D. 腋温 37.8℃为低热
  E. 腋温 40℃为高热
3. 患者体温在 39℃以上，24h 内波动范围超过 2℃，但都在正常水平以上，该患者的热型为（　　）
  A. 波状热　　　B. 间歇热　　　C. 不规则热　　　D. 弛张热　　　E. 回归热
4. 患者，男性，28 岁。伤寒，持续高热 5 天，每晨 8 时 T 39.0℃左右，下午 4 时 T 39.6℃左右，此热型符合（　　）
  A. 弛张热　　　B. 稽留热　　　C. 间歇热　　　D. 不规则热　　　E. 波状热
5. 某发热患者出现寒战时，护士应考虑其体温处于（　　）
  A. 体温上升期　　B. 高热持续期　　C. 体温下降期　　D. 间歇无热期　　E. 用药后期

病例分析

患者，男性，25 岁，因大叶性肺炎住院，T 40.5℃，日差在 1℃左右，持续 5 天不退，脉搏 96 次/分，血压 90/60mmHg，呼吸 25 次/分，查体：口腔黏膜干燥，左颊黏膜见 0.2cm×0.2cm 溃疡面，基底潮红。

问：1. 该患者的体温属于哪种热型？
　　2. 请给该患者提出最主要的护理问题及其相关因素。
　　3. 该患者发热的原因是什么？
　　4. 该患者还有其他护理问题吗？请写出。

项目二 疼 痛

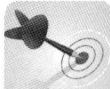

任务目标

通过本章内容的学习，学生应能：
1. 解释疼痛的概念，并说出其病因、发生机制。
2. 理解并阐述身体各部疼痛的临床特点。
3. 阐述疼痛的护理评估要点，并列出其相关的护理诊断。

疼痛（pain）是临床常见的症状，是由于机体受到伤害性刺激所引起的痛觉反应，是许多疾病的先兆，也是患者就诊的主要原因。强烈持久的疼痛会造成生理功能紊乱，甚至休克。

一、疼痛的机制

痛觉感受器位于皮肤和其他组织内的游离神经末梢。任何形式的刺激只要达到一定的强度，都可导致痛觉感受器受到刺激发出冲动，上传至大脑皮质痛觉感受区，引起疼痛。导致疼痛的物质为致痛物质，如 K^+、H^+、组胺、5-羟色胺、缓激肽、前列腺素等。

二、疼痛的分类

1. 按疼痛发生的部位及传导途径不同分类

（1）皮肤痛：多因皮肤黏膜受到刺激后而产生的痛觉反应。皮肤痛的特点为"双重痛觉"，即受到刺激后定位明确的尖锐痛（快痛）和 1~2s 之后出现的定位不明确的烧灼样痛（慢痛）。

（2）躯体痛：指肌肉、肌腱、筋膜和关节等深部组织的疼痛。由于神经分布的差异性，这些组织对疼痛刺激的敏感性不同，其中以骨膜的痛觉最敏感。机械和化学性刺激均可引起躯体痛，肌肉缺血是引起躯体痛的主要原因。

（3）内脏痛：①真性内脏痛是内脏受到刺激产生的痛觉。其特点：缓慢而持续、定位不够准确、对刺激分辨力差，表现为钝痛、酸痛、烧灼痛或绞痛，多为内脏器官受到机械牵拉、缺血、痉挛和炎症刺激所致。②体壁痛是体壁受到刺激产生的痛觉，如胸膜、腹膜受到炎症、牵拉等。

（4）牵涉痛：内脏疾病引起体表某些部位出现疼痛。如胆囊炎除引起右上腹痛外，还可出现右肩疼痛；心绞痛除心前区及胸骨后疼痛外，还可出现左肩、左臂内侧疼痛；胰腺炎除引起左上腹疼痛外，还可出现左腰背部疼痛。

（5）假性痛：指去除病变后相应的部位仍然感到疼痛。如截肢患者仍然感到已不存在的肢体疼痛。可能与病变部位去除前的疼痛刺激大脑皮质形成强兴奋灶的后遗症影响有关。

（6）神经痛：为神经受损所致，表现为剧烈灼痛或酸痛。

2. 按疼痛的病程分类

（1）急性疼痛：常突然发生，有明确的开始时间，持续时间较短，以数分钟、数小时或数天之内者居多，用镇痛方法常可控制。

（2）慢性疼痛：疼痛时间持续 3 个月以上，具有持续性、顽固性和反复性的特点，临床难以控制。

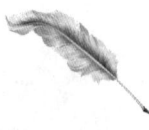

3．按疼痛的程度分类
(1) 微痛：似痛非痛，常与其他感觉复合出现。
(2) 轻痛：范围局限，程度轻微。
(3) 剧痛：疼痛程度剧烈，反应强烈。
4．按疼痛性质分类
(1) 钝痛：包括酸痛、胀痛、闷痛等。
(2) 锐痛：包括刺痛、刀割样痛、灼痛、绞痛、撕裂样痛等。
(3) 其他：如压榨样痛、跳痛、牵涉样痛等。
5．按疼痛部位分类　头痛、胸痛、腹痛、腰背痛、四肢痛等。

三、临床常见疼痛的病因

(一) 头痛

头痛（headache）是指额、顶、颞、枕部的疼痛。常见的病因有：
1．颅内病变　可见于：
(1) 感染：各种病原菌引起的脑膜炎、脑炎、脑脓肿等。
(2) 血管病变：如蛛网膜下腔出血、脑出血、脑血栓形成、脑梗死、高血压脑病、脑供血不足、脑血管畸形等。
(3) 占位性病变：如脑肿瘤、颅内转移癌、颅内血肿、包虫病等。
(4) 颅脑外伤：脑震荡、脑挫伤、硬膜下血肿、颅内血肿、脑外伤后遗症等。
(5) 其他：偏头痛、丛集性头痛、癫痫等。
2．颅外病变　常见于：
(1) 颅骨疾病：颅底骨折、颅骨肿瘤等。
(2) 神经痛：三叉神经痛、舌神经痛、枕大神经痛等。
(3) 颈椎病及颈部其他疾病。
(4) 眼、鼻、耳、牙疾病所致。
3．全身性疾病　常见于：
(1) 急性感染：如流行性感冒、肺炎、伤寒等。
(2) 心血管疾病：如高血压脑病等。
(3) 中毒：如一氧化碳、有机磷、药物中毒等。
(4) 其他：低血糖、贫血、肝性脑病、尿毒症、中暑、绝经期等。
4．神经症　神经衰弱、癔症等。

温馨提示

　　头痛的病因是护士执业资格考试的常见考点。

(二) 胸痛

胸痛（chest pain）一般由胸部疾病所致，少数由其他部位疾病引起。常见的病因有：
1．胸壁疾病　如带状疱疹、肋软骨炎、肋间神经炎、肋骨骨折、急性皮炎、肌炎、蜂窝织炎等。
2．呼吸系统疾病　如胸膜炎、肺炎、气胸、肺癌、肺梗死等。

3. 心血管疾病　如心绞痛、急性心肌梗死、急性心包炎、心神经症等。
4. 纵隔疾病　如纵隔肿瘤、纵隔脓肿等。
5. 其他　如食管炎、食管癌、食管裂孔疝、膈下脓肿、肝脾疾病等。

（三）腹痛

腹痛（abdominal pain）多由腹部脏器病变所致，也可由腹腔外疾病及全身性疾病引起。临床上一般将腹痛分为急性腹痛和慢性腹痛两类。

1. 急性腹痛　起病急、病情重、转变快。其常见病因有：
（1）腹腔脏器疾病：如急性胃肠炎、急性肠炎、急性胆囊炎、急性胰腺炎、急性阑尾炎、急性出血坏死性肠炎等。
（2）腹膜急性炎症：如胃肠穿孔所致的急性弥散性腹膜炎。
（3）腹腔脏器阻塞：如肠梗阻、胆道结石、胆道蛔虫症、泌尿系结石等。
（4）腹腔脏器破裂出血：如肝脾破裂出血、宫外孕破裂等。
（5）腹壁疾病：如腹壁挫伤、腹壁脓肿等。
（6）腹腔内血管病变：如肠系膜动脉栓塞、缺血性肠炎、门静脉栓塞等。
（7）胸部疾病牵涉痛：如肺炎、肺梗死、心绞痛、心肌梗死等。
（8）其他：如铅中毒、酮症酸中毒等。

2. 慢性腹痛　起病慢、病程长。其病因有：
（1）消化性溃疡。
（2）腹腔慢性炎症：慢性胃肠炎、慢性胰腺炎、结核性腹膜炎、反流性食管炎、慢性胆囊炎。
（3）慢性胃肠扭转。
（4）腹腔实质性器官病变：如肝炎、肝脓肿等。
（5）腹腔内恶性肿瘤：胃癌、大肠癌、肝癌等。
（6）神经精神因素：胃神经症、肠易激综合征等。

（四）腰背痛

腰背痛（lumbodorsalgia）是最常见的临床症状之一，多与长期腰部负重有关。常见病因有：
1. 外伤性　分为急性损伤和慢性损伤，前者如暴力打击、肌肉拉伤、软组织挫伤等；后者如不良的工作姿势、搬运重物等致慢性累积性损伤。
2. 炎症性　如结核性脊柱炎、化脓性脊柱炎等。
3. 退行性变　如脊柱退行性变。
4. 先天性　如椎管狭窄、椎体畸形等。
5. 肿瘤性　原发性或继发性肿瘤对胸腰椎的侵犯。

四、临床表现

1. 头痛
（1）头痛的特点：头痛的性质可以是胀痛、酸痛、搏动性跳痛等，疼痛的程度可用隐痛、钝痛、剧痛来描述，疼痛的过程可用周期性、间歇性、进行性、持续性来描述。如急剧的头痛，持续不减，伴有不同程度的意识障碍，提示颅内血管病变；慢性进行性头痛伴颅内高压，应注意颅内占位性病变；慢性头痛突然伴意识障碍，提示有脑疝的可能。
（2）头痛部位：可表现为单侧、双侧、前额、枕部、局部或弥散性疼痛。①全身性或颅内感染性疾病所致的头痛多为整个头部胀痛。②高血压引起的头痛常表现在额部或整个头颅。③眼源性、鼻源性、牙源性的头痛常局限表浅。④偏头痛及丛集性头痛多位于一侧。⑤蛛网膜下腔出血除头痛外，还有颈痛。⑥颅内肿瘤多为深部头痛，呈慢性进行性加重。⑦三叉神经痛常为面部阵

发性电击样剧痛，并沿三叉神经分布区域放射。

（3）头痛性质：①发热所致的头痛多呈搏动性疼痛。②高血压、血管神经性头痛多为搏动性胀痛。③三叉神经痛面部呈阵发性电击样剧痛。④肌肉收缩性头痛多为重压感、紧缩感或钳夹样痛，可因活动或按摩而缓解。⑤颅内肿瘤所致的头痛呈慢性进行性加重。⑥血管性、颅内压增高所致的头痛可因咳嗽、打喷嚏、转头、俯首而加剧。

（4）头痛时间：①颅内占位性病变的头痛往往清晨加剧。②鼻窦炎的头痛常发生于清晨或上午。③丛集性头痛常发生在夜间。④女性偏头痛多与月经期有关，应用麦角胺可缓解。

2．胸痛

（1）胸壁病变引起的胸痛：是各类胸痛中最常见的一种。其共同特征为：①疼痛的部位固定于病变处，且局部有明显压痛。②深呼吸、咳嗽、举臂、弯腰等动作使胸廓活动疼痛加剧。

（2）肺及胸膜病变引起的胸痛：常疼痛觉不敏感。其共同特点为：①多伴咳嗽或咳痰。②常因咳嗽、深呼吸而胸痛加重，其他胸壁活动并不引起疼痛。③胸壁局部无压痛。常伴有原发疾病之症，X线检查可发现病变。而自发性气胸、胸膜炎波及脏层和壁层胸膜，可出现剧烈胸痛伴呼吸困难。

（3）心血管系统疾病引起的胸痛：常见于心绞痛、心肌梗死及心包炎等。其共同特征为：①疼痛多位于胸骨后或心前区，少数在剑突下，可向左肩放射。②疼痛常因体力活动诱发加重，休息后好转。

（4）纵隔及食管病变引起的胸痛：较少见。其共同特征为：胸痛位于胸骨后，呈持续进行性隐痛或钻痛，常放射至其他部位。吞咽时疼痛加剧，伴有吞咽困难。

3．腹痛

（1）疼痛的部位：一般来说，腹痛的部位常为病变的所在。胃痛位于中上腹部，肝胆疾患疼痛位于右上腹，急性阑尾炎疼痛常位于右下腹麦氏点，小肠绞痛位于脐周，结肠绞痛常位于下腹部，膀胱痛位于耻骨上部，急性下腹部痛也见于急性盆腔炎症。

（2）疼痛的性质与程度：消化性溃疡穿孔常突然发生，呈剧烈的刀割样、烧灼样持续性中上腹痛。胆石症或泌尿系结石多为阵发性绞痛，患者常呻吟不已，辗转不安。剑突下钻顶样痛是胆道蛔虫梗阻的特征。持续性广泛性剧烈腹痛见于急性弥漫性腹膜炎。

（3）诱发加剧或缓解疼痛的因素：急性腹膜炎腹痛在静卧时减轻，腹壁加压或改变体位时加重。胆绞痛时患者常喜按，可因脂肪餐而诱发。暴食是急性胃扩张的诱因。暴力作用常是肝、脾破裂的原因。急性出血性坏死性肠炎多与饮食不洁有关。

4．腰背痛

（1）脊柱骨折：常有明显的外伤史，骨折部位有压痛和叩痛，并有活动障碍。

（2）椎间盘突出：常有腰痛和坐骨神经痛，伴有下肢麻木。咳嗽、打喷嚏可使疼痛加重，卧床休息可缓解。

（3）结核性脊柱炎：疼痛呈隐痛、钝痛或酸痛伴有结核毒血症状，晚期可有脊柱畸形、寒性脓肿及脊髓压迫症状。

（4）腰肌劳损：患者自觉腰骶酸痛、钝痛，休息可缓解，劳累后加重，特别是弯腰负重时疼痛明显。

（5）腰肌纤维织炎：常因寒冷、潮湿、慢性劳损所致。患者大多感腰背部慢性疼痛，以腰肌两旁为主，晨起加重，稍活动后可好转，激烈活动反而加重。

（6）脊髓压迫症：患者常感颈背部疼痛或腰痛，并沿神经根分布区放射，疼痛呈烧灼样、绞榨样，活动时加重。

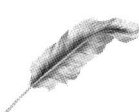

五、护理评估要点

1. 疼痛的相关病史　如有无感染、高血压、动脉硬化、颅脑外伤、肿瘤,以及眼、耳、鼻、齿等疾病。

2. 疼痛的部位　如头面痛、颈痛、胸痛、腰痛、下肢痛、体表痛、内脏痛等。

3. 疼痛的性质　如刺痛、烧灼痛、牵拉痛、痉挛痛、绞痛、牵涉痛、发散样、放射痛、刀割样痛、麻刺样痛、搏动性痛等。

4. 疼痛的时间　疼痛开始时间,持续时间,有无规律性、诱发因素等。

5. 疼痛的程度　对疼痛程度的评价可用评价工具。

6. 疼痛的伴随症状　如局部有无红、肿、热、痛的炎症表现,有无肢体的功能障碍,是否伴有麻木或浅感觉异常;腹痛是否伴有腹肌紧张,发热,胃肠道功能紊乱;头痛是否有脑膜刺激征表现;有无生命体征变化等。

7. 疼痛的表达方式　如咬牙沉默,呻吟,大声哭叫等。

8. 与疼痛有关的因素　了解进食、月经周期、天气、体位、活动等与疼痛是否有关系。

9. 疼痛对患者的影响　是否影响睡眠和休息,影响正常工作和生活,是否有抑郁退缩等情绪变化,以及家庭的支持情况。

六、相关护理诊断

1. 急性/慢性疼痛　与各种有害刺激作用于机体引起不适有关。
2. 焦虑　与疼痛迁延不愈有关。
3. 恐惧　与剧烈疼痛有关。
4. 潜在并发症:休克。

护士执业资格考试模拟

1. 下列哪一项不符合典型心绞痛的疼痛特点(　　)
   A. 情绪激动时易发生　　B. 疼痛性质呈刀割样　　C. 疼痛位于胸骨后
   D. 疼痛可放射至左肩　　E. 休息疼痛可缓减

2. 某患者,女,45岁,吞咽食物出现胸骨后疼痛加剧,其可能是(　　)
   A. 反流性食管炎　　B. 心包炎　　C. 心肌炎
   D. 心绞痛　　E. 右心衰竭

3. 下列哪项不是引起头痛的颅内病变(　　)
   A. 脑膜炎　　B. 脑血栓形成　　C. 颅底骨折
   D. 颅内占位性病变　　E. 脑震荡

4. 某患者疼痛位于脐与右髂前上棘连线的中外1/3的交点,可能是(　　)
   A. 盆腔炎　　B. 阑尾炎　　C. 小肠炎　　D. 胃炎　　E. 乙状结肠炎

5. 下列哪种疾病的腹痛为慢性腹痛(　　)
   A. 急性胆囊炎　　B. 胆囊结石
   C. 异位妊娠破裂　　D. 结核性腹膜炎
   E. 急性阑尾炎

项目三　咳嗽与咳痰

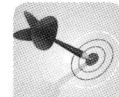

任务目标

通过本章内容的学习，学生应能：
1. 解释咳嗽、咳痰的概念，并说出其病因、发生机制。
2. 理解并阐述咳嗽、咳痰的临床特点。
3. 阐述咳嗽、咳痰的护理评估要点，并列出其相关的护理诊断。

咳嗽（cough）是机体保护性反射动作，呼吸道内的分泌物或进入气管的异物可借咳嗽反射而排出体外。但频繁剧烈的咳嗽会影响工作和休息，失去其保护意义。咳嗽时呼吸道内有分泌物排出称为咳痰（expectoration），无分泌物排出为干咳。

一、病因

1. **呼吸道疾病**　鼻咽到支气管整个呼吸道黏膜受刺激时，都可引起咳嗽。一般认为，肺泡受刺激所致的咳嗽，是因肺泡内分泌物进入小支气管刺激气管黏膜所致。
2. **胸膜疾病**　如胸膜炎、自发性气胸等。
3. **心血管疾病**　左心功能不全引起肺淤血、水肿。
4. **中枢神经因素**　从大脑皮质发出冲动至延髓咳嗽中枢，人可随意咳嗽。

二、机制

由于呼吸道黏膜受到刺激或呼吸道以外受到刺激经迷走神经传入延髓的咳嗽中枢，然后经传出神经传至咽肌、声门、膈及其他呼吸肌而引起咳嗽。

三、临床表现

1. **咳嗽的性质**　咳嗽无痰或量少，称为干性咳嗽。常见于胸膜炎、急性咽喉炎、轻症肺结核、急性支气管炎初期等。咳嗽伴有痰液称为湿性咳嗽。常见于慢性支气管炎、支气管扩张症、肺炎、肺脓肿及空洞型肺结核等。
2. **咳嗽的时间**　①晨起或就寝时咳嗽，多见于慢性支气管炎、支气管扩张症、肺脓肿等。②夜间咳嗽，多见于左心功能不全致肺淤血、水肿。③突然咳嗽，多见于急性上呼吸道炎及气管、支气管异物。④长期慢性咳嗽，多见于慢性支气管炎、支气管扩张症、慢性肺脓肿、慢性纤维空洞型肺结核等。
3. **咳嗽的音色**　咳嗽声音嘶哑，见于声带炎、喉炎、喉结核、喉癌及喉返神经麻痹等；金属音调咳嗽，见于纵隔肿瘤、原发性支气管肺癌、主动脉瘤等压迫气管；犬吠声咳嗽，见于喉头狭窄、气管受压等；声音极低，见于声带麻痹、极度衰弱等。
4. **痰的性质和量**　痰的性质可分为黏液性、浆液性、脓性、黏液脓性、血性等。黄脓痰见于呼吸道化脓性感染，铁锈色痰见于肺炎球菌性肺炎，粉红泡沫痰见于急性肺水肿，血痰见于支气管扩张症、肺结核、肺癌，脓臭痰见于肺脓肿、支气管扩张症，而且静置后可分为三层，上层为泡沫，中层为黏液或浆液脓性，下层为坏死组织；草绿色痰见于铜绿假单胞菌感染，烂桃样痰

见于肺吸虫病，棕褐色痰见于阿米巴肺脓肿。

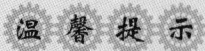

咳嗽的性质、痰的性状常是护士执业资格考试的常见考点。

四、护理评估要点

1. 咳嗽的特点　注意咳嗽的性质、音色、程度、发生的时间与持续时间。急性上呼吸道感染多在受凉后出现干咳；慢性支气管炎多在晨起咳嗽，寒冷时加重。

2. 痰的特点　注意痰的性质、颜色、气味及量等。

3. 咳嗽的身体反应　咳嗽对日常生活、休息、睡眠及体力有无影响。

4. 伴随症状　咳嗽时有无发热、呼吸困难、胸痛、咯血等。

5. 诊断、治疗与护理经过　是否服用过止咳、祛痰药，药物的种类、剂量及疗效。有无采取促进排痰的护理措施。

五、相关护理诊断

1. 清理呼吸道无效　与痰液黏稠有关，与咳嗽无力有关。

2. 睡眠型态紊乱　与夜间频繁咳嗽有关。

3. 知识缺乏　缺乏吸烟对健康危害方面的知识。

4. 潜在并发症：自发性气胸。

 护士执业资格考试模拟

1. 某患者咳粉红色泡沫痰，护士应首先考虑为（　　）

A. 肺结核　　　B. 肺脓肿　　　C. 肺癌　　　D. 急性肺水肿　　　E. 肺梗死

2. 某患者，女，42岁，咳嗽呈金属音调，护士应考虑为（　　）

A. 声带炎　　　B. 喉癌　　　C. 肺癌　　　D. 支气管扩张　　　E. 百日咳

3. 下列哪种疾病一般不会引起咳嗽（　　）

A. 气管内异物　B. 胸膜炎　　　C. 肺癌　　　D. 支气管扩张　　　E. 胃癌

4. 下列病因中，引起干咳的是（　　）

A. 肺炎　　　　B. 支气管扩张　C. 肺癌

D. 胸膜炎　　　E. 二尖瓣狭窄

项目四 咯 血

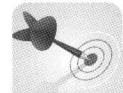

任务目标

通过本章内容的学习,学生应能:
1. 解释咯血的概念,并说出其病因、发生机制。
2. 理解并阐述咯血的临床特征,并以之比较呕吐。
3. 阐述咯血的护理评估要点,并列出其相关的护理诊断。

咯血(hemoptysis)是指喉及喉以下呼吸器官的出血,经口排出的过程。其特点:量少、鲜红、不易凝固且与痰液混合。但必须与上消化道出血引起的呕血鉴别(表3-1-1)。

表3-1-1 咯血与呕血的鉴别

鉴别要点	咯血	呕血
病因	肺结核、支气管扩张症、肺脓肿、肺癌、心脏病等	消化性溃疡、肝硬化、急性糜烂出血性胃炎、胃癌等
出血前症状	喉部痒感、胸闷、咳嗽等	上腹不适、恶心、呕吐等
出血方式	咯出	呕出,可为喷射状
颜色	鲜红	棕黑、暗红、有时鲜红
血中混合物	痰液或泡沫	食物残渣或胃液
酸碱反应	碱性	酸性
黑便	无(除非咽下时)	有,呈柏油样便
出血后痰的性状	常痰中带血	无痰

一、病因

1. **支气管疾病** 常见于支气管扩张症、原发性支气管肺癌。此外,慢性支气管炎、支气管内膜结核、支气管内结石等也可引起咯血。发生咯血是因炎症、肿瘤等损伤支气管黏膜或病灶处毛细血管使其通透性增加,或黏膜下血管破裂所致。

2. **肺部疾病** 常见于肺结核、肺炎、肺脓肿等,少见于肺梗死、肺淤血、肺吸虫病、肺血管畸形等。我国最常见的咯血原因是肺结核。结核性病变使肺毛细血管通透性增高,血液渗出,表现为痰中带血;若小血管因病变侵蚀破裂,可表现为中等量咯血;若结核空洞壁小动脉瘤破裂,则可引起大咯血。

3. **心血管疾病** 常见于风湿性心脏病二尖瓣狭窄,其次为原发性肺动脉高压症、高血压性心脏病、某些先天性心脏病等。由于肺淤血所致,表现为小量咯血或痰中带血,如支气管黏膜下层支气管静脉曲张破裂,常为大咯血。

4. **其他** ①某些急性传染病,如肺出血型钩端螺旋体病、流行性出血热等。②某些血液病,如血小板减少性紫癜、白血病、再生障碍性贫血等。③风湿性疾病,如系统性红斑狼疮、结节性

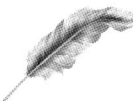

多动脉炎、白塞病等。④肺出血－肾炎综合征等。

上述病因中，以肺结核、支气管扩张症、支气管肺癌、风湿性心脏病二尖瓣狭窄引起的咯血最常见。

二、临床表现

1．发病年龄与生活习惯

（1）青壮年咯血，以肺结核、支气管扩张症、风湿性心脏病二尖瓣狭窄多见。

（2）40岁以上有吸烟史咯血者，除慢性支气管炎外，应警惕支气管肺癌。

（3）有生吃石蟹、喇蛄咯血者，应注意肺吸虫病。

2．咯血量　24h咯血量在100ml以内者为小量咯血，100～500ml为中等量咯血，24h咯血量超过500ml或一次咯血量超过300ml或在咯血的过程中无论出血量的多少，只要发生窒息者均为大咯血。

> **温 馨 提 示**
>
> 咯血的病因、咯血量是护士执业资格考试的常见考点。

3．全身情况　长期咯血而全身情况差，多见于肺结核、原发性支气管肺癌。反复咯血而全身情况尚好，多见于支气管扩张症等。

三、护理评估要点

1．首先问清是咯出还是呕出，以明确是咯血还是呕血。

2．注意发病年龄、病程及咯血量、血的颜色和性状，是否伴有咳痰、痰量及其性状与嗅味。

3．有无发热、胸痛、呼吸困难及其程度，与咯血症状之间的关系。

4．大咯血者有无窒息、肺不张、继发性感染、失血性休克等并发症。

5．有无焦虑、恐惧、紧张等心理改变以及应对能力。

四、相关护理诊断

1．有窒息的危险　与大量咯血有关，与意识障碍有关，与无力咳嗽有关。

2．焦虑　与咯血不止有关。

3．有感染的危险　与血液潴留有关。

4．体液不足　与大咯血致循环血量不足有关。

5．潜在并发症：休克，肺不张。

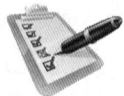
护士执业资格考试模拟

1．大咯血是指24h咯血量在（　　）

A．100ml以上　B．200ml以上　C．300ml以上　D．500ml以上　E．1000ml以上

2．最常引起咯血的心脏疾病是（　　）

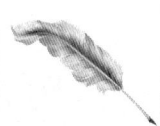

A．风湿性心脏病二尖瓣狭窄　　B．心包炎　　　　　C．心肌梗死
D．肺心病　　　　　　　　　　E．心肌炎
3．患者，男，48岁，长期吸烟史，近日来出现咯血，应考虑为（　　）
A．肺癌　　　　　　　　　B．支气管扩张症　　　C．风湿性心脏病二尖瓣狭窄
D．慢性支气管炎　　　　　E．肺结核

项目五　呼吸困难

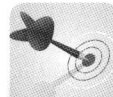

任务目标

通过本章内容的学习，学生应能：
1．解释呼吸困难的概念，并说出其病因、发生机制。
2．理解并阐述肺源性呼吸困难和心源性呼吸困难的临床特征。
3．阐述呼吸困难的护理评估要点，并列出其相关的护理诊断。

呼吸困难（dyspnea）是指患者主观感到空气不足、呼吸费力，客观表现为张口呼吸，重者出现鼻翼扇动、发绀，甚至端坐呼吸等，可伴有呼吸频率、深度与节律的异常。常被描述为气短、气促。

一、病因

以呼吸系统疾病和循环系统疾病引起的呼吸困难最常见。

1．呼吸系统疾病

（1）呼吸道阻塞：常见于支气管痉挛、狭窄、阻塞等，如支气管痉挛、喉头水肿、喉与支气管异物、气管肿瘤、气管受压、慢性阻塞性肺气肿、支气管肺癌等。

（2）肺部疾病：如肺炎、肺淤血、肺水肿、肺不张等。

（3）胸廓活动受限：如胸腔积液、积气、胸膜粘连、胸廓畸形等。

（4）呼吸肌麻痹：如吉兰-巴雷综合征、重症肌无力、膈肌麻痹等。

2．循环系统疾病　各种原因所致的心功能不全、心包积液。

3．中毒　如尿毒症、糖尿病酮症酸中毒，吗啡、巴比妥类药物中毒、有机磷农药中毒等。

4．血液病　如重症贫血、高铁血红蛋白症等。

5．神经精神因素　如颅脑外伤、脑出血、脑肿瘤、脑膜炎等致的呼吸中枢功能衰竭，精神因素所致的癔症性呼吸困难等。

二、临床表现

（一）肺源性呼吸困难

由于呼吸系统疾病引起的通气和（或）换气功能障碍，导致缺氧和（或）二氧化碳潴留。常见三种类型：

1．吸气性呼吸困难　由于喉、气管及大支气管狭窄或阻塞引起。其特点是吸气费力、困难，

时间延长，伴有干咳及高调吸气性喉鸣。重者吸气时胸骨上窝、锁骨上窝、肋间隙明显凹陷，称"三凹征"（图3-1-8）。

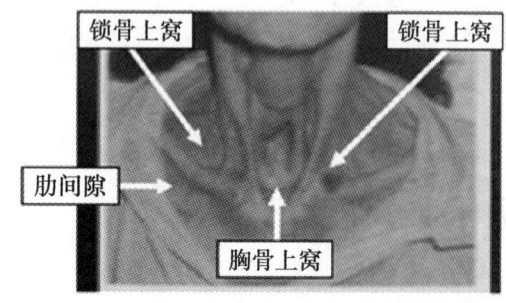

图 3-1-8 三凹征

常见于：①喉部疾病：如喉水肿、喉痉挛、喉癌、会厌炎；②气管疾病：如气管肿瘤、气管异物或气管受压等。

2. 呼气性呼吸困难　由于肺组织弹性减弱或细支气管痉挛、狭窄所致。其特点是呼气费力，呼气时间延长，常有哮鸣音。常见于支气管哮喘、喘息型慢性支气管炎、慢性阻塞性肺气肿等。

3. 混合性呼吸困难　由于肺部广泛病变或胸腔病变压迫肺组织，使呼吸面积减少，致换气功能障碍。其特点是吸气与呼气均费力，呼吸浅快，常伴呼吸音减弱或消失，可有病理性呼吸音。常见于重症肺炎、重症肺结核、弥漫性肺间质纤维化、大量胸腔积液、气胸等。

（二）心源性呼吸困难

主要因左心和（或）右心衰竭所致，其中以左心衰竭所致的呼吸困难较为严重。

1. 左心衰竭所致的呼吸困难

（1）左心衰竭的发生机制：由于肺淤血，肺组织弹性降低所致。表现为：①肺淤血，使气体弥散功能降低。②肺泡张力增高，刺激牵张感受器，通过迷走神经反射兴奋呼吸中枢。③肺泡弹性减退，其扩张与收缩能力降低，肺活量减少。④肺循环压力升高对呼吸中枢的反射性刺激。

（2）左心衰竭致呼吸困难的临床表现：①劳力性呼吸困难：是左心衰竭最早出现的症状。呼吸困难的程度与体力负荷有关。特点为活动时呼吸困难出现或加重，休息时减轻或缓解。②夜间阵发性呼吸困难：患者熟睡1~2h发生呼吸困难。其机制为：睡眠时迷走神经兴奋性增高，心肌收缩力减低；小支气管收缩，肺泡通气减少；仰卧位肺活量减少，静脉回心血量增多，肺淤血加重；呼吸中枢敏感性降低，对肺淤血引起的轻度缺氧反应迟钝，淤血加重、缺氧明显时才刺激呼吸中枢。其表现是患者常于熟睡中突感胸闷憋气惊醒，被迫坐起，惊恐不安，伴有咳嗽，轻者数分钟至数十分钟后症状逐渐减轻、缓解，重者出现心源性哮喘（cardiac asthma）。③心源性哮喘：严重的左心功能不全时，患者高度气喘、面色青紫、大汗，呼吸有哮鸣音，咳粉红色泡沫样痰，两肺底部有较多湿啰音和哮鸣音，心率增快，有奔马律。此种呼吸困难又称"心源性哮喘"。

2. 右心衰竭所致的呼吸困难　由于体循环淤血所致。

右心衰竭的发生机制：①右心房、上腔静脉压升高，刺激压力感受器，兴奋呼吸中枢。②血氧含量低，酸性代谢产物增多，刺激呼吸中枢。③淤血、肝大、胸腔积液和腹水使呼吸运动受限，气体交换面积减少。

常见疾病为慢性肺源性心脏病、心包积液、肝硬化腹水等。

温馨提示

呼吸困难的病因、肺源性呼吸困难和心源性呼吸困难是护士执业资格考试的常见考点。

（三）中毒性呼吸困难

1. 血中酸性代谢产物增多　常见于急、慢性肾衰竭，糖尿病酮症酸中毒时。表现为呼吸深长规则，伴有鼾声，称为酸中毒大呼吸（Kussmaul 呼吸）。
2. 急性感染　由于体温升高和酸性代谢产物刺激呼吸中枢，使呼吸频率增快。
3. 药物和化学物质中毒　如吗啡类、巴比妥类、苯二氮䓬类药物和有机磷农药中毒等。由于呼吸中枢受抑制，表现为呼吸浅慢、节律异常，出现 Cheyne-Stokes 呼吸、Biot 呼吸。

（四）血源性呼吸困难

1. 重度贫血、高铁血红蛋白血症或硫化血红蛋白血症等。因红细胞携氧量减少，致呼吸加速，心率加快。
2. 大出血或休克，因缺血与血压下降，刺激呼吸中枢，呼吸加速。

（五）神经精神性呼吸困难

1. 重症颅脑疾病，如颅脑外伤、脑出血、脑炎、脑膜炎、脑脓肿及脑肿瘤等，因颅内压增高，局部血流减少，刺激呼吸中枢，使呼吸变慢变深，伴呼吸节律的异常，如双吸呼吸。
2. 精神或心理因素引起，如癔症。其特点为呼吸浅快，1min 可达 60～100 次，常因通气过度发生呼吸性碱中毒，出现口周、肢体麻木和手足抽搐。

三、护理评估要点

1. 有无引起呼吸困难相关的病史及诱因。
2. 呼吸困难的特点、严重程度及对日常生活活动的影响　临床上以完成日常生活活动情况评定呼吸困难的程度：①轻度呼吸困难：可在平地行走，登高及上楼时气急，中度或重度体力活动后出现呼吸困难。②中度呼吸困难：平地慢步行走，途中需休息，轻体力劳动即可出现呼吸困难，完成日常生活活动需要他人帮助。③重度呼吸困难：洗脸、穿衣，甚至休息时都感呼吸困难，日常生活活动完全依赖他人帮助。
3. 呼吸困难对功能健康型态有无影响　如有无语言困难、意识障碍、运动能力降低等。
4. 诊治与护理经过　着重评估患者病后是否使用氧疗，氧疗浓度、流量及疗效等。

四、相关护理诊断

1. 低效性呼吸型态　与上呼吸道梗阻有关，与心肺功能不全有关。
2. 活动无耐力　与呼吸困难有关。
3. 气体交换受损　与心肺功能不全、肺部感染等致有效呼吸面积减少、肺组织弹性减低有关。
4. 语言沟通障碍　与严重喘息有关。
5. 生活自理能力降低　与严重的呼吸困难有关。
6. 恐惧　与严重呼吸困难导致心理变化有关。

 护士执业资格考试模拟

1. 严重吸气性呼吸困难最主要的特点是（　　）
A．端坐呼吸　　　　　　　　B．鼻翼扇动　　　　　　　　C．哮鸣音
D．呼吸加深加快　　　　　　E．三凹征
2. 深长而大的呼吸见于（　　）
A．呼吸性酸中毒　　　　　　B．代谢性酸中毒　　　　　　C．呼吸性碱中毒
D．代谢性碱中毒　　　　　　E．以上都不是

3. 左心功能不全最早、最常见的症状是（ ）
   A. 三凹征　　　　B. 劳力性呼吸困难　　　　C. 端坐呼吸困难
   D. 心源性哮喘　　　　　　　　　　　　　E. 下肢水肿
4. 吸气性呼吸困难的发生机制是（ ）
   A. 大气道狭窄梗阻　　　　　B. 肺部病变广泛致呼吸面积减少
   C. 血管床减少　　　　　　　D. 上呼吸道异物刺激
   E. 肺组织弹性减弱及小支气管痉挛性狭窄
5. 某患儿突然发生吸气性呼吸困难，应首先考虑为（ ）
   A. 支气管哮喘　　　　B. 支气管肺炎　　　　C. 支气管痉挛
   D. 气胸　　　　　　　E. 气管异物

项目六　心　悸

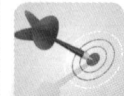

任务目标

通过本章内容的学习，学生应能：
1. 解释心悸的概念，并说出其病因、发生机制。
2. 理解并阐述心悸的临床特点。
3. 阐述心悸的护理评估要点，并列出其相关的护理诊断。

心悸（palpitation）是指患者自觉心跳不适或心慌感。心悸时心脏搏动可增强，心率可快可慢，心律可规则或不规则。

一、发生机制

心悸的发生机制目前尚未完全清楚，一般认为多与心动过速、期前收缩等所致心率与心排血量改变有关，并受心律失常出现及存在时间的长短、精神因素及注意力的影响。突然发生的心律失常，如阵发性心动过速，心悸多较明显。慢性心律失常如心房颤动，因逐渐适应可无明显心悸，焦虑、紧张及注意力集中时心悸易出现。

二、病因及临床特征

1. 心脏搏动增强

（1）生理性：①剧烈体力活动或精神激动之后；②饮酒、浓茶、咖啡后；③大量吸烟、服用麻黄素、阿托品、咖啡因、肾上腺素等药物。其特点为：持续时间短，可伴有胸闷不适，日常活动不受影响，经休息后症状可得到缓解。

（2）病理性：①风湿性二尖瓣关闭不全、主动脉瓣关闭不全，高血压性心脏病，冠状动脉粥样硬化性心脏病等致心室肥大；②贫血、高热、甲状腺功能亢进等引起心排血量增加的疾病。其特点为：持续时间长或反复发作，常伴有胸闷、气急、心前区疼痛、晕厥等不适。

2. 心律失常　①心动过速（窦性心动过速、阵发性室上性心动过速或室性心动过速）；②心动过缓（高度房室传导阻滞、窦性心动过缓、病态窦房结综合征）；③心律不齐（期前收缩、心

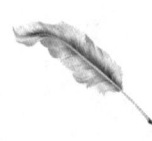

房颤动)。其特点为：其严重程度与心脏病变程度常不一致。

3．心神经症　由于自主神经功能失调，致心脏血管功能紊乱的一种临床综合征，心脏本身并无器质性病变。多见于青年女性，与精神紧张、情绪激动、焦虑、失眠等因素有关。其特点为：患者除心悸外，常有心率加快、胸闷、心前区刺痛或隐痛、呼吸不畅等症状，可伴有头昏、头痛、失眠、耳鸣、疲乏、注意力不集中、记忆力减退等神经衰弱的表现。

三、护理评估要点

1．是否有心脏活动过强、过快、过慢或不规则感觉。
2．有无反复发作。
3．有无意识改变。
4．有无诱因，如吸烟、饮酒、体位改变、体力活动、精神紧张及服用药物等。
5．有无胸痛、发热、呼吸困难、头痛、头晕、失眠等症状。

四、相关护理诊断

1．恐惧　与情绪紧张有关。
2．活动无耐力　与心悸致不适有关。
3．潜在并发症：心力衰竭。

护士执业资格考试模拟

1．患者，女，25岁，情绪激动后常感心前区不适，持续时间短，日常活动不受影响。导致其心前区不适的原因可能是（　　）
A．冠状动脉粥样硬化性心脏病　　　B．高血压性心脏病　　　C．生理性改变
D．心神经症　　　　　　　　　　　E．室性心动过速

2．心悸时，患者的主观感觉不正确的是（　　）
A．心跳加快　　　B．心搏增强　　　C．心律不规则　　　D．心跳出现漏搏
E．心脏出现杂音

项目七　发　绀

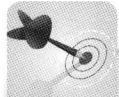
任务目标

通过本章内容的学习，学生应能：
1．解释发绀的概念，并说出其病因、发生机制。
2．理解并阐述发绀的临床特点，并能区分中心性发绀和周围性发绀。
3．阐述发绀的护理评估要点，并列出其相关的护理诊断。

发绀（cyanosis）是指血液中脱氧血红蛋白增多或异常血红蛋白衍生物增多，使皮肤、黏膜呈现青紫色的现象。发绀多发生在皮肤较薄、色素较少和毛细血管丰富的部位，如口唇、鼻尖、耳垂、颊部及指（趾）甲床等处。

一、发生机制

1. 由于血液中血红蛋白氧合不全。当毛细血管内血液的脱氧血红蛋白绝对量超过50g/L时，皮肤黏膜即可出现发绀。

2. 由于血液中异常血红蛋白衍生物增多，使部分血红蛋白丧失携氧能力，出现发绀。如高铁血红蛋白超过30g/L或硫化血红蛋白超过5g/L，即可发生发绀。

注意：发绀是缺氧的一种表现，但缺氧不一定都表现出发绀。也就是说，发绀并不能确切反映动脉血氧下降情况，如重度贫血（Hb < 60g/L），即使有严重缺氧，甚至血红蛋白都处于还原状态，也不出现发绀。

二、病因及临床分类

（一）血液中脱氧血红蛋白增多

1. **中心性发绀** 由于心、肺疾病致动脉血氧饱和度降低所致。

（1）特点：全身性发绀（除四肢、颜面外），可见于舌、口腔黏膜、躯干皮肤，且发绀的皮肤温暖，局部加温后发绀不消失。

（2）原因：由心、肺疾病引起动脉血氧饱和度降低所致。

1）因呼吸系统疾病所引起的发绀称肺性发绀，常见于呼吸道阻塞、重症肺炎、肺淤血、肺水肿、肺气肿、肺纤维化、大量胸腔积液、自发性气胸等。由于呼吸系统疾病致肺通气、换气功能或弥散功能障碍，使氧不能进入或不能进行气体交换，血中脱氧血红蛋白增多而发绀。

2）因心血管疾病所引起的发绀称心性发绀，常见于心力衰竭和先天性心脏病，如法洛四联症。前者因肺内气体交换障碍；后者因心脏与大血管间有异常通道，部分静脉血未经肺部氧合即经异常通道分流入体循环动脉中，当分流量超过心排血量的1/3时，即可发生发绀。

2. **周围性发绀** 由于周围循环血流障碍所致。

（1）特点：发绀常出现在肢体下垂部位及周围部位，如肢端、耳垂、鼻尖及颜面，发绀部位皮肤是冰冷的，若经按摩或局部加温，发绀可消失。

（2）原因

1）瘀血性周围性发绀：由于体循环淤血，周围循环缓慢，组织耗氧量增加，使脱氧血红蛋白增多所致。如右心衰竭、缩窄性心包炎等。

2）缺血性周围性发绀：由于循环血量不足、心排血量减少、血流减慢，致周围组织缺血、缺氧，出现发绀。如严重休克、闭塞性脉管炎、雷诺病等。

3）周围毛细血管收缩：最常见于寒冷季节。

3. **混合性发绀** 中心性与周围性发绀并存，可见于心功能不全，因血液在肺内氧合不足及周围血流缓慢、毛细血管内脱氧过多所致。

（二）异常血红蛋白血衍化物增多

1. **高铁血红蛋白症** 多为药物或化学物质中毒所致，特别是亚硝酸盐、磺胺类药物中毒，或进食大量含有亚硝酸盐的变质蔬菜（为肠源性发绀），可使血红蛋白分子中的二价铁被三价铁所取代，而失去与氧结合的能力。血中高铁血红蛋白量达30g/L即可出现发绀。

发绀的特点：急骤出现、病情严重、氧疗无效，若静脉注射亚甲蓝溶液或大量维生素C，发绀可消退。

2. **硫化血红蛋白血症** 有致高铁血红蛋白血症的化学物质存在，同时有便秘或服用含硫药

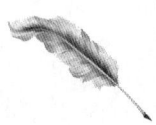

物者，可在肠内形成大量硫化氢，作用于血红蛋白产生硫化血红蛋白。当血中硫化血红蛋白量达5g/L 即可出现发绀，临床上比较少见。

发绀的特点：发绀持续时间长，血液呈蓝褐色，即使把患者血液与空气充分接触，仍然不变为鲜红色。

三、护理评估要点

1. 发绀的情况　发生的年龄、起病时间、可能的诱因、出现的缓急。
2. 发绀的特点　是全身性或是局部性；发绀部位皮肤的温度，经按压或加温后发绀能否消退；发绀是否伴有呼吸困难。
3. 有无相关病史　有无心脏病史，呼吸系统疾病等。
4. 伴随症状　有无伴呼吸困难、杵状指（趾）、意识障碍等。

四、相关护理诊断

1. 活动无耐力　与心肺功能不全致机体缺氧有关。
2. 低效性呼吸型态　与呼吸系统疾病致肺泡通气、换气、弥散功能障碍有关。
3. 气体交换受损　与心肺功能不全致肺淤血有关。

护士执业资格考试模拟

1. 当毛细血管内还原血红蛋白绝对含量超过多少时，皮肤黏膜可出现发绀（　　）
   A．100g/L　　　B．75g/L　　　C．50g/L　　　D．45g/L　　　E．30g/L
2. 中心性发绀的特点是（　　）
   A．皮肤冰冷　　　B．加温发绀可消失　　　C．常出现在肢端、颜面
   D．急骤出现　　　E．发绀部皮肤温暖
3. 下列哪种疾病出现的发绀不是肺性发绀（　　）
   A．阻塞性肺气肿　　B．气胸　　C．肺水肿
   D．弥漫性肺间质纤维化　　E．严重休克
4. 临床上最易观察发绀的部位是（　　）
   A．手掌皮肤　　　B．口唇　　　C．睑结膜　　　D．胸部皮肤　　　E．大腿内侧

项目八　水　肿

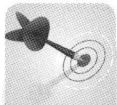
任务目标

通过本章内容的学习，学生应能：
1. 解释水肿的概念，并说出其病因、发生机制。
2. 理解并阐述全身性水肿和局限性水肿的临床特点，并能区分心源性水肿和肾性水肿。
3. 阐述水肿的护理评估要点，并列出其相关的护理诊断。

水肿（edema）是人体组织间隙液体聚集增多的现象，分为全身性和局限性两类。

一、水肿产生的机制

1. 水钠潴留　如继发性醛固酮增多症等。
2. 毛细血管滤过压升高　如右心功能不全等。
3. 毛细血管通透性增高　如急性肾炎等。
4. 血浆胶体渗透压降低　如慢性肾炎、肾病综合征等。
5. 淋巴回流受阻　如丝虫病、血栓性静脉炎等。

二、病因及护理要点

（一）全身性水肿

全身性水肿为凹陷性、非炎症性水肿。常见有：

1. 心源性水肿　常见于右心功能不全。其特点为：水肿首先出现在身体下垂部位（如非卧床患者首先出现在下肢，尤其是踝部；卧床患者首先出现在腰骶部），常伴颈静脉怒张、肝大、静脉压升高等体循环淤血表现，重者可发生全身水肿合并胸腔积液、腹水。
2. 肾性水肿　常见于各种肾炎、肾病。其特点为：初为晨起颜面、眼睑水肿，伴高血压、蛋白尿、血尿等（表3-1-2）。

表3-1-2　心源性水肿与肾性水肿的鉴别

鉴别要点	肾性水肿	心源性水肿
开始部位	从颜面眼睑开始，延及全身	从足部开始，向上延及全身
发展速度	快	慢
水肿性质	软而移动性大	坚实，移动性小
伴随症状	高血压、蛋白尿、血尿、管型尿和眼底的改变等	心脏增大、心脏杂音、肝大、颈静脉怒张、静脉压高等

3. 肝源性水肿　常见于肝硬化失代偿期。其特点为：水肿以腹水为主要表现，也可先出现在踝部，以后逐渐向上蔓延，严重时可伴有腹水，但头面部及上肢多无水肿。
4. 营养不良性水肿　见于慢性消耗性疾病、长期营养不良、蛋白质丢失等致低蛋白血症。其特点为：水肿先于消瘦、体重减轻出现，重者可出现胸腔积液、腹水。
5. 黏液性水肿　见于甲状腺功能减退症。其特点为：常在颜面、眼睑及下肢出现非凹陷性水肿，伴皮肤干燥、毛发脱落等。
6. 其他

（1）特发性水肿：常出现于身体下垂部位。因站立过久或行走过多所致，多见于女性。其特点为：水肿与体位明显有关，主要出现在身体下垂部位，于直立或劳累后出现，休息后减轻或消失。

（2）经前期紧张综合征：其特点多于经前7～14天出现眼睑、踝部、手部轻度水肿，行经后水肿逐渐消退。

（3）药物性水肿：见于肾上腺糖皮质激素、雄激素、雌激素、胰岛素等应用过程中，一般认为与水钠潴留有关。

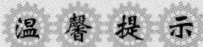

温馨提示

心源性水肿、肾性水肿是护士执业资格考试的常见考点。

（二）局限性水肿

局限性水肿常因感染、外伤、静脉回流、淋巴回流受阻所致，常见有：

1．局部炎症　患部皮肤出现红、肿、热、痛等。

2．静脉回流受阻　如上腔静脉阻塞综合征、血栓性静脉炎等，患部除水肿外，还有局部发绀。

3．淋巴回流受阻　如丝虫病引起双下肢非凹陷性水肿，患者皮肤硬而粗糙。

4．血管神经性水肿　常因药物、食物过敏所致。表现为突发硬而有弹性的局部水肿，皮肤苍白、有木胀感。多见于唇、面、舌等处，往往有药物、食物等过敏史。

三、相关护理诊断

1．体液过多　与右心衰竭有关，与肾脏疾病有关。

2．活动无耐力　与胸腹腔积液致呼吸困难有关，与右心衰竭有关。

3．有皮肤完整性受损的危险　与水肿致组织细胞营养不良有关。

4．潜在并发症：急性肺水肿。

护士执业资格考试模拟

1．下列对心源性水肿的描述不正确的是（　　）

　A．常见于右心功能不全　　　　　B．水肿最先出现在足、踝关节

　C．常伴颈静脉怒张　　　　　　　D．水肿最先出现在颜面部　　　E．多有肝大

2．下列哪种疾病可引起局部水肿（　　）

　A．肝硬化　　　　B．丝虫病　　　　C．右心衰竭

　D．营养不良　　　E．肾病综合征

3．患者，男性，50岁。肝硬化病史5年，因腹胀、双下肢水肿入院。该患者目前最主要的护理问题是（　　）

　A．体温过高　　　B．恐惧　　　　　C．活动无耐力

　D．体液过多　　　E．有受伤的危险

4．肾源性水肿的特点是（　　）

　A．伴颈静脉怒张　　　　　　　　B．伴低蛋白血症

　C．首先出现在身体下垂部位　　　D．先消瘦，后水肿　　　　　　E．伴肝大

项目九 皮肤黏膜出血

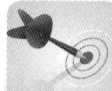

任务目标

通过本章内容的学习，学生应能：
1. 解释皮肤黏膜出血的概念，并说出其病因、发生机制。
2. 理解并阐述瘀点、紫癜、瘀斑、血肿的临床特点，并能区分皮肤红色斑点。
3. 阐述皮肤黏膜出血的护理评估要点，并列出其相关的护理诊断。

皮肤黏膜出血（mucocutaneous hemorrhage）是因机体止血或凝血功能障碍引起皮肤黏膜下自发性或轻微损伤后出血。按出血面积大小不同，可分为瘀点、紫癜、瘀斑和血肿。

一、病因及发生机制

皮肤黏膜出血与血管壁功能异常、血小板的数量或质量、凝血功能障碍有关。

1. **血管壁功能异常**　正常情况下，毛细血管损伤后通过血管平滑肌反射性收缩使血流变得很慢，以利初期止血。随后，血小板释放血管收缩素等血清素，使毛细血管较持久收缩，发挥止血作用。当毛细血管壁存在先天缺陷或受损不能正常收缩时，即可发生皮肤黏膜出血。常见于过敏性紫癜、单纯性过敏、遗传性毛细血管扩张症、维生素C或维生素PP缺乏、尿毒症等。

2. **血小板异常**　血管破损后，血小板相互黏附、聚集于损伤处，形成白色血栓堵塞伤口。血小板膜磷脂在磷脂酶作用下释放花生四烯酸，随后转化为血栓烷，进一步促进血小板聚集，并有强烈的缩血管作用，促使局部止血。血小板数量或功能异常时，均可引起皮肤黏膜出血。常见于：①血小板减少：包括再生障碍性贫血、白血病、特发性血小板减少性紫癜、弥散性血管内凝血、感染、药物抑制等所致血小板减少；②血小板增多：包括原发性血小板增多症以及继发于慢性粒细胞白血病、脾切除、感染、创伤后的血小板增多症；③血小板功能异常：包括血小板无力症以及药物或尿毒症等所致的血小板功能异常。

3. **凝血功能异常**　血管损伤后，通过内源性和外源性凝血途径启动凝血过程，经一系列血浆凝血因子酶解激活的连锁反应，最终形成纤维蛋白凝块。任何一个凝血因子缺乏或功能不足均可引起凝血障碍，导致皮肤黏膜出血。常见病因有：①先天性凝血功能障碍：如血友病、凝血酶原缺乏症；②继发性凝血功能障碍：如维生素K缺乏、严重肝病、尿毒症等；③循环血液中抗凝物质增多或纤溶亢进：如抗凝药物治疗过量、弥散性血管内凝血所致的继发性纤溶亢进等。

二、临床表现

皮肤黏膜出血表现为皮肤黏膜出现红色斑点，除血肿外，通常不高出皮面，压之不退色。按出血面积大小不同，可分为瘀点（直径小于2mm）、紫癜（直径3～5mm）、瘀斑（直径5mm以上）和血肿（片状出血伴皮肤显著隆起）。其中，口腔和舌黏膜出血又称血疱，鼻黏膜出血又称鼻衄。

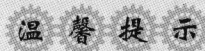

> 皮肤黏膜出血与充血性皮疹鉴别是护士执业资格考试的常见考点。

三、护理评估要点

1．有无与皮肤黏膜出血相关的病史、诱因。如服药史、放射物质接触史等。
2．出血的特点，如出血的时间、部位、缓急等。
3．伴随症状，有无鼻出血、牙龈出血、呕血、咯血、头昏、眼花、腹痛、骨关节痛等。
4．有无焦虑、恐惧等心理改变。

四、相关护理诊断

1．有出血的危险　与血小板减少或功能异常、凝血因子缺乏、血管壁异常有关。
2．恐惧　与出血量大或反复出血有关。
3．活动无耐力　与大量出血或反复出血致贫血引起全身组织缺氧有关。
4．潜在并发症：休克。

1．紫癜与充血性皮疹的鉴别要点是（　　）
　A．直径大小　　B．压之是否退色　　C．颜色程度　　D．皮肤隆起程度　　E．部位
2．患者，女性，23岁。因月经过多，皮肤黏膜多处瘀点而入院治疗，该患者出血点的直径大小是（　　）
　A．＜2mm　　B．3～5mm　　C．5～8mm　　D．8～10mm　　E．＞10mm

项目十　黄　疸

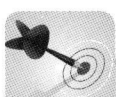

通过本章内容的学习，学生应能：
1．解释黄疸的概念，并说出其病因、发生机制。
2．理解并阐述黄疸的临床表现，并能列表比较三种黄疸。
3．阐述黄疸的护理评估要点，并列出其相关的护理诊断。

黄疸（jaundice）是由于胆红素代谢障碍致血中胆红素增多，渗入组织，尤其是巩膜、黏膜、皮肤等呈黄染的现象。如只有血清胆红素增多超过正常，肉眼未见黄染者称为隐性黄疸。正常人血中总胆红素为 1.7～17.1μmol/L，如超过 34.2μmol/L，即可出现黄疸。

一、黄疸的分类

1. 按病因　溶血性黄疸、肝细胞性黄疸、胆汁淤积性黄疸。
2. 按胆红素的性质　结合性黄疸、非结合性黄疸。
3. 按解剖部位　肝前性黄疸、肝性黄疸、肝后性黄疸。

二、病因及发生机制

1. **正常胆红素代谢**　体内胆红素 80%～85% 来自衰老死亡的血红蛋白，15%～20% 来自非红细胞生成系统（肌红蛋白、细胞色素酶、过氧化物酶等）。循环血液中衰老的红细胞经单核-巨噬细胞系统破坏，产生游离胆红素或非结合胆红素（unconjugated bilirubin，UCB）。非结合胆红素因不溶于水，不能从肾小球滤出，故尿液中不出现非结合胆红素。当非结合胆红素经血液循环至肝时，被肝细胞摄取，经葡萄糖醛酸转移酶的作用，与葡萄糖醛酸结合，形成结合胆红素（conjugated bilirubin，CB）。结合胆红素为水溶性，可通过肾小球滤过从尿中排出。结合胆红素随胆汁排入肠道，经肠内细菌的脱氢作用还原为尿胆原。大部分尿胆原在肠道内进一步氧化为尿氮素从粪便中排出，称粪胆素。小部分尿胆原在肠道内被重吸收，经门静脉回到肝，其中大部分再转变为结合胆红素，又随胆汁排入肠道，形成"胆红素的肠肝循环"。被吸收回肝的小部分尿胆原经体循环由肾排出体外（图 3-1-9）。

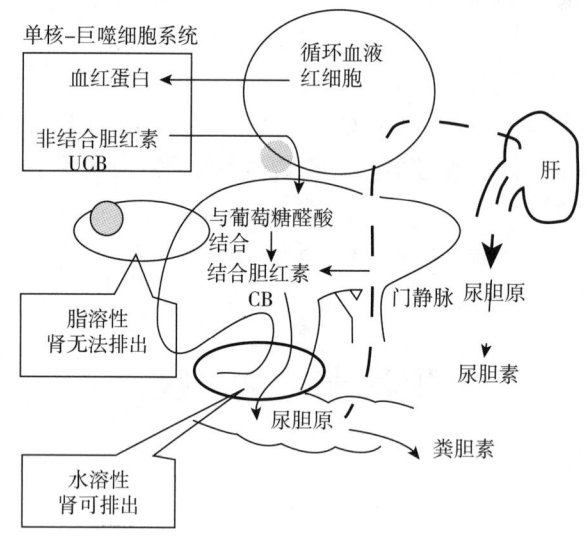

图 3-1-9　正常胆红素代谢

2. **溶血性黄疸**　由于红细胞破坏过多，形成大量的非结合胆红素，超过肝细胞摄取、结合和排泄能力，加之大量红细胞破坏所致的贫血、缺氧和红细胞破坏产物的毒性作用，降低了肝细胞对胆红素的代谢能力，使得非结合胆红素在血中滞留，出现黄疸（图 3-1-10）。见于：①先天性溶血性贫血：如海洋性贫血、遗传性球形红细胞增多症等；②后天性获得性免疫性溶血性贫血：如自身免疫性溶血性贫血、新生儿溶血、不同血型输血后的溶血、蚕豆病、阵发性睡眠性血红蛋白尿等。

3. 肝细胞性黄疸　由于肝细胞的损伤使其对胆红素的摄取、结合及排泄功能降低，导致血中非结合胆红素增加。同时，未受损的肝细胞仍能将非结合胆红素转化为结合胆红素，使结合胆红素经已损害或坏死的肝细胞返流入血中，或因肝细胞肿胀、汇管区渗出性病变与水肿以及小胆管内的胆栓形成使胆汁排出受阻返流入血液，致血中结合胆红素也增加出现黄疸（图3-1-11）。常见病因有：病毒性肝炎、肝硬化、中毒性肝炎、钩端螺旋体病、败血症等。

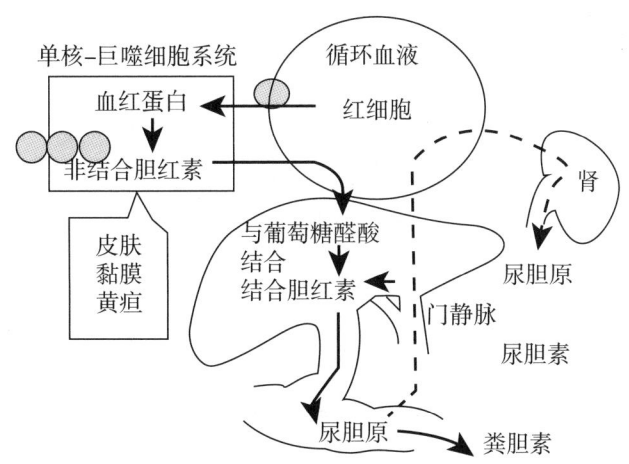

图 3-1-10　溶血性黄疸

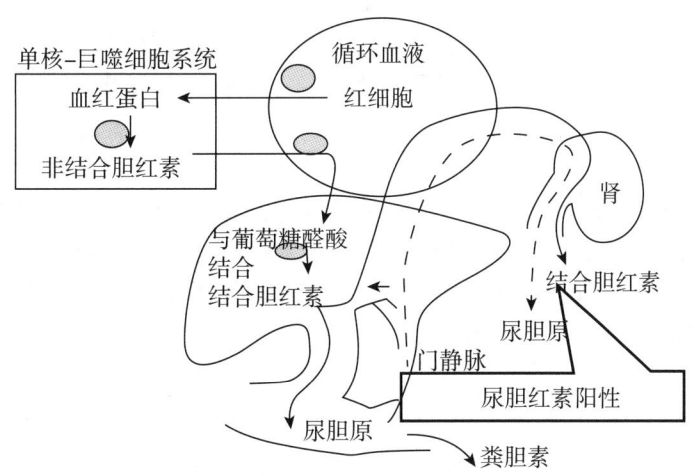

图 3-1-11　肝细胞性黄疸

4. 胆汁淤积性黄疸　胆汁淤积性黄疸是由于各种原因引起胆道阻塞，使阻塞上方胆管内压力增高、胆管扩张，最终导致小胆管与毛细胆管破裂，胆汁中的胆红素返流入血，使血中结合胆红素升高而引起黄疸（图3-1-12）。常见于：①肝内性胆汁淤积：如肝内泥沙样结石、原发性胆汁性肝硬化等；②肝外性胆汁淤积：如胆总管结石、狭窄、炎性水肿、肿瘤及蛔虫等阻塞引起。

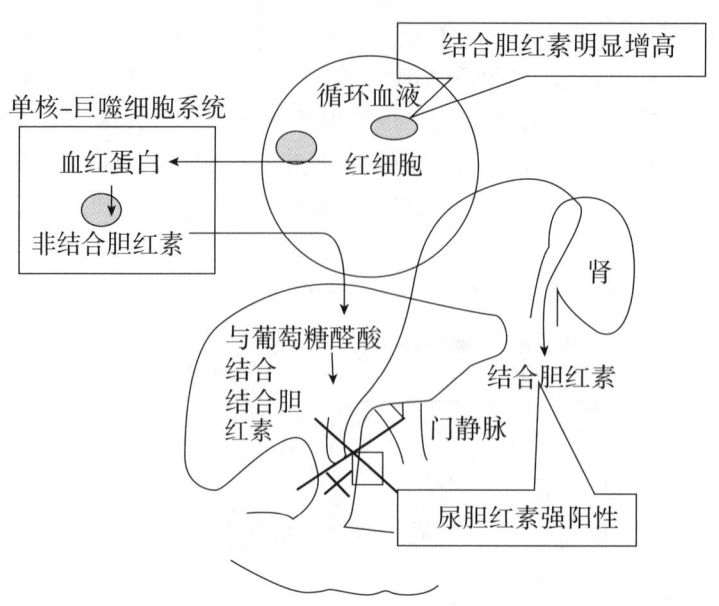

图 3-1-12 胆汁淤积性黄疸

三、临床表现

1. **溶血性黄疸** 一般黄疸轻微，呈浅柠檬黄色，不伴皮肤瘙痒，粪便颜色加深。如急性溶血时可有寒战、高热、头痛、呕吐、四肢酸痛，并有明显贫血和血红蛋白尿（呈酱油色或浓茶色），严重者可有急性肾衰竭。慢性溶血以贫血、黄疸和脾大为主要表现。溶血性黄疸者血中总胆红素增加，以非结合胆红素增高为主，结合胆红素基本正常，尿结合胆红素定性试验阴性。

2. **肝细胞性黄疸** 皮肤、黏膜呈浅黄至深黄色，可有皮肤瘙痒，常伴乏力、厌食、厌油、恶心、肝区不适或疼痛等症状，重者可有出血倾向。肝细胞性黄疸者血中结合胆红素和非结合胆红素均增加，尿结合胆红素定性试验阳性。

3. **胆汁淤积性黄疸** 黄疸多较重，皮肤呈暗黄色，完全梗阻者可为黄绿或绿褐色，伴皮肤瘙痒，尿色加深如浓茶，粪便颜色变浅，完全梗阻者呈白陶土样。因胆汁淤积致脂溶性维生素 K 吸收障碍，常有出血倾向。胆汁淤积性黄疸者血中总胆红素增加，以结合胆红素增高为主，尿结合胆红素定性试验阳性，尿胆原和粪胆素减少或缺如。

> **温馨提示**
>
> 黄疸的临床表现是护士执业资格考试的常见考点。

四、护理评估要点

1. **确定是否是黄疸** 如食入过多的胡萝卜、南瓜、橘子等，可致血中胡萝卜素增加而引起黄疸，但以手掌、足底、前额及鼻部明显，一般无巩膜及口腔黏膜发黄；中年以后，在内眦部出现黄色斑块，成不均匀分布。

2. **黄疸的特点** 注意黄疸的缓急，皮肤黏膜、巩膜及尿、粪颜色改变，有无皮肤瘙痒等。

3. **相关病史** 有无溶血性疾病、肝病、胆道疾病等，有无长期酗酒或用某些化学药物等。

4. **伴随症状** 黄疸伴寒战、高热、头痛、腰痛、酱油色尿多见于急性溶血，黄疸伴食欲减

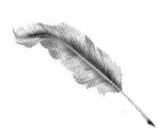

退、消瘦、蜘蛛痣、肝掌、腹水、脾大等应考虑肝硬化，黄疸伴右上腹剧痛多见于胆结石或胆道蛔虫症。

5．身心反应　有无恶心呕吐、腹胀、腹痛、厌食等消化道症状，急性溶血时有无发热、寒战等症状，严重瘙痒有无影响睡眠，严重时有无焦虑、恐惧等。

五、相关护理诊断

1．自我形象紊乱　与黄疸致外形改变有关。
2．皮肤瘙痒　与胆汁淤积有关。
3．有皮肤完整性受损的危险　与胆汁淤积致皮肤瘙痒有关。
4．焦虑　与皮肤严重黄染有关。

护士执业资格考试模拟

1．引起肝细胞性黄疸最常见的原因为（　　）
A．胆管结石　　　　B．胆道蛔虫病　　　C．毛细胆管型病毒性肝炎
D．原发性胆汁性肝硬化　　　　　　　　E．病毒性肝炎
2．患者，女，32岁，因全身黄染，粪便呈白陶土色而就诊，应考虑为（　　）
A．溶血性黄疸　　　　　　B．肝细胞性黄疸　　　　C．先天性黄疸
D．阻塞性黄疸　　　　　　E．生理性黄疸
3．黄疸最好发的部位是（　　）
A．腹部皮肤　　　B．眼结膜　　　C．手掌　　　D．巩膜　　　E．颜面部

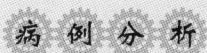

患儿，7岁，进食新鲜蚕豆后出现寒战、高热、头痛、呕吐、全身酸痛，排酱油色尿液，皮肤黄染，血清总胆红素升高，非结合胆红素升高，结合胆红素正常。
问：1．该患儿的黄疸属于哪种类型？
　　2．对该患儿进行护理评估时应注意哪些问题？

项目十一　恶心与呕吐

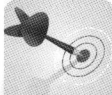
任务目标

通过本章内容的学习，学生应能：
1．解释恶心、呕吐的概念，并说出其病因、发生机制。
2．理解并阐述恶心、呕吐的临床表现，并能比较胃源性呕吐与中枢性呕吐。
3．阐述恶心、呕吐的护理评估要点，并列出其相关的护理诊断。

恶心与呕吐（nausea and vomiting）是临床常见的一组症状。恶心为上腹不适，紧迫欲吐的感觉，并伴有迷走神经兴奋症状，如皮肤苍白、出汗、流涎、血压降低及心动过缓等，常为呕吐的前奏，但也可单独出现。

呕吐是将胃内容物或一部分小肠内容物，通过食管逆流入口腔急速排出的过程。频繁的呕吐可引起水电解质紊乱、营养不良。

一、发生机制

呕吐为一个复杂的反射动作，由机体的呕吐中枢支配。呕吐中枢位于延髓，包括神经反射中枢和化学感受器触发带两个功能不同的部位。神经反射中枢接受来自消化道、大脑皮质、内耳前庭、冠状动脉及化学感受器触发带的传入冲动，直接支配呕吐动作；化学感受器触发带接受各种外来的化学物质、药物或内生代谢产物的刺激，并由此发出神经冲动，传至神经反射中枢引发呕吐。

整个呕吐过程可分为恶心、干呕和呕吐三个过程。恶心时胃张力和蠕动减弱，十二指肠张力增强，可伴或不伴十二指肠液反流；干呕时胃窦部短暂收缩而胃上部放松；呕吐时胃窦部持续收缩，贲门开放，腹肌与膈肌收缩，腹压升高，迫使胃内容物急速从胃反流，经食管、口腔排出体外。

二、病因

引起恶心与呕吐的病因很多，按发病机制可分为：

（一）反射性呕吐

反射性呕吐是指来自内脏末梢神经的冲动，经自主神经传入纤维刺激呕吐中枢引起的呕吐。

1．消化系疾病

（1）口咽部受刺激：如吸烟、剧咳、鼻咽炎等。

（2）胃十二指肠疾病：如急慢性胃肠炎、消化性溃疡、急性胃扩张、幽门梗阻等。

（3）肠道疾病：如急性阑尾炎、肠梗阻、急性出血性坏死性肠炎、腹型紫癜等。

（4）肝、胆、胰疾病：如急性肝炎、肝硬化、急性胆囊炎、急性胰腺炎等。

（5）腹膜及肠系膜疾病：如急性腹膜炎等。

2．循环系疾病　如急性心肌梗死、心力衰竭等。

3．泌尿生殖系疾病　如输尿管结石、急性肾盂肾炎、急性盆腔炎、异位妊娠破裂等。

4．眼部疾病　青光眼、屈光不正等。

5．急性传染病　如流行性出血热、钩体病、重症肝炎等。

（二）中枢性呕吐

中枢性呕吐是指来自中枢神经系统或化学感受器的冲动，刺激呕吐中枢引起的呕吐。

1．中枢神经系统疾病

（1）颅内感染：如脑炎、脑膜炎等。

（2）脑血管疾病：如脑出血、脑栓塞、脑血栓形成、高血压脑病等。

（3）颅脑损伤：如脑挫裂伤、颅内血肿等。

（4）颅内占位性病变：如脑肿瘤等。

2．药物因素　如应用抗生素、抗癌药、洋地黄、吗啡等所致。

3．中毒因素　如乙醇、重金属、一氧化碳、有机磷农药、灭鼠药等中毒所致。

（三）前庭功能障碍性呕吐

如梅尼埃病（Meniere 病）、迷路炎、晕动病等。

（四）神经性呕吐

如胃肠神经症、癔症、神经性厌食等。

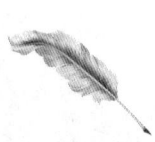

三、临床表现

1. 呕吐的时间　育龄妇女晨起呕吐见于早孕，也可见于尿毒症、慢性酒精中毒或功能性消化不良、鼻窦炎；晚上或夜间呕吐见于幽门梗阻；不洁饮食后呕吐常见于急性胃炎、食物中毒等。

2. 呕吐的特点

(1) 胃源性呕吐：常与进食有关，伴恶心，吐后有轻松感，可暂缓解。

(2) 中枢性呕吐：无恶心，呈喷射状呕吐，呕后不感轻松，常伴剧烈头痛和不同程度的意识障碍。

(3) 前庭功能障碍性呕吐：与头部位置改变有关，常伴眩晕、眼球震颤及恶心、血压下降、出汗、心悸等自主神经功能失调的症状。

(4) 精神性呕吐：恶心很轻或缺如。

3. 呕吐与进食的关系　①进餐中或餐后即刻呕吐，可能为幽门管溃疡或精神性呕吐。②餐后 1h 以上呕吐称延迟性呕吐，提示胃张力下降或胃排空延迟。③餐后 6h 以上或数餐后呕吐，见于幽门梗阻。④餐后近期呕吐，集体发病者，多由食物中毒所致。

4. 呕吐物的性质　带发酵、腐败气味提示胃潴留；带粪臭味提示低位小肠梗阻；不含胆汁，梗阻多在十二指肠乳头以上，含多量胆汁则在此平面以下；含有大量酸性液体多有胃泌素瘤，无酸味者可能为贲门狭窄或贲门失弛缓；上消化道出血常呈咖啡样呕吐物。

五、护理评估要点

1. 呕吐的方式　多数是先有恶心，然后吐出胃内容物；神经症呕吐多无恶心；颅内高压的呕吐呈喷射性。

2. 呕吐的诱因　胃肠源性呕吐常与进食有关，食物中毒有进食不洁史，神经症多因看到或进食而起，晕动病与乘车、乘船有关。

3. 伴随症状　呕吐伴剧烈头痛、意识障碍，常见于中枢神经系统疾病；呕吐伴右上腹疼痛及发热、寒战、黄疸，应考虑胆囊炎或胆石症；呕吐伴腹痛、腹泻，多见于急性胃肠炎或食物中毒；伴眩晕、眼球震颤，见于前庭器官疾病。

4. 身体状况　呕吐有无脱水、电解质紊乱、营养失调等。

六、相关护理诊断

1. 舒适的改变：恶心/呕吐　与急性胃炎（急性肝炎）等有关。
2. 营养失调：低于机体需要量　与长期呕吐、摄入不足有关。
3. 有体液不足的危险　与呕吐致体液丢失过多有关。
4. 潜在并发症：窒息。

护士执业资格考试模拟

1. 患者，女，25 岁，已婚，晨起呕吐伴停经应注意（　　）
   A. 盆腔炎　　　　B. 早孕　　　　C. 慢性肝炎　　　D. 肾结石　　　E. 肠梗阻

2. 呕吐伴眩晕、眼球震颤，应考虑为（　　）
   A. 急性胃肠炎　　B. 前庭器官疾病　C. 脑炎　　　　　D. 尿毒症　　　E. 脑出血

3. 下列不支持中枢性呕吐的说法是（　　）
   A. 多与进食有关　B. 多无恶心　　　C. 常为喷射状呕吐
   D. 吐后不轻松　　E. 多与颅内压升高有关

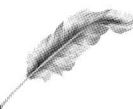

4. 患者，女，42岁，反复吐酸臭味宿食，该患者可能是（ ）
   A．妊娠　　　　B．肠梗阻　　　　C．幽门梗阻　　　　D．Meniere病　　　　E．神经症
5. 急性胃炎时，引起呕吐的病因为（ ）
   A．反射性呕吐　　　　　　　　B．喷射性呕吐　　　　C．中枢性呕吐
   D．前庭障碍性呕吐　　　　　　E．神经性呕吐

项目十二　呕血与便血

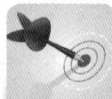

任务目标

通过本章内容的学习，学生应能：
1. 解释呕血、便血的概念，并说出其病因、发生机制。
2. 理解并阐述呕血、便血的临床表现。
3. 阐述呕血、便血的护理评估要点，并列出其相关的护理诊断。

一、呕血

凡是上消化道（指屈氏韧带以上的消化器官，包括食管、胃、十二指肠、肝、胆和胰管）出血，经口腔呕出者称为呕血（hematemesis）。呕血的颜色取决于出血的量及血液在胃内停留的时间长短。出血量多、在胃内停留时间较短，则血呈鲜红色或暗红色；出血量少、在胃内停留时间较长，则血液呈咖啡色或黑褐色。

（一）病因

1. **食道疾病**　如食管炎、食道癌、胃底、食管静脉曲张破裂。
2. **胃及十二肠疾病**　最常见于消化性溃疡，其次为急性胃黏膜病变、慢性胃炎、胃癌、胃黏膜脱垂等。
3. **肝、胆、胰腺疾病**　肝病中肝硬化所致胃底、食管静脉曲张破裂出血最为常见，其次见于胰头癌、胆石症等所致的胆道出血。
4. **血液系统疾病**　再生障碍性贫血、白血病、血友病、过敏性紫癜等。
5. **急性传染病**　流行性出血热、钩体病、重症肝炎等。
6. **其他**　如重症肺性脑病、脑出血、重症尿毒症等。

呕血的病因虽多，但引起呕血最常见的三大原因是：①消化性溃疡；②食管、胃底静脉曲张破裂出血；③急性胃黏膜病变。以消化性溃疡最常见。

（二）临床表现

1. **呕血及黑便**　是上消化道出血最直接的证据。呕血前可有上腹不适和恶心，而后呕吐出血性胃内容物。其颜色与出血的部位、出血量的多少以及在胃内停留时间的长短有关。位于食管、出血量多、在胃内停留时间短的出血呈鲜红色或混有凝血块，或呈暗红色；当出血在胃内停留时间长或量较少时，则因血红蛋白与胃酸作用形成酸化正铁血红蛋白，呕吐物可呈咖啡渣样或棕褐色。呕血的同时因部分血液经肠道排出体外，可形成黑便（melena）或便血。

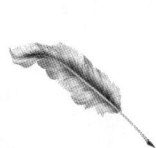

2．急性周围循环衰竭　当上消化道出血量占血容量的10%以下时，患者一般无明显临床表现；当出血量占血容量的10%～20%（＜500ml）时，除头晕、畏寒外，多无血压、脉搏等变化；当出血量占血容量的20%以上（500～1000ml），则有冷汗、心悸、脉搏增快、四肢湿冷等急性失血症状。若出血量占血容量30%以上（＞1500ml），则出现面色苍白、心率加快、脉搏微弱、血压下降、呼吸急促等急性周围循环衰竭的表现。

3．发热　出血后，多数患者可有低热，一般体温不超过38.5℃，持续3～5天。

4．氮质血症　血红蛋白被肠菌分解吸收，导致尿素氮升高。

5．血象改变　早期多不明显。随组织液回渗及输液等，血液稀释，血红蛋白和红细胞可降低，出现贫血。

（三）护理评估要点

1．是否是上消化道出血　口鼻咽喉等部位出血及咯血可从口腔吐出血液，也可因吞咽后再出现呕血或黑便；此外，黑便应问清楚有无进食动物血、肝，服用铁剂、铋剂等。

2．出血量的判断　呕血提示胃内积血量达250～300ml，黑便提示出血量在50～70ml以上，隐血试验阳性提示每日出血量达5ml以上。对失血量的估计，临床上常采用改变体位测量心率、血压来估计，如由平卧位改为半卧位后，出现心率增快10次/分以上，血压下降15～20mmHg以上，伴有头晕、出汗甚至晕厥，则提示出血量大，血容量不足。

3．出血部位　一般幽门以上部位出血既有呕血又有黑便，幽门以下部位出血只有黑便。

4．出血是否停止　出血停止后，3天后患者的大便颜色恢复正常。如有下列征象提示继续或再出血：①反复呕咖啡样或暗红色血液；②黑便次数增加伴肠鸣音亢进；③经补足血容量，休克未见好转或血压不稳定；④血液红细胞数、血红蛋白的量、红细胞比容继续下降，网织红细胞数增加。

5．有无病因或诱因　如出血前有无酗酒、进食粗糙或刺激性食物、精神紧张等诱因存在。

6．心理反应　有无紧张不安、焦虑、恐惧等。

> **温馨提示**
>
> 呕血的病因、临床表现、护理评估要点是护士执业资格考试的常见考点。

（四）相关护理诊断

1．组织灌注量改变　与上消化道出血致血容量减少有关。

2．恐惧　与呕血、黑便有关。

3．活动无耐力　与呕血、黑便致贫血有关。

4．知识缺乏　缺乏有关出血病因及防治知识。

5．潜在并发症：休克，急性肾衰竭。

二、便血

消化道出血时，血从肛门排出，血呈鲜红、暗红或柏油样，或粪便带血，均称为便血。便血一般提示有下消化道出血，消化道出血量在60ml以上时即可出现黑便。少量出血（少于20ml）不会造成粪便颜色改变，须经隐血试验才能确定者，称隐血便。隐血试验阳性提示消化道出血量大于5ml。

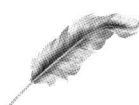

（一）病因

1. 上消化道疾病　引起呕血的原因都可致便血。
2. 下消化道疾病
（1）小肠疾病：肠结核、肠伤寒、急性出血性坏死性肠炎、小肠肿瘤等。
（2）结肠疾病：急性细菌性痢疾、阿米巴痢疾、结肠癌、结肠息肉、溃疡性结肠炎等。
（3）直肠、肛管疾病：直肠癌、直肠息肉、痔疮、肛裂、肛瘘、肛管损伤等。
3. 全身性疾病　白血病、血小板减少性紫癜、血友病、肝病、流行性出血热、败血症等。

（二）临床表现

1. 便血颜色可因出血部位、出血量多少、血液在肠腔内停留时间的长短而异。
2. 出血部位越低，出血量越多，排出越快，则呈鲜红色便。
（1）鲜红色不与粪便混合，仅黏附于粪便表面或于排便后有鲜血滴出或喷射出者，提示为肛门或肛管疾病出血，如痔、肛裂或直肠肿瘤引起的出血。
（2）上消化道或小肠出血并在肠内停留时间较长，则因红细胞破坏后，血红蛋白在肠道内与硫化物结合形成硫化亚铁，使粪便呈黑色，由于附有黏液而发亮，类似柏油，故又称柏油便。
（3）阿米巴痢疾的粪便多为暗红色果酱样大便，急性细菌性痢疾多为黏液脓血便，急性出血坏死性肠炎可排出洗肉水样血便，并有特殊的腥臭味。

（三）护理评估要点

1. 确定是否是便血　进食动物血、肝，或服用铁剂、铋剂可出现黑便。应进行鉴别。
2. 有无病因或诱因　根据粪便颜色、性状初步判断出血部位，结合患者既往史、伴随症状，以明确病因。了解有无精神紧张、过度劳累、饮食不节等诱因存在。
3. 发病年龄、季节、便血诱因（酗酒、阿司匹林等）　伤寒与副伤寒出血常在夏秋，消化性溃疡病出血多在秋末春初，儿童少年便血应注意肠套叠、直肠息肉、憩室炎与溃疡、钩虫病等，青壮年便血应考虑消化性溃疡病、局限性肠炎、肠结核、伤寒与副伤寒、慢性非特异性结肠炎等，中老年便血多为结肠直肠癌、肝硬化、胃癌、缺血性结肠炎等，但直肠癌青壮年也不少。
4. 便血特点　便血是出现在排便前还是排便后，血液是滴出、喷出，还是与粪便混在一起，是鲜红色、暗红色、黑色还是柏油样便。
5. 伴随症状　便血伴腹痛多见于小肠疾病，伴里急后重多见于痢疾、直肠炎及直肠癌，伴发热常见于传染性疾病，如败血症、流行性出血热、钩端螺旋体病，伴腹部肿块者，应考虑肠道恶性淋巴瘤、结肠癌、肠结核、肠套叠等。

（四）相关护理诊断

1. 活动无耐力　与便血致贫血有关。
2. 组织灌注量改变　与便血致血容量减少有关。
3. 焦虑　与长期便血未治愈有关。

护士执业资格考试模拟

1. 呕吐大量暗红色血液最常见于（　　）
A. 急性胃炎　　　　　　B. 急性胃黏膜病变　　　　C. 胃底、食管静脉曲张破裂出血
D. 消化性溃疡并出血　　E. 胃癌
2. 鲜红血便，不与粪便混合仅黏附于粪便表面，提示为（　　）

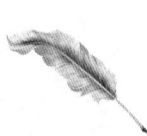

A．上消化道出血　　　　　B．肛门或肛管疾病出血　　　C．小肠出血
D．食管出血　　　　　　　E．十二指肠出血
3．下列哪种征象提示继续或再出血（　　）
A．黑便次数减少　　　　　B．网织红细胞数增加　　　　C．大便颜色恢复正常
D．血压正常稳定　　　　　E．血红细胞数明显增加
4．呕血提示胃内积血量至少有（　　）
A．100～150ml　　　　　　B．200～250ml　　　　　　　C．250～300ml
D．350～400ml　　　　　　E．400～450ml
5．患者，男，38岁，消化性溃疡多年。今做大便隐血试验检查，结果为阳性，提示该患者24小时消化道出血量至少有（　　）
A．5mml 以上　　B．10ml 以上　　C．30ml 以上　　D．50ml 以上　　E．70ml 以上

项目十三　腹泻与便秘

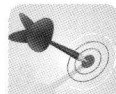

任务目标

通过本章内容的学习，学生应能：
1．解释腹泻、便秘的概念，并说出其病因、发生机制。
2．理解腹泻、便秘的临床表现。
3．阐述腹泻、便秘的护理评估要点，并列出其相关的护理诊断。

一、腹泻

腹泻（diarrhea）是指排便次数增多，粪质稀薄或水样，或带有黏液、脓血或未消化的食物。腹泻分为急性与慢性两种，病程短于4周者属急性腹泻，超过8周者属慢性腹泻。

（一）病因

1．急性腹泻

（1）急性肠道疾病：①急性肠感染，包括病毒、细菌、真菌、阿米巴、血吸虫等感染；②细菌性食物中毒：如由沙门杆菌、嗜盐杆菌、变形杆菌、金黄色葡萄球菌等引起。

（2）急性中毒：①植物性毒物：如毒蕈、桐油中毒；②动物性毒物：如河豚、鱼胆；③化学毒物：如有机磷、砷等中毒。

（3）急性全身感染：如败血症、伤寒或副伤寒、霍乱与副霍乱、流行性感冒、麻疹等。

（4）药物性腹泻：如利血平、5-氟尿嘧啶、胍乙啶、新斯的明等。

（5）其他：如过敏性紫癜、甲状腺危象、类癌综合征等。

2．慢性腹泻

（1）消化系统疾病：①胃部疾病：如慢性萎缩性胃炎、胃酸缺乏等；②肠道感染：如肠结核、慢性菌痢、慢性血吸虫病等；③肠道非感染性病变：如 Crohn 病、吸收不良综合征等；④肠道肿瘤：小肠、结肠恶性肿瘤等；⑤胰腺疾病：慢性胰腺炎、胰腺癌、胰腺广泛切除等；⑥肝胆疾病：

肝硬化、慢性胆囊炎与胆石症等。

(2) 全身性疾病：①内分泌及代谢性疾病：如甲状腺功能亢进、胃泌素瘤、糖尿病等；②其他系统疾病：系统性红斑狼疮、硬皮病、尿毒症等。

(3) 药源性腹泻：如利血平、甲状腺素、洋地黄类药物等。

(4) 神经功能紊乱：如肠易激综合征、神经性腹泻。

(二) 发生机制

正常人排便次数为每日2～3次或每2～3日1次，粪便成形，色黄，每日自粪便排出的水分为100～200ml。当某些原因引起胃肠道分泌增加、吸收障碍、异常渗出或肠蠕动过快时，即可导致腹泻。从病理生理角度可归纳为以下几方面：

1. 分泌性腹泻　因胃肠道黏膜分泌过多液体所致。常见于霍乱、沙门菌属感染，当细菌毒素刺激肠黏膜细胞内的腺苷环化酶，促使细胞内环磷酸腺苷（cAMP）含量增加，引起大量水与电解质分泌至肠腔，导致腹泻。某些胃肠内分泌肿瘤，如胃泌素瘤所致的腹泻也属分泌性腹泻。其特点为：①肠黏膜组织检查正常；②粪便呈水样、量多（>1000ml）、无黏液脓血；③禁食对腹泻无影响。

2. 渗透性腹泻　因肠腔内容物渗透压增高，阻碍肠内水、电解质吸收所致，如口服硫酸镁、甘露醇等。其特点为：①禁食或停药24～48h后腹泻停止；②大便中有大量未消化的食物或药物。

3. 渗出性腹泻　因肠黏膜炎症、溃疡或浸润性病变，使病变处血管通透性增高致血浆、脓血渗出所致，见于各种肠炎。其特点为：①大便常含有脓血；②腹泻和全身症状、体征的严重程度取决于肠受刺激程度。

4. 动力性腹泻　由于肠蠕动亢进致肠内食糜停留时间短，未被充分吸收所致，见于肠炎、胃肠功能紊乱、甲状腺功能亢进等。其特点为：①粪便呈水样（糊状），无渗出物；②腹泻伴有肠鸣音亢进和腹痛。

5. 吸收不良性腹泻　由于肠黏膜面积减少或吸收障碍所致，见于小肠大部分切除、吸收不良综合征等。其特点为：①禁食可减轻腹泻；②粪便内含有大量脂肪及泡沫，量多而臭。

(三) 临床表现

1. 起病及病程　急性腹泻起病急，病程短，多为感染或食物中毒所致；慢性腹泻起病缓慢、病程长，多见于慢性感染、非特异性炎症、吸收不良或肠道肿瘤等。

2. 腹泻与腹痛的关系　急性腹泻常伴腹痛；小肠疾病常出现脐周疼痛，便后疼痛缓解不明显；结肠疾病的疼痛多在下腹部，便后缓解。

3. 腹泻次数　急性腹泻每日排便次数可达10次以上，粪便稀薄；慢性腹泻每日排便次较少，多为稀便、黏液或脓血。

4. 大便性质　急性细菌性痢疾多为黏液脓血便；慢性腹泻多为稀便，带黏液或脓血。

(四) 护理评估要点

1. 腹泻程度及排便情况　了解腹泻的时间、排便次数、性状、气味和量，有无里急后重。

2. 腹泻原因及诱因　尤其注意有无饮食不洁、受凉、劳累、用药史、精神紧张等因素。

3. 身体状况　有无脱水、消瘦、肛周皮肤破损等。

(五) 相关护理诊断

1. 腹泻　与肠道感染有关，与胰腺炎有关等。

2. 体液不足/有体液不足的危险　与腹泻致体液丢失有关。

3. 营养失调：低于机体需要量　与长期腹泻有关。

4. 有皮肤完整性受损的危险　与排便次数增加及排泄物刺激有关。

5. 焦虑　与慢性腹泻迁延不愈有关。

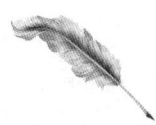

6. 疲乏　与水、电解质平衡紊乱有关。

二、便秘

便秘（constipaion）是指排便次数减少，一周内大便次数少于2～3次，粪便干结，排便困难。

（一）发生机制

食物在消化道经消化与吸收后，剩余的食糜残渣自小肠运至结肠；在结肠内大部分水分与电解质被吸收后形成粪团，借结肠的集团运动送至乙状结肠和直肠。粪团从乙状结肠推送至直肠，在直肠膨胀产生机械性刺激，引起便意、排便反射和随后的一系列肌肉活动，包括直肠平滑肌收缩，肛门内、外括约肌松弛，腹肌与膈肌收缩使腹压增高，最后将粪便排出体外。

正常排便需具备以下条件：①有足够引起正常肠蠕动的肠内容物，即足够的食物量、食物中含有适量的纤维素和水分；②肠道内肌肉张力正常及蠕动功能正常；③有正常的排便反射；④参与排便的肌肉功能正常。其中任何一项条件不能满足，即可发生便秘。

（二）病因

1. 功能性便秘　①摄入食量少，缺乏水分、纤维素；②生活习惯改变，干扰和抑制排便习惯；③长期滥用泻药造成对泻药的依赖；④结肠运动功能障碍，如年老体弱、长期卧床致结肠平滑肌张力减退；⑤腹肌及盆肌张力不足，排便推动力差，如多次妊娠等；⑥某些药物致结肠肌松弛，如吗啡、抗胆碱药、镇静剂。

2. 器质性便秘　①直肠与肛门病变，如痔疮、肛裂、肛周脓肿、直肠炎等引起肛门括约肌痉挛；②结肠肿瘤、肠梗阻、肠粘连等所致；③腹腔或盆腔巨大肿瘤，如子宫肌瘤；④全身性疾病使肠肌松弛，排便无力，如糖尿病、尿毒症、甲状腺功能减退症等。

（三）临床表现

排便次数减少，粪便干结、排便困难。如粪块长时间停留在肠道内，可引起腹胀及下腹部疼痛；在直肠停留过久，可有下坠感和排便不尽感。如粪便过于坚硬，排便时可致肛门疼痛或肛裂。便秘还可导致痔疮形成。

（四）护理评估要点

1. 排便情况　了解既往排便习惯及现在排便次数、粪便性状、排便难易度，排便时有无腹胀、肛裂、出血等。

2. 便秘的病因或诱因　①饮食习惯及饮水量；②有无影响排便的因素存在，如精神紧张、长期滥用泻药等；③有无长期卧床、腹部手术、妊娠等；④有无引起便秘的各种肠道疾病存在。

3. 伴随症状　便秘时是否伴有呕吐、腹胀、腹块、腹泻等。

4. 心理反应　长期便秘可引起焦虑、紧张、恐惧等。

（五）相关护理诊断

1. 便秘　与长期滥用泻药（卧床）（肠梗阻或肠道肿瘤）有关。

2. 皮肤完整性受损/有皮肤完整性受损的危险　与粪便过于干硬有关。

3. 疼痛　与排便困难致肠道痉挛有关。

4. 知识缺乏　缺乏定时排便或预防便秘的有关知识。

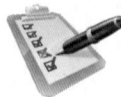

1. 急性腹泻最常见的病因是（　　）
   A．肠道肿瘤　　B．肝硬化　　C．结肠过敏　　D．慢性肝炎　　E．急性传染病
2. 急性腹泻的病程一般在（　　）
   A．1周以内　　B．3周以内　　C．1个月以内
   D．2个月以内　E．3个月以内
3. 患者，女，46岁，长期腹泻，明显消瘦，护理体检：在左下腹触及鸡蛋大小质硬包块，应考虑为（　　）
   A．结肠癌　　B．胃肠炎　　C．阿米巴痢疾
   D．细菌性食物中毒　　E．溃疡性结肠炎
4. 下列与急性腹泻的临床表现特点不符合的是（　　）
   A．发病急骤　　B．病程较短　　C．多为吸收不良或肠道肿瘤所致
   D．每天排便可达10次以上　　E．粪便量多而稀薄

项目十四　排尿异常

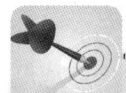

任务目标

通过本章内容的学习，学生应能：
1. 解释少尿、无尿、多尿、血尿及膀胱刺激征的概念，并说出其病因。
2. 理解少尿、无尿、多尿、血尿及膀胱刺激征的临床表现。
3. 阐述少尿、无尿、多尿、血尿及膀胱刺激征的护理评估要点，并列出其相关的护理诊断。

一、少尿和无尿

正常成人24小时尿量为1000～2000ml。如24小时尿量少于400ml，或每小时尿量少于17ml称为少尿（oliguria）。如24小时尿量少于100ml，或12h完全无尿，称为无尿或尿闭（anuria）。

（一）病因及发生机制

1. **肾前性**　凡任何原因引起肾血流量减少、肾小球滤过率降低的疾病都可致少尿。如大出血、休克、重度失水、心力衰竭、烧伤、肾动脉栓塞或血栓形成、肝肾综合征等。
2. **肾性**　由于肾实质病变致肾小球、肾小管功能损害所致。如急性肾炎、急进性肾炎、急性间质性肾炎、急性肾小管坏死、肾病综合征等。
3. **肾后性**　凡任何原因致尿路梗阻、狭窄。如尿路结石、肿瘤压迫、前列腺肥大、瘢痕形成等。

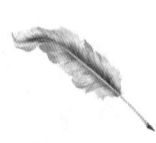

（二）临床表现

除尿量减少外，常伴有原发病的表现。如：①少尿伴肾绞痛，见于肾结石、肾动脉栓塞；②少尿伴心悸气促、胸闷不能平卧，见于心力衰竭；③少尿伴大量蛋白尿、水肿、高脂血症和低蛋白血症，见于肾病综合征；④少尿伴乏力纳差、腹水、皮肤黄染，见于肝肾综合征；⑤少尿数天后出现多尿，见于急性肾小管坏死恢复期。

（三）护理评估要点

1．确定是否是少尿、无尿，通过监测 24 小时尿量即可明确。
2．是否有少尿、无尿的相关因素存在，如休克、大出血、肾病等。

（四）相关护理诊断

1．体液过多　与尿量减少、水钠潴留有关。
2．睡眠型态改变　与排尿规律改变有关。
3．焦虑　与预感自身受到疾病威胁有关。

二、多尿

24 小时尿量多于 2500ml 称为多尿（polyuria）。

（一）病因及发生机制

1．暂时性多尿　因短时间内摄入过多水、饮料和含水过多的食物，或使用利尿剂。
2．持续性多尿　①内分泌代谢障碍，如尿崩症、糖尿病等；②肾病，如慢性肾炎、慢性肾盂肾炎、肾小球硬化症等；③精神因素，如精神性烦渴者而多饮。

（二）临床表现

除尿量增多外，常伴有原发病的表现。如：①多尿伴烦渴多饮、尿比重减低，见于尿崩症；②多尿伴多食多饮、消瘦者，见于糖尿病；③多尿伴高血压、低血钾和周期性麻痹症，见于原发性醛固酮增多症；④多尿伴酸中毒、骨痛和肌麻痹，见于肾小管酸性中毒；⑤少尿数天后出现多尿，见于急性肾小管坏死恢复期。

（三）护理评估要点

1．确定是否有多尿，通过监测 24 小时尿量可明确。
2．是否有引起多尿的病因存在，如糖尿病、尿崩症、慢性肾炎等。

（四）相关护理诊断

1．睡眠型态改变　与排尿规律改变有关。
2．焦虑　与预感自身受到疾病威胁有关。

三、血尿

血尿（hematuria）分为镜下血尿和肉眼血尿。镜下血尿是指尿液外观颜色正常，在显微镜下每个高倍镜下可见 RBC≥3 个，或 12 小时尿 Addis 计数 RBC＞50 万个；肉眼血尿是指尿液外观呈洗肉水样或红色。

（一）病因

98% 的血尿由泌尿系统疾病所致，如急性和慢性肾炎、泌尿系结石、肾肿瘤、肾结核、多囊肾、肾血管畸形等。2% 由全身性疾病或泌尿系统邻近器官疾病所致，如白血病、再生障碍性贫血、血小板减少性紫癜、系统性红斑狼疮、类风湿关节炎、急进性高血压、慢性心力衰竭、前列腺炎、直肠癌、急性阑尾炎、急性盆腔炎、宫颈癌，或服用磺胺类、消炎痛、甘露醇、环磷酰胺等药物。

（二）临床表现

肉眼血尿根据出血量多少而呈不同颜色。尿液淡红色呈洗肉水样，提示每升尿液含血超过

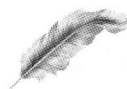

1ml。出血严重时尿可呈血状。肾出血时,尿与血混合均匀,尿呈暗红色;膀胱或前列腺出血尿色鲜红,有时有血凝块。但红色尿不一定是血尿,需仔细辨别。如尿呈暗红色或酱油色,不浑浊,无沉淀,镜检无或仅有少量红细胞,见于血红蛋白尿;棕红色或葡萄酒色,不浑浊,镜检无红细胞见于卟啉尿;服用某些药物如大黄、利福平、氨基比林,或进食某些红色蔬菜也可排红色尿,但镜检无红细胞。

(三)护理评估要点

1. 有无导致血尿的相关病因存在。
2. 是全程血尿、初始血尿,还是终末血尿;是间歇血尿或是持续血尿。
3. 有无影响因素,如药物、月经污染等。

(四)相关护理诊断

1. 焦虑 与预感自身受到疾病威胁有关。
2. 排尿困难或疼痛 与尿路结石有关。
3. 潜在并发症:继发感染。

四、尿频、尿急和尿痛(膀胱刺激征)

尿频(frequent micturition)是指24小时排尿次数增多,超过10次。正常成人白天排尿4~6次,夜间0~2次;尿急(urgent micturition)是指每次排尿有迫不及待之感,难以控制;尿痛(urdynia)是指每次排尿时耻骨上区、尿道、会阴部有疼痛或烧灼感。尿频、尿急、尿痛合称膀胱刺激征,也称尿道刺激征。

(一)病因

1. 膀胱受激惹 常为炎症性刺激,如肾盂肾炎、膀胱炎、前列腺炎、肾结石合并感染、泌尿系结核。在急性炎症活动性泌尿系结核时最为明显。非炎症性刺激如结石、异物、肿瘤、妊娠压迫等也可引起膀胱刺激征。
2. 膀胱容量减少 如膀胱占位性病变,膀胱壁炎症浸润、硬化、挛缩所致膀胱容量减少,而导致每次排尿量减少,排尿次数增多,常不伴有尿急、尿痛。
3. 膀胱神经功能调节失常 尿频分为生理性尿频和病理性尿频。前者见于饮水过多、精神紧张或气候寒冷等,但无尿痛;后者最常见于膀胱受激惹。

(二)临床表现

除尿频、尿急、尿痛外,还有伴随症状:①尿频伴尿急、尿痛见于膀胱炎、尿道炎,如伴双侧腰部不剧烈胀痛见于肾盂肾炎,伴有会阴部、腹股沟和睾丸胀痛见于急性前列腺炎;②尿频、尿急伴有血尿,午后低热、乏力盗汗见于膀胱结核;③尿频、尿急伴无痛性血尿见于膀胱癌;④尿频不伴尿急和尿痛,见于精神性多饮、糖尿病、尿崩症;⑤老年男性尿频、尿细伴进行性排尿困难,见于前列腺增生;⑥尿频、尿急、尿痛伴尿突然中断,见于膀胱结石阻塞或嵌顿尿道。

(三)护理评估要点

1. 有无致膀胱刺激征的相关病因存在。
2. 排尿特点:排尿次数、尿量,有无尿急、尿痛等症状。

(四)相关护理诊断

1. 体温过高 与泌尿系感染等有关。
2. 疼痛 与尿路结石、尿路感染有关。
3. 睡眠型态改变 与排尿改变有关。

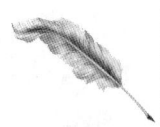

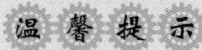

> 尿量异常、血尿、尿频、尿急、尿痛是护士执业资格考试的常见考点。

护士执业资格考试模拟

1. 正常成人24小时尿量为（　　）
   A．400～600ml　　　　B．500～1000ml　　　　C．800～1200ml
   D．1000～2000ml　　　E．3000～4000ml
2. 关于24小时尿量的描述错误的是（　　）
   A．正常成人为1000～2000ml　　B．少于400ml为少尿
   C．少于100ml为少尿　　D．少于100ml为无尿　　E．大于2500ml为多尿
3. 尿急是指（　　）
   A．排尿时有不尽感　　B．一有尿意就及不可待要排尿
   C．有尿意但排尿困难　　D．每日排尿超过10次
   E．尿意频繁而尿量不多
4. 某患者尿液呈洗肉水样，提示该患者每升尿液中至少含多少毫升血液（　　）
   A．1ml　　B．2ml　　C．3ml　　D．4ml　　E．5ml
5. 下列不会引起血尿的疾病是（　　）
   A．急性肾炎　　B．泌尿系结石　　C．急性阑尾炎
   D．口服环磷酰胺药物　　E．慢性肠炎

项目十五　抽搐与惊厥

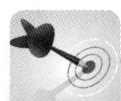

任务目标

通过本章内容的学习，学生应能：
1. 解释抽搐、惊厥的概念，并说出其病因。
2. 理解全身抽搐、局部抽搐的临床表现。
3. 阐述抽搐、惊厥的护理评估要点，并列出其相关的护理诊断。

抽搐（tic）与惊厥（convulsion）均属于不随意运动。抽搐是指全身或局部骨骼肌非自主地抽动或强烈收缩，常可引起关节运动和强直。当肌群收缩表现为强直性和阵挛性时，称为惊厥。

惊厥表现的抽搐一般为全身性、对称性，伴有或不伴有意识丧失。

惊厥的概念与癫痫有相同也有不同点。癫痫大发作与惊厥的概念相同，而癫痫小发作则不应称为惊厥。

一、病因

按抽搐与惊厥的病因可分为特发性与症状性。特发性常由于先天性脑部不稳定状态所致。症状性病因有：

1. 脑部疾病

(1) 感染：如脑炎、脑膜炎、脑脓肿、脑结核瘤、脑灰质炎等。

(2) 外伤：如产伤、颅脑外伤等。

(3) 肿瘤：包括原发性肿瘤、脑转移瘤。

(4) 血管疾病：脑出血、蛛网膜下腔出血、高血压脑病、脑栓塞、脑血栓形成、脑缺氧等。

(5) 寄生虫病：如脑型疟疾、脑血吸虫病、脑包虫病、脑囊虫病等。

(6) 其他：①先天性脑发育障碍；②原因未明的大脑变性，如结节性硬化、播散性硬化、核黄疸（nuclear ictems）等。

2. 全身性疾病

(1) 感染：如急性胃肠炎、中毒型菌痢、链球菌败血症、中耳炎、百日咳、狂犬病、破伤风等。小儿高热惊厥主要由急性感染所致。

(2) 中毒：①内源性，如尿毒症、肝性脑病；②外源性，如乙醇、苯、铅、砷、汞、氯喹、阿托品、樟脑、白果、有机磷等中毒。

(3) 心血管疾病：高血压脑病或 Adams－Stokes 综合征等。

(4) 代谢障碍：如低血糖、低钙血症、低镁血症、急性间歇性血卟啉病、子痫、维生素 B_6 缺乏等。其中低钙血症可表现为典型的手足搐搦症。

(5) 风湿病：如系统性红斑狼疮、脑血管炎等。

(6) 其他：如突然撤停安眠药、抗癫痫药，还可见于热射病、溺水、窒息、触电等。

3. 神经症　如癔症性抽搐和惊厥。

二、发生机制

抽搐与惊厥的发生机制尚未完全明了，认为可能是由于运动神经元的异常放电所致。这种病理性放电主要由神经元膜电位的不稳定引起，并与多种因素相关，可由代谢、营养、脑皮质肿物或瘢痕等激发，与遗传、免疫、内分泌、微量元素、精神因素等有关。

根据引起肌肉异常收缩的兴奋信号的来源不同，基本上可分为两种情况：①大脑功能障碍，如癫痫等；②非大脑功能障碍，如破伤风、士的宁中毒、低钙血症性抽搐等。

三、临床表现

由于病因不同，抽搐和惊厥的临床表现形式也不一样，通常可分为全身性和局限性两种。

1. 全身性抽搐　以全身骨骼肌痉挛为主要表现，典型者为癫痫大发作（惊厥），表现为：①意识突然丧失或模糊，全身肌肉强直，牙关紧闭，呼吸暂停，面色苍白，进而出现四肢阵挛性抽搐，呼吸不规则，二便失禁，眼球上翻，瞳孔散大等。②惊厥发作时可致跌伤、舌咬伤、高热甚至窒息。③每次发作约半分钟可自行停止，5～10min 恢复正常，醒后感头痛、疲乏，不能回忆抽搐过程。

2. 局限性抽搐　多发于身体某一部分肌肉收缩。如口角、眼睑、手足等。低钙血症表现为腕及手掌指关节屈曲，指间关节伸直，拇指内收，呈"助产士手"，踝关节伸直，足趾下屈，足呈弓状，似"芭蕾舞足"。

四、护理评估要点

1．发作的年龄　新生儿惊厥多为产伤、窒息、颅内出血等引起，6个月至3岁以高热惊厥多见，青年惊厥多为癫痫、颅脑损伤、脑肿瘤引起，老年人惊厥多由动脉硬化、高血压引起。

2．发作的诱因　发作是否与高热、缺氧、疲劳、饥饿、饮酒、情绪激动、睡眠、环境因素刺激有关。小儿惊厥多与高热有关，疲劳可诱发癫痫，癔症性惊厥多由情绪波动引起，声、光刺激可诱发破伤风患者发生惊厥。

3．发作的严重程度　注意评估发作的频率、持续和间隔时间，以及发作时生命征及意识有无改变。

4．发作时意识状态　有无大小便失禁、舌咬伤、肌痛等。

5．伴随症状　伴发热多见于感染性疾病，伴意识障碍多见于癫痫大发作，伴血压升高多见于高血压脑病、子痫、肾炎等。

五、相关护理诊断

1．有受伤的危险　与惊厥发作致跌伤、咬伤有关。

2．有窒息的危险　与惊厥发作时呼吸道分泌物堵塞有关。

3．体温过高　与惊厥发作有关。

护士执业资格考试模拟

1．某患儿，男，2岁。出现抽搐惊厥，应考虑为（　　）
A．产伤　　B．癫痫发作　　C．高热抽搐　　D．颅内出血　　E．高血压

2．不支持全身性抽搐的表现是（　　）
A．意识清楚　　B．牙关紧闭　　C．两眼上翻　　D．瞳孔散大　　E．上肢屈曲

3．引起抽搐惊厥发作的诱因中不包括（　　）
A．睡眠不足　　B．情绪激动　　C．醉酒　　D．饥饿　　E．潮湿

项目十六　眩　晕

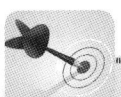
任务目标

通过本章内容的学习，学生应能：
1．解释眩晕的概念，并说出眩晕的病因及临床类型。
2．理解发生前庭性眩晕和非前庭性眩晕的特点。
3．阐述眩晕的护理评估要点，并列出其相关的护理诊断。

眩晕（vertigo）是人体对空间的定向感觉或平衡感觉障碍而发生的一种运动性错觉。在眩晕发作时，常有站立不稳、易倾倒，行走偏向一侧、恶心、呕吐、出冷汗、面色苍白等。主要由迷路、前庭神经、脑干及小脑病变引起。按解剖部位不同，分为前庭性眩晕和非前庭性眩晕两类。

一、病因及临床表现

（一）前庭性眩晕

由前庭系统病变引起，包括内耳的前庭、前庭神经、前庭神经核及其纤维、小脑及大脑病变。它又分为周围性和中枢性两类。

1. 前庭周围性眩晕　占眩晕症的70%以上。如中耳炎、咽鼓管炎、迷路炎、梅尼埃（Meniere）病、晕动病、位置性眩晕、药物中毒（用链霉素或庆大霉素等引起）等。表现为自身向一定方向转动或周围物体向一定方向转动，时间长而症状重，伴有恶心、呕吐、面色苍白、出冷汗、血压改变、耳鸣、听力减退、眼球震颤等。

2. 前庭中枢性眩晕　①椎-基动脉供血不足引起的颈椎病、脑动脉粥样硬化；②高血压脑病等。表现为身体逐渐出现旋转或物体向一侧运动的错觉，时间短而症状轻，伴有晕厥、视觉障碍、睡眠障碍、记忆力减退等。

（二）非前庭性眩晕

如屈光不正、青光眼、高血压、严重心律失常、各种类型的贫血、严重的肝病、糖尿病、神经症等。表现为头重脚轻、头昏目眩、眼前发黑等，一般无倾倒、听力减退、眼球震颤，但有时可恶心、呕吐、耳鸣等。

二、护理评估要点

1. 有无与眩晕有关的病史存在　如中耳炎、咽鼓管炎、迷路炎、梅尼埃病、乘车、乘船、椎-基动脉供血不足、急性中毒、高血压等。
2. 眩晕特点　眩晕发作时间、程度。
3. 伴随症状　有无恶心、呕吐、面色苍白、出冷汗、血压改变、耳鸣、听力减退、眼球震颤等。

三、相关护理诊断

1. 感知改变　与前庭或小脑功能障碍有关。
2. 恶心、呕吐　与前庭功能障碍有关。

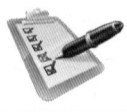

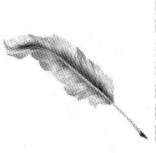

护士执业资格考试模拟

1. 下列哪项疾病是引起中枢性眩晕的原因（　　）
   A. 晕动病　　B. 高血压脑病　　C. 梅尼埃病　　D. 屈光不正　　E. 药物中毒
2. 下列描述不支持中枢性眩晕的是（　　）
   A. 与位置改变有关　　　　　　B. 多由于脑供血不足所致　　　　C. 多伴有晕厥
   D. 症状轻发作时间短　　　　　E. 表现为身体逐渐出现旋转
3. 下列哪项疾病不会引起周围性眩晕（　　）
   A. 椎-基动脉供血不足　　　　B. 晕动病　　　　C. 梅尼埃病
   D. 咽鼓管炎　　　　　　　　　E. 链霉素中毒

项目十七　意识障碍

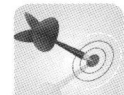

任务目标

通过本章内容的学习，学生应能：
1. 解释意识障碍的概念，并说出其常见病因及发病机制。
2. 理解发生嗜睡、意识模糊、昏睡、昏迷、谵妄的特点。
3. 阐述意识障碍的护理评估要点，并列其出相关的护理诊断。

意识是大脑高级功能活动的综合表现，包括觉醒状态和精神活动两方面。正常人意识清晰、思维合理、反应敏锐、表达能力正常。当高级神经活动功能受损时，则可发生意识障碍（disturbance of consciousness），意识障碍是指人对周围环境及自身状态的识别和觉察能力出现障碍。多由于高级神经中枢功能活动（意识、感觉和运动）受损所引起，可表现为嗜睡、意识模糊、昏睡和昏迷。

一、病因

1. **重症急性感染**　如败血症、肺炎、中毒型菌痢、伤寒、斑疹伤寒、恙虫病和颅脑感染（脑炎、脑膜脑炎、脑型疟疾）等。
2. **颅脑非感染性疾病**　①脑血管疾病：脑缺血、脑出血、蛛网膜下腔出血、脑栓塞、脑血栓形成、高血压脑病等；②脑占位性疾病：如脑肿瘤、脑脓肿；③颅脑损伤：脑震荡、脑挫裂伤、外伤性颅内血肿、颅骨骨折等；④癫痫。
3. **内分泌与代谢障碍**　如尿毒症、肝性脑病、肺性脑病、甲状腺危象、甲状腺功能减退、糖尿病性昏迷、低血糖、妊娠中毒症等。
4. **心血管疾病**　如重度休克、心律失常引起 Adams—Stokes 综合征等。
5. **水、电解质平衡紊乱**　如稀释性低钠血症、低氯性碱中毒、高氯性酸中毒等。
6. **外源性中毒**　如安眠药、有机磷杀虫药、氰化物、一氧化碳、乙醇和吗啡等中毒。
7. **物理性及缺氧性损害**　如高温中暑、热射病、触电、高山病等。

二、发生机制

由于脑缺血、缺氧、葡萄糖供给不足、酶代谢异常等因素，可引起脑细胞代谢紊乱，从而导致网状结构功能损害和脑活动功能减退，均可产生意识障碍。意识有两个组成部分，即意识内容及其"开关"系统。

意识内容即大脑皮质功能活动，包括记忆、思维、定向力和情感，还有通过视、听、语言和复杂运动等与外界保持紧密联系的能力。意识状态的正常取决于大脑半球功能的完整性，急性广泛性大脑半球损害或半球向下移位压迫丘脑或中脑时，则可引起不同程度的意识障碍。

意识的"开关"系统包括经典的感觉传导径路（特异性上行投射系统）及脑干网状结构（非特异性上行投射系统）。意识"开关"系统可激活大脑皮质并使之维持一定水平的兴奋性，使机体处于觉醒状态，从而在此基础上产生意识内容。"开关"系统不同部位与不同程度的损害，可发生不同程度的意识障碍。

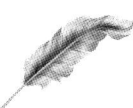

三、临床表现

按照程度不同,意识障碍分为:

1. 嗜睡(somnolence) 是最轻的意识障碍,是一种病理性倦睡,患者陷入持续的睡眠状态,可被唤醒,并能正确回答和做出各种反应,但当刺激去除后很快又再入睡。

2. 意识模糊(conft-sion) 是意识水平轻度下降,较嗜睡深的一种意识障碍,患者表现为表情淡漠,思维、语言不连贯,记忆模糊,对痛的刺激反应迟钝,可有幻觉,对时间、地点、人物的定向能力发生障碍。

谵妄(delirinm) 是一种以兴奋性增高为主的高级神经中枢急性活动失调状态的特殊类型意识障碍。在意识模糊的同时,伴有明显的精神运动兴奋,如定向力丧失、感觉错乱(幻觉、错觉)、躁动不安、言语杂乱、抗拒喊叫等。谵妄可发生于急性感染的高热期,也可见于某些药物中毒(如颠茄类药物中毒、急性酒精中毒)、代谢障碍(如肝性脑病)、循环障碍或中枢神经疾患等。

3. 昏睡(stupor) 是接近于人事不省的意识状态。患者处于熟睡状态,不易唤醒。虽在强烈刺激下(如压迫眶上神经,摇动患者身体等)可被唤醒,但很快又再入睡,醒时答话含糊或答非所问。

4. 昏迷(coma) 是最严重的意识障碍,患者的意识完全丧失,不能唤醒,无自主运动。根据其程度不同可分为:

(1)浅昏迷:意识丧失,无自主运动,对周围事物及声光刺激无反应,但对强烈的痛刺激(如压眶)有痛苦的表情,肢体退缩;吞咽反射、咳嗽反射、角膜反射、瞳孔对光反射均存在。

(2)中度昏迷:对周围事物及各种刺激均无反应,但对强烈的刺激稍有反应;角膜反射减弱,瞳孔对光反射迟钝,眼球无转动。

(3)深昏迷:对任何刺激均无反应,四肢肌肉松弛,浅、深生理反射消失,眼球无运动,生命征常有改变。

四、护理评估要点

1. 意识障碍程度 根据患者对刺激的反应、回答问题的准确性、肢体的活动情况痛觉试验、神经反射等来判断意识障碍及程度。也可根据格拉斯哥(GCS)计分方法对意识障碍进行评估(表3-1-3)。GCS总分为3~15分,14~15分为正常,8~13分有不同程度的意识障碍,7分以下为昏迷,3分以下为深昏迷。

表3-1-3 Glasgow 昏迷计分法

评分项目	反应	得分
睁眼反应	正常睁眼	4分
	对声音刺激有睁眼反应	3分
	对疼痛的刺激有睁眼反应	2分
	对任何刺激无睁眼反应	1分
运动反应	可按指令动作	6分
	对疼痛刺激能定位	5分
	对疼痛刺激有肢体退缩反应	4分
	疼痛刺激时肢体过屈(去皮质强直)	3分
	疼痛刺激时肢体过伸(去大脑强直)	2分
	对疼痛刺激无反应	1分

续表

评分项目	反应	得分
语言反应	能准确回答时间、地点、人物等定向问题	5分
	能说话，但不能准确回答时间、地点、人物等定向问题	4分
	言语不当，但字意可辨	3分
	言语模糊不清，字意难辨	2分
	任何刺激无语言反应	1分

2．病因评估　有无发热、头痛、呕吐、腹泻、皮肤黏膜出血等，有无高血压、糖尿病、肝肾疾病、颅脑外伤、心律失常等，有无毒物、药物接触史。

3．身体反应　定时测量生命征，观察瞳孔变化。注意有无二便失禁，有无咳嗽、吞咽反射减弱或消失，有无肺部或尿路感染，有无压疮、口腔炎，有无肢体肌肉挛缩、关节畸形及活动障碍等。

温馨提示

各类意识障碍的临床特点、护理评估要点是护士执业资格考试的常见考点。

五、相关护理诊断

1．急性意识障碍　与脑炎或脑出血等有关。
2．清理呼吸道无效　与意识障碍有关。
3．有外伤的危险　与意识障碍所致躁动不安有关。
4．营养失调：低于机体需要量　与意识障碍不能正常进食有关。
5．有皮肤完整性受损的危险　与自主运动丧失或排便、排尿失禁有关。
6．有误吸的危险　与意识障碍所致咳嗽反射减弱或消失有关。
7．躯体移动障碍　与意识障碍自主运动丧失有关。
8．有感染的危险　与意识障碍所致咳嗽、吞咽反射减弱或消失有关。
9．完全性尿失禁　与意识障碍所致排尿失禁有关。
10．排便失禁　与意识障碍所致排便失控有关。
11．语言沟通障碍　与意识障碍有关。

 护士执业资格考试模拟

1．用很强的刺激不能唤醒患者，但有防御反应，各种生理反射存在，为（　　）
　A．深昏迷　　B．浅昏迷　　　C．嗜睡　　D．昏睡　　E．意识模糊
2．最轻微的意识障碍是（　　）
　A．嗜睡　　　B．意识模糊　　C．谵妄　　D．昏睡　　E．昏迷

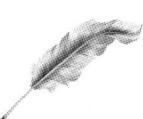

3. 处于熟睡状态不易唤醒，虽在强烈刺激下可被唤醒，但很快又入睡，醒时答话含糊或答非所问是指（ ）

　　A．嗜睡　　　B．意识模糊　　　C．昏睡　　　D．昏迷　　　E．谵妄

4. 患者，女性，22岁，呼吸不规则，血压70/40mmHg，大小便失禁，两侧瞳孔扩大，角膜反射消失，对针刺无反应，其意识状态是（ ）

　　A．嗜睡　　　B．意识模糊　　　C．昏睡　　　D．浅昏迷　　　E．深昏迷

5. 患者，男性，68岁，患尿毒症，护士查房时发现患者表情淡漠，反应迟钝，此种表现是（ ）

　　A．嗜睡　　　B．谵妄　　　C．浅昏迷　　　D．深昏迷　　　E．意识模糊

病例分析

患者，女性，60岁，有高血压病史10余年，于劳动中突感剧烈头痛，迅即出现意识障碍，对声光刺激无反应，对疼痛刺激有防御反应，瞳孔大小正常，对光反射存在，呼吸深沉而有鼾音。

问：1. 其意识障碍的程度是哪种？
　　2. 该患者发病的主要原因是什么？
　　3. 如果采用GCS评分，该患者应为多少分？
　　4. 请列出该患者最主要的护理问题。

（熊天山　张友良）

第二部分　一般状态评估

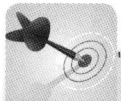

任务目标

通过本章内容的学习，学生应能：
1. 说出一般状态评估的内容，熟记生命体征的正常值。
2. 正确掌握体温、脉搏、呼吸、血压、面容、意识状况及体位步态的评估方法。
3. 联系实际在同学之间完成一般状态的评估，并判断正常与否。

一般状态评估对于了解患者的全身状况、评估病情的严重程度具有重要意义。它是以视诊为主的评估方法，有时需配合触诊或借助于体温表、血压计、听诊器等进行评估。

一般状态评估内容包括：性别、年龄、体温、呼吸、脉搏、血压、发育与体型、营养、意识状态、面容与表情、体位、姿势、步态等。

一、性别

生殖器和第二性征的发育情况是判断性别（sex）的主要依据。成人性征明显，性别容易辨别。异常发现主要有：

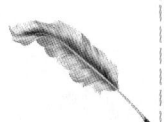

1．疾病所致性征改变　如肾上腺皮质肿瘤或长期使用糖皮质激素,可使女性发生男性化;肾上腺皮质肿瘤及某些支气管肺癌,也可使男性乳房女性化以及出现其他第二性征改变,如皮肤、毛发、脂肪分布及声音等改变。

2．性染色体异常所致性征改变　如染色体数目和结构异常可致两性畸形（hermaphroditism）。

3．性别与某些疾病的发生率有关　如甲状腺疾病和系统性红斑狼疮多发生于女性,胃癌、食管癌多见于男性,甲型血友病仅见于男性。

二、年龄

年龄（age）可通过询问而获得,或通过观察皮肤的弹性与光泽、肌肉状态、毛发的颜色与分布、面与颈部皮肤的皱纹以及牙齿的状态估计。年龄与疾病的发生和预后关系密切,佝偻病、麻疹、白喉多见于儿童,结核病、风湿热多见于青少年,恶性肿瘤、动脉硬化性疾病多见于老年。

三、生命征

生命征（vital sign）是评价生命生活质量的重要征象,是身体评估必须评估的项目,其包括体温（temperature,T）、呼吸（respiration,R）、脉搏（pulse,P）、血压（biood pressure,BP）。

（一）体温（T）

是临床上的常规评估项目。

1．测量方法

（1）腋温:是临床上最常测量体温的方法。将体温计汞柱甩至35℃以下,让患者上臂夹紧5~10min后取出读数。正常值:36~37℃。

（2）口温:将体温计消毒后放于舌下闭唇5min后取出读数。正常值:36.3~37.2℃。

（3）肛温:将涂有润滑剂的体温计慢慢插入肛门内5min后取出读数。正常值:36.5~37.7℃。

2．临床意义　①体温升高；②体温过低。

3．常见测体温的误差原因

（1）测量前未将温度计汞柱甩至35℃以下,致使测量结果高于实际体温。

（2）消瘦、病情危重或意识障碍者不能将温度计夹紧,致使体温没有上升到实际高度。

（3）体温计附近有影响局部体温的冷热物体,如冰袋、热水袋等。

（4）测量前用热水漱口或用热毛巾擦洗腋窝,致使体温高于实际体温。

（二）呼吸（R）

以视诊观察患者胸廓或腹部随呼吸而出现的活动情况,计数1min以观察呼吸的类型、频率、深度、节律及有无其他异常等情况。

（三）脉搏（P）

通常以触诊桡动脉搏动的频率、节律、强弱以及呼吸对其的影响,计数1min,评估脉搏的情况。

（四）血压（BP）

多借助于血压计测量动脉血压,因其易受周围动脉舒缩及其他因素的影响,评估时动作要规范。

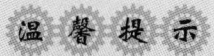

生命征是护士执业资格考试的常见考点。

四、发育与体型

(一) 发育

发育（development）通常是以年龄、智力、身高、体重、性征等综合判断。发育正常者其相互关系均衡一致。

1. 成人发育正常标准　①胸围等于身高的一半；②两上肢展开的长度约等于身高；③坐高等于下肢的长度；④头部的长度为身高的 1/8～1/7。
2. 影响因素　发育受种族、遗传、内分泌、营养代谢、生活条件及体育锻炼等因素的影响。
3. 发育异常　在发育成熟前，腺垂体功能亢进者可致体格异常高大称为巨人症（gigantism）；腺垂体功能减退可致体格异常矮小称为侏儒症（pituitary dwarfism）；甲状腺功能亢进时可致体格高大；甲状腺功能减退可致体格矮小和智力低下称为呆小症（cretinism）。

(二) 体型

体型（habitus）是身体各部发育的外观表现，包括骨骼、肌肉、脂肪的分布情况等。临床上将成人的体型分为3种类型：

1. 正力型（均称型）　身体各部分结构匀称适中，腹上角90°左右。见于大多数正常成人。
2. 无力型（瘦长型）　身材细长、四肢较长、颈细肩窄、胸廓扁平狭长，腹上角呈锐角。
3. 超力型（矮胖型）　身材较矮而粗壮、颈粗短、肩平、面红、胸廓宽阔，腹上角呈钝角。

超力型与无力型并不一定表示病态，正力型也非均代表健康，仅是一种相对的体型分类，一定程度地反映身体的发育营养状况。

五、营养状态

营养状态（nutritional status）与食物的摄入、消化、吸收和代谢等因素有关，可作为判断健康与疾病程度的标准之一，营养状态一般较易评价，通常根据皮肤、毛发、皮下脂肪、肌肉等综合判断。最简便而迅速的评估方法是观察皮下脂肪充实的程度，最方便和最适宜的部位是前臂屈侧或上臂背侧下 1/3 处。此外，在一定时间内观察体重的变化也可反映营养状态。

(一) 营养状态的分级

临床上常将营养状态分为良好、中等、不良三级。

1. 良好　皮肤红润、弹性好，皮下脂肪丰满，毛发润泽，肌肉结实。
2. 不良　皮肤萎黄、干燥、弹性减低，皮下脂肪薄，毛发稀疏，肌肉松弛无力。
3. 中等　介于良好与不良之间。

(二) 营养状态的判断

临床上常以计算标准体重或体重质量指数（body mass index，BMI）来判断营养状态。

1. 标准体重　标准体重的估计公式：体重（kg）= 身高（cm）-105。一般认为体重在标准体重 ±10% 的范围内属正常。超过标准体重的 10%～20% 为超重，超过 20% 以上为肥胖（obesity）；低于标准体重的 10%～20% 为消瘦（emaciation），低于 20% 以上为明显消瘦，极度消瘦为恶病质（cachexia）。
2. 体质指数（BMI）：其计算方法为：BMI= 体重/身高的平方（kg/m^2）。我国成人 BMI 正常范围为 18.5～23.9，BMI＜18.5 为消瘦，24～26.9 为肥胖前期，27～29.9 为Ⅰ度肥胖，≥30 为Ⅱ度肥胖，≥40 为Ⅲ度肥胖。

(三) 常见异常营养状态

1. 营养不良　①消化吸收障碍所致，如胃肠道、肝胆疾病；②消耗增多所致如恶性肿瘤、活动性结核、内分泌疾病等。当体重低于标准体重的 10% 以上为消瘦，极度消瘦为恶病质。
2. 肥胖　由于体内中性脂肪积聚过多，表现为超重和肥胖。肥胖最常见的原因是热量摄入

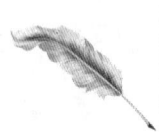

过多，超过消耗量，常与内分泌、遗传、生活方式、运动和精神因素有关。

六、意识状态

意识状态（consciousness）是指人对周围环境和自身状态的认知与觉察能力，是大脑高级神经中枢功能活动的综合表现。正常人意识清晰，反应敏捷，思维活动正常，语言流利、准确，表达能力正常。凡能影响大脑功能活动的疾病都可引起不同程度的意识改变，称为意识障碍。根据意识障碍的程度不同又分为嗜睡、意识模糊、昏睡、昏迷等。评估时主要是通过与患者对话来了解其思维、反应、情感活动、定向力，必要时还可做角膜反射、痛觉试验、瞳孔对光反射等评估，以判断意识障碍程度。

七、面容与表情

面容与表情（facial features and expression）是评价个体情绪状态的重要指标。某些疾病时会出现一些特征性面部表情，因此，它对某些疾病的诊断具有重要的价值。健康人表情自如，神态安怡。病理时常见：

1．急性面容（face of acute ill）　面色潮红，呼吸急促，表情痛苦，辗转不安，烦躁不安者，有时可见鼻翼扇动、口唇疱疹。常见于急性感染性病变如肺炎球菌性肺炎、疟疾、流行性脑膜炎等。

2．慢性面容（chronic disease face）　面容苍白或灰暗，目光无神，表情淡漠，反应迟钝。常见于慢性消耗性疾病，如严重肺结核、肝硬化、恶性肿瘤等。

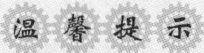

> 急性面容、慢性面容是护士执业资格考试的常见考点。

3．特殊面容

（1）二尖瓣面容（mitral facies）：面色晦暗，双颊紫红，口唇发绀（图3-2-1）。见于风湿性心脏病二尖瓣狭窄患者。

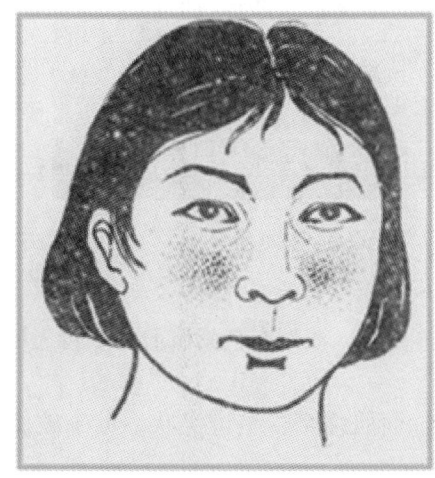 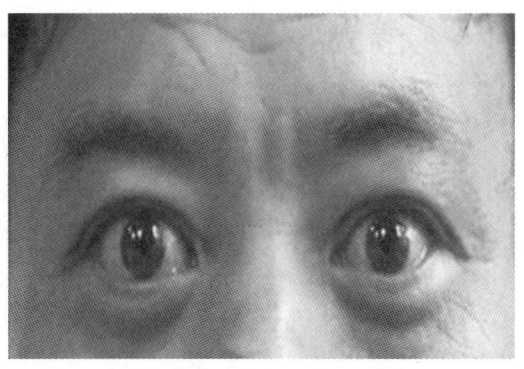

图 3-2-1　二尖瓣面容　　　　　　图 3-2-2　甲状腺功能亢进面容

(2) 甲状腺功能亢进面容（hyperthyroidism facial features）：面目惊愕，眼裂增大，眼球突出，目光闪烁，兴奋不安、易怒（图 3-2-2）。见于甲状腺功能亢进症患者。

(3) 贫血面容（anemic facies）：面色苍白，唇舌色淡，表情疲惫。见于各种贫血患者。

(4) 黏液性水肿面容（myxedema facies）：颜面水肿，面色苍白，脸厚面宽，目光呆滞，眉毛、头发脱落，反应迟钝、动作缓慢，表情淡漠（图 3-2-3）。常见于甲状腺功能减退症患者。

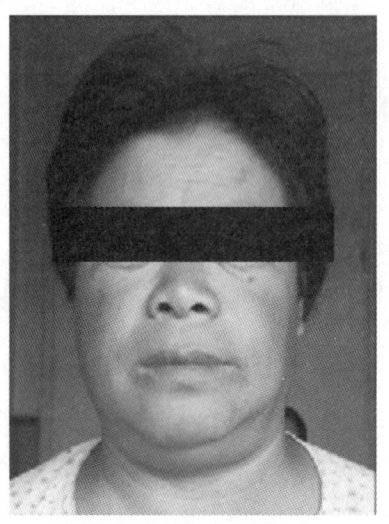

图 3-2-3　黏液性水肿面容

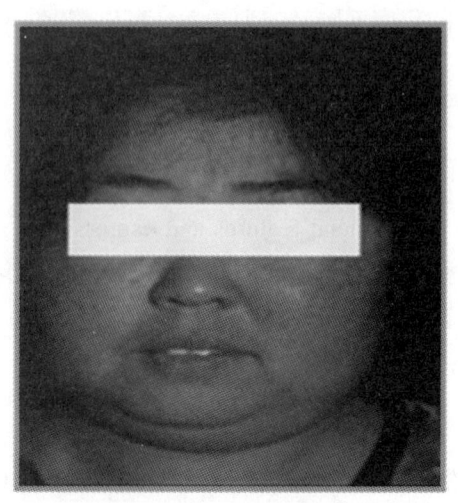

图 3-2-4　满月面容

(5) 满月面容（moon facies）：面圆如满月，皮肤发红，呈多血质表现，常有痤疮，唇可有小须。见于库欣综合征及长期应用糖皮质激素患者（图 3-2-4）。

(6) 肢端肥大症面容（acromegaly facies）：头大脸长，下颌增大向前突出，眉弓及颧部隆起，唇舌肥厚，耳鼻增大（图 3-2-5）。

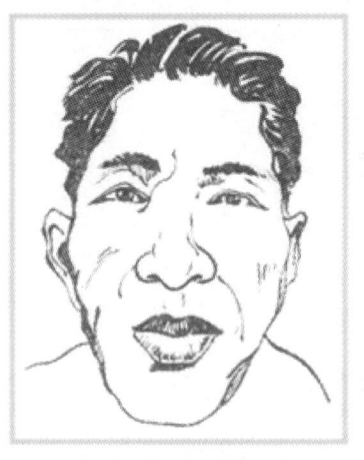

图 3-2-5　肢端肥大症面容

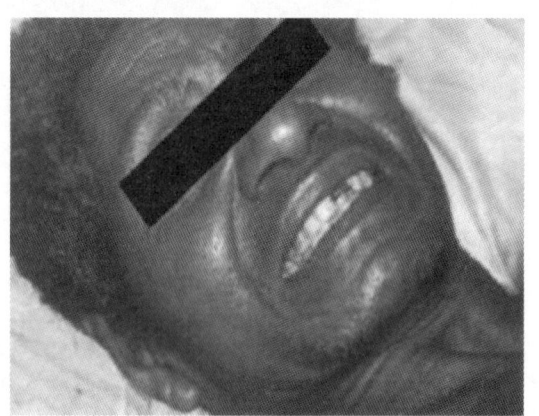

图 3-2-6　苦笑面容

(7) 肝病面容（hepatic facies）：面色暗褐，额部、鼻背、双颊有色素沉着，双目无神。见于晚期肝硬化及肝癌患者。

(8) 苦笑面容（forced smile facies）：牙关紧闭，面肌痉挛，呈苦笑状。见于破伤风患者（图 3-2-6）。

(9) 病危面容（crital facies）：亦称 Hippocrates 面容。面色苍白或灰暗，表情淡漠，眼窝凹

陷，目光无神，四肢冰凉。见于大出血、严重休克、脱水、急性腹膜炎等患者。

八、体位

体位（position）是指患者卧位时身体所处的状态。常见体位有：

1. 自主体位（active position） 身体活动自如，不受限制。见于正常人、疾病早期或病情较轻的患者。

2. 被动体位（passive position） 患者不能自己随意调整或变换肢体或躯干的位置。见于极度衰弱或意识丧失者。

3. 强迫体位 为了减轻疾病的痛苦，患者被迫采取的体位。

（1）强迫仰卧位（compulsion dorsal position）：仰卧，双腿蜷曲，以减轻腹肌紧张。见于急性阑尾炎、腹膜炎患者。

（2）强迫侧卧位（compulsive lateral position）：将患侧向下以减轻疼痛，有利于健侧呼吸，常见于大量胸腔积液、肺脓肿等患者；将健侧向下，见于大叶肺炎、气胸等患者。

（3）强迫俯卧位（compulsive lateral position）：俯卧位可减轻脊背肌肉的紧张度。见于脊柱疾病患者。

（4）强迫蹲位（compulsive squatting position）：在活动过程中，由于呼吸困难或心悸而采取蹲踞或胸膝体位以缓解症状。见于发绀型先天性心脏病患者。

（5）强迫坐位（compulsive sitting position）：又称端坐呼吸（orthopnea），患者坐于床沿，两手置于膝关节上或扶持床边，此种坐位可使横膈下降，肺换气量增加，下肢回心血量减少，减轻心脏负荷。见于心力衰竭、支气管哮喘等患者。

（6）强迫停立位（forced standing position）：步行时心前区疼痛突然发作，被迫立刻站立，并以手按抚心前区，待症状缓解后，才继续行走。见于心绞痛患者。

（7）辗转体位（restless position）：腹痛发作时，患者辗转反侧，坐卧不安。见于胆石症、胆道蛔虫症、肾绞痛、肠绞痛等患者。

（8）角弓反张位（opisthotonos position）：患者颈及脊背肌肉强直，以致头向后仰，胸腹前凸，背过伸，躯干呈弓形，见于破伤风患者。

>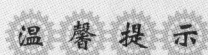
>
> 三种体位是护士执业资格考试的常见考点。

九、姿势与步态

1. 姿势（posture） 是指举止状态。健康人躯干端正，肢体动作灵活适度。正常姿势主要靠骨骼结构和各部分肌肉的紧张度来保持。健康状况和精神状态对姿势有一定的影响：如疲劳和情绪低沉者可以出现弯背、垂肩；腹部疼痛时可出现躯干弯曲；胸、腰椎疾病患者走路拘谨，曲身而行；颈椎疾病时颈部活动受限。

2. 步态（gait） 即走路时所表现的姿态。健康人躯干端正，动作自如，步态稳健。当患某些疾病时，可出现如下步态：

（1）蹒跚步态：走路时身体左右摇摆似鸭状步态（图3-2-7）。见于佝偻病、大骨节病、进行性肌营养不良及双侧先天性髋关节脱位等患者。

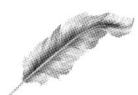

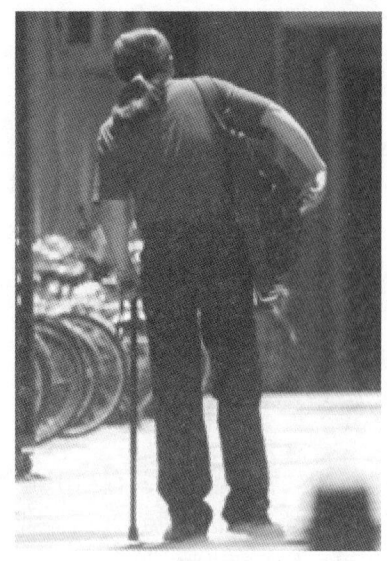
图 3-2-7 蹒跚步态

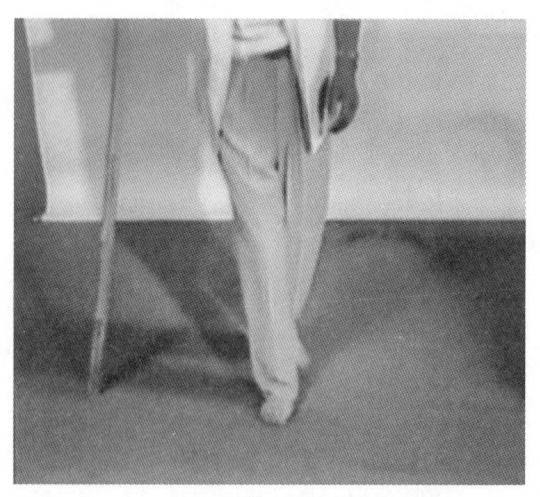
图 3-2-8 偏瘫步态

(2) 醉酒步态：行走时躯干重心不稳，步态紊乱呈醉酒状。见于小脑疾患、酒精中毒等患者。

(3) 偏瘫步态：又称"划圈步态"，由于瘫痪侧肢体肌张力增高，患侧关节伸直，脚向趾侧屈曲而内翻为避免脚尖拖地，行走时先将下肢外展而后内收如同用脚划圈（图3-2-8）。见于瘫痪患者。

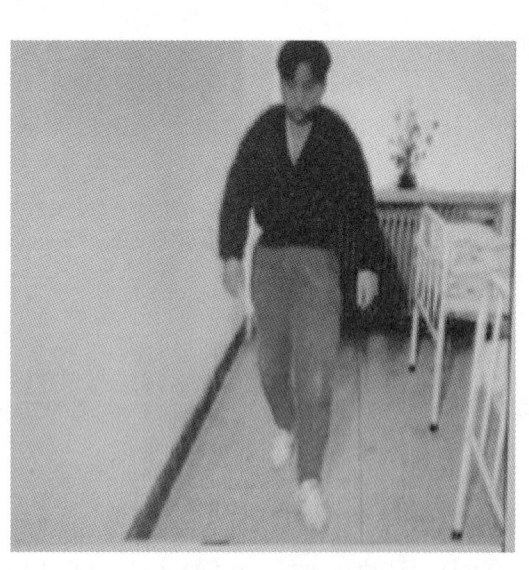
图 3-2-9 慌张步态

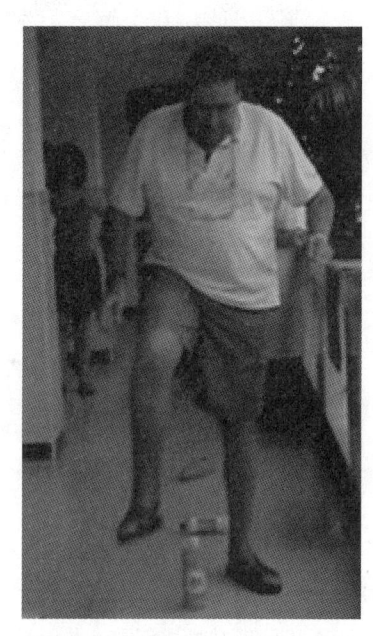
图 3-2-10 共济失调步态

(4) 慌张步态：起步后小步急速趋行，身体前倾，越走越快，难以止步（图3-2-9）。见于震颤性麻痹。

(5) 共济失调步态：起步时一脚高抬，骤然垂落，双目下视，两脚间距很宽，摇晃不稳，闭目时不能保持平衡（图3-2-10）。见于脊髓病变患者。

(6) 跨阈步态：由于踝部肌腱、肌肉弛缓，患足下垂、行走时须高抬下肢才能起步（图3-2-

11)。见于腓总神经麻痹患者。

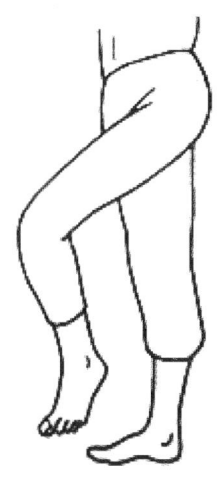
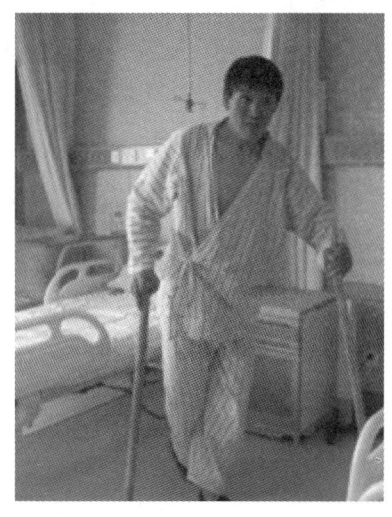

图 3-2-11 跨阈步态　　　　图 3-2-12 剪刀步态

（7）剪刀步态：由于两下肢肌张力增高，尤以伸肌及内收肌张力增高明显，故移步时下肢内收过度，两腿交叉呈剪刀状（图 3-2-12）。见于脑性瘫痪与截瘫患者。

（8）间歇性跛行：步行中因下肢突发酸痛乏力，患者被迫停止前行，需休息片刻后才能继续前行。见于高血压、动脉硬化、糖尿病等患者。

> 温 馨 提 示
>
> 特殊步态是护士执业资格考试的常见考点。

护士执业资格考试模拟

1. 判断营养状态最简单而迅速的方法是观察（　　）
A．皮肤弹性　　　B．毛发稀疏程度　　C．皮下脂肪充实程度
D．肌肉发育情况　　　　　　　　　E．指甲光泽度
2. 某患者有心、肺功能不全，护理体检时患者常采取的体位是（　　）
A．强迫蹲位　　B．强迫侧卧位　　C．强迫坐位　　D．强迫站　　E．强迫侧卧位
3. 患者，女，35 岁，咯血 4 天入院。面色晦暗，双颊暗红，口唇发绀，其病因应首先考虑为（　　）
A．白血病　　　B．风湿性心脏病二尖瓣狭窄　　　C．肺结核
D．支气管扩张　　E．再生障碍性贫血
4. 某震颤性麻痹患者，行走时，其步态为（　　）
A．慌张步态　　B．蹒跚步态　　C．醉酒步态　　D．跨阈步态　　E．共济失调步态

5. 护理体检测脉搏时，正确的操作方法是（ ）
A．单用拇指触脉　　　　　　　B．患者剧烈活动后立即测量
C．测量部位只有桡动脉　　　　D．测量前不必作解释工作
E．有脉搏短绌时，应两人同时分别测量心率、脉率

（金立军　童　芳）

第三部分　皮肤黏膜评估

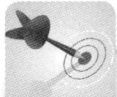

任务目标

通过本章内容的学习，学生应能：
1．说出皮肤黏膜评估的内容、方法。
2．运用皮肤黏膜的评估方法，并理解皮肤黏膜下出血的临床意义。
3．联系实际在同学之间完成皮肤黏膜的评估，并判断正常与否。

皮肤本身的疾病及其他许多疾病的病程中均可伴有多种全身或局部皮肤的病变或反应。皮肤评估的方法主要以视诊为主，适当辅以触诊。皮肤评估的内容包括颜色、湿度、温度、弹性、皮疹、皮下出血、蜘蛛痣与肝掌、水肿。

一、颜色

皮肤颜色与毛细血管的分布、色素量的多少、血液充盈程度及皮下脂肪的厚薄有关。常见的皮肤异常改变有：

1．苍白（pallor）　因贫血、末梢血管痉挛或充盈不足所致，如休克、惊恐、寒冷、虚脱及主动脉瓣关闭不全等。评估时应观察甲床、掌纹、结膜、口腔黏膜及舌质颜色。

2．发红（redness）　由于毛细血管扩张充血、血流加速以及红细胞量增多所致。生理情况下可见于情绪紧张、饮酒。病理情况可见于发热性疾病、阿托品及一氧化碳中毒等。皮肤持久性发红见于Cushing综合征、长期服用肾上腺糖皮质激素及真性红细胞增多症。

3．发绀（cyanosis）　因心肺疾病或局部循环障碍引起缺氧致皮肤黏膜青紫色，常出现于口唇、舌、耳郭、面颊、肢端等部位。见于血液中还原血红蛋白增多或异常血红蛋白症。

4．黄染（stained yellow）　由于血液中胆红素升高致皮肤黏膜发黄。因胆道阻塞、肝细胞损害或溶血性疾病致血清内胆红素浓度增高，使皮肤黏膜甚至体液及其他组织黄染，称黄疸。早期或轻微的黄疸见于巩膜、硬腭后部及软腭黏膜，较明显时才见于皮肤。黄疸所致的巩膜黄染是连续的，近角膜缘处黄染轻，远离角巩膜缘处黄染重。此外，过多时食用胡萝卜、南瓜、桔子等引起血中胡萝卜素含量增高可使皮肤黄染，多见于手掌、足底、前额及鼻部皮肤，一般不出现巩膜和口腔黏膜黄染；长期服用阿的平、呋喃类等含有黄色素的药物也可引起皮肤、巩膜黄染，其特点为黄染以角巩膜缘处最明显，此可与黄疸区别。

5．色素沉着（pigmentation）　由于表皮基底层黑色素增多致色泽加深，称色素沉着。正常人身体外露部分、乳头、乳晕、腋窝、关节、肛门周围及外阴部皮肤色素较深。全身性色素沉着见于慢性肾上腺皮质功能减退症，也可见于肝硬化、肝癌晚期、肢端肥大症、黑热病、疟疾及长期使用砷剂、白消安等药物。妊娠妇女面部、额部可有色素沉着，称妊娠斑。老年人面部也可出现散在色素沉着，称老年斑。

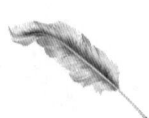

6. 色素脱失（depigmentation） 由于酪氨酸酶缺乏，使机体内的酪氨酸不能转化为黑色素所致。常见有白癜、白斑及白化症。白癜为多形性大小不等的色素脱失斑片，多见于身体外露部分，没有自觉症状，见于白癜风。白斑多呈圆形或椭圆形，常见于口腔黏膜和女性外生殖器，可能为癌前期病变。白化症为全身皮肤和毛发色素脱失，头发可呈浅黄色或金黄色，为遗传性疾病。

二、湿度与出汗

皮肤的湿度（moisture）与出汗量有关。病理情况下，出汗量增多见于风湿热、结核病、甲状腺功能亢进症、佝偻病、休克等。如夜间熟睡中出汗称盗汗（night sweating），是结核的重要征象；手脚皮肤发凉而大汗淋漓称冷汗（cold sweat），见于休克、虚脱等患者。

皮肤干燥、无汗见于维生素 A 缺乏、甲状腺功能减退症、尿毒症、硬皮病、脱水等患者。

三、温度

通常以指背触摸皮肤来评估皮肤的温度。异常发现有：

1. 全身皮肤发热或发冷　全身皮肤发热见于发热性疾病、甲状腺功能亢进症，发冷见于休克、甲状腺功能减退症等患者。

2. 局部皮肤发热或发冷　局部皮肤发热见于疖、痈等炎症。肢端发冷见于雷诺病。

四、弹性

皮肤弹性（elasticity）与年龄、营养状态、皮下脂肪及组织间隙含液量有关。儿童与青少年皮肤弹性好，中年以后皮肤弹性减弱，老年人皮肤弹性差。评估时最常取手背或上臂内侧部位（图 3-3-1），用示指和拇指将皮肤捏起后放松。正常人皮肤放手后，皮肤皱折迅速展平，恢复原状。重度营养不良、慢性消耗疾病、严重脱水者皮肤弹性显著减退。

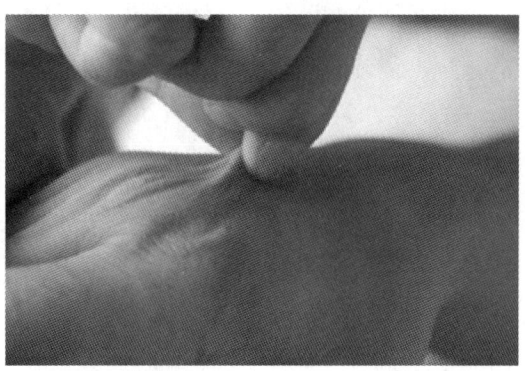

图 3-3-1　皮肤弹性评估方法

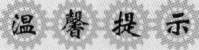

皮肤评估的部位是护士执业资格考试的常见考点。

五、皮疹

皮疹（skin eruption）多为全身性疾病的征象之一。常见于传染病、皮肤病、药物及其他物质所致的过敏反应。发现皮疹时应详细观察其出现与消失的时间、发展顺序、分布部位、形状大小、平坦或隆起、颜色、压之是否褪色、有无瘙痒及脱屑等。常见的皮疹有：

1. 斑疹（maculae）　局部皮肤发红，界限分明，不隆出皮面。见于斑疹伤寒、丹毒、风湿性多形红斑或麻疹等患者。

2. 丘疹（papules）　局部皮肤发红，且隆起于皮面。可见于药物疹、麻疹、猩红热、湿疹等患者。

3. 斑丘疹（maculopapulae）　隆起的丘疹伴有周围皮肤发红。可见于风疹、猩红热、药物疹、斑疹伤寒等患者。

4. 玫瑰疹（roseola）　直径为2～3mm的淡红色的圆形斑疹，压之褪色，多发生在胸腹部皮肤，分批出现，持续3～5天后消退。是伤寒或副伤寒的特征性皮疹。

5. 荨麻疹（urticaria）　又称风团，为局部皮肤暂时性的水肿隆起，形状大小不等，发生快，消退亦快，奇痒。见于各种异性蛋白性食物或药物过敏所引起。

六、皮肤黏膜下出血

皮肤黏膜下出血（subcutaneous hemorrhage）的特点为局部皮肤呈青紫或黄褐色（陈旧性），压之不褪色，除血肿外一般不高出皮面；其与皮肤充血性改变鉴别要点是压之不褪色。按其出血直径的大小不同分为：①出血点：直径小于2mm者（图3-3-2）；②紫癜（purpura）：直径3～5mm者（图3-3-3）；③瘀斑（ecchymosis）：直径5mm以上者（图3-3-4）；④血肿（hematoma）：片状出血伴皮肤隆起者（图3-3-5）。皮下出血常见于造血系统疾病、重症感染、某些毒物或药物中毒及外伤等患者。

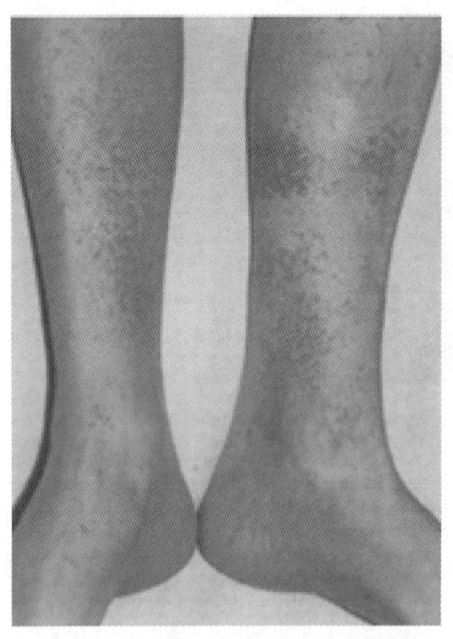

图3-3-2　出血点

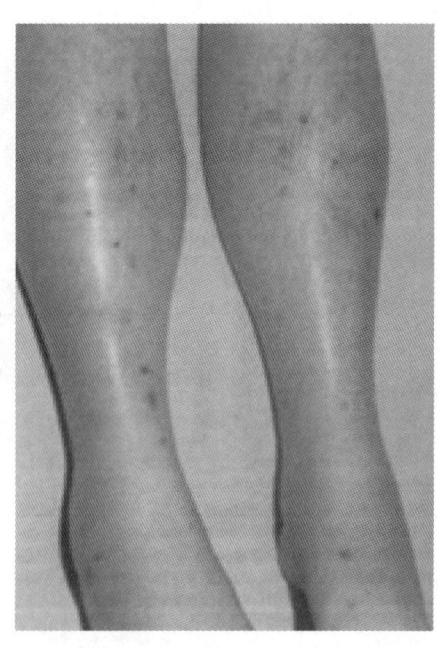

图3-3-3　紫癜

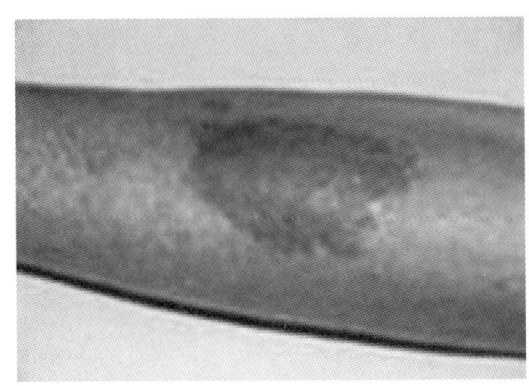
图 3-3-4 瘀斑

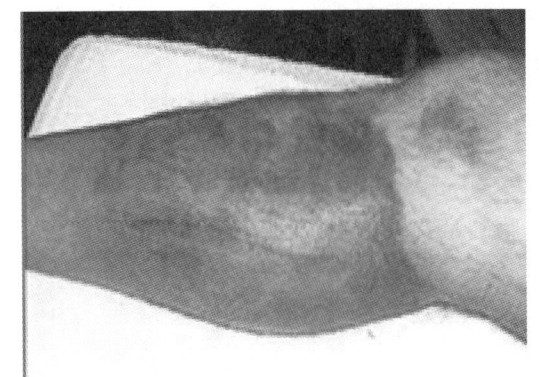
图 3-3-5 血肿

七、蜘蛛痣与肝掌

蜘蛛痣（spider angioma）是皮肤小动脉末端分支性血管扩张所形成的血管痣，形似蜘蛛，称为蜘蛛痣（图 3-3-6）。多出现在上腔静脉分布的区域，如手背、面颈部、前胸部及肩部等处。评估时评估者压迫蜘蛛痣中心，其辐射状小血管网即褪色或消失，压力去除则又复出现。

慢性肝病患者大小鱼际肌处皮肤常发红，加压后褪色，称为肝掌（liver palm），见图 3-3-7。

一般认为蜘蛛痣与肝掌的发生与肝对雌激素的灭活作用减弱，体内雌激素水平升高有关。常见于急慢性肝炎、肝硬化患者。

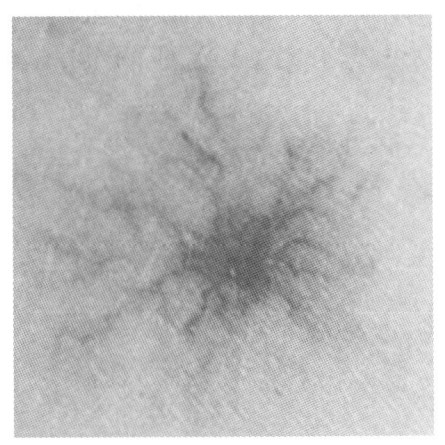
图 3-3-6 蜘蛛痣

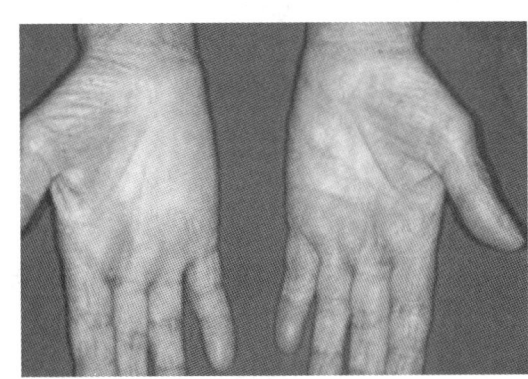
图 3-3-7 肝掌

> **温馨提示**
>
> 蜘蛛痣与肝掌发生的机制是护士执业资格考试的常见考点。

八、水肿

水肿（edema）是组织间隙液体过多潴留的征象。评估时通常使用视诊和触诊的方法。轻度水肿不易发现，应结合触诊。触诊有无水肿时，通常取胫骨前内侧皮肤，用手指按压被评估部位 3~5s，如按压部位出现凹陷，称为凹陷性水肿，见于大多数水肿；如按压部位无凹陷出现，称为非凹陷性水肿，如黏液性水肿、丝虫病所致的水肿等。

临床上按水肿的程度不同，可分为轻、中、重三度。

1. 轻度水肿　仅见于眼睑、眶下软组织、胫前、踝部，指压后可见组织轻度凹陷，平复较快。
2. 中度水肿　全身组织均可见明显肿胀，指压后可出现明显或较深的凹陷，平复缓慢。
3. 重度水肿　全身组织严重水肿，皮肤紧张发亮，甚至液体可随创口渗出，胸腔、腹腔、鞘膜腔可有积液，外阴部也可有严重水肿。

护士执业资格考试模拟

1. 对皮肤弹性的评估常取下列哪个部位（　　）
   A．两颊　　　　　B．腹部　　　　　C．手背或上臂内侧
   D．上臂外侧　　　E．前臂内侧
2. 贫血患者，较可靠的评估部位是（　　）
   A．手掌皮肤和睑结膜　　　B．颈部皮肤和舌面　　　C．耳郭皮肤和上腭黏膜
   D．面颊皮肤及上腭黏膜　　E．手背皮肤及鼻腔黏膜
3. 下列哪项不属于皮肤黏膜下出血（　　）
   A．瘀点　　　B．紫癜　　　C．瘀斑　　　D．血肿　　　E．玫瑰疹
4. 对蜘蛛痣的描述，不正确的是（　　）
   A．与肝对体内雌激素的灭活功能较弱有关　　　B．常见于肝炎或肝硬化患者
   C．可伴有肝掌　　　D．由小静脉扩张所致　　　E．多出现在上腔静脉分布的区域
5. 皮肤潮湿多汗除外下列哪种疾病（　　）
   A．风湿热　　　B．硬皮病　　　C．结核病　　　D．佝偻病　　　E．甲状腺功能亢进症

（李蓉山　王　君）

第四部分　浅表淋巴结评估

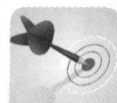

任务目标

通过本章内容的学习，学生应能：
1. 说出浅表淋巴结评估的顺序、注意事项和临床意义。
2. 联系实际在同学之间完成浅表淋巴结的评估，并判断正常与否。

淋巴结（lymph node）分布于全身，评估时一般仅能触及各部的浅表淋巴结。正常浅表淋巴结直径不超过 0.5cm，质地柔软，表面光滑，无压痛，与毗邻组织无粘连，不易触及。

一、评估淋巴结的顺序

一般可自耳前、耳后、乳突区、枕骨下、颈后、颈前、颌下、颏下、锁骨上窝、腋窝、滑车上、腹股沟直至腘窝等处淋巴结（图 3-4-1）。

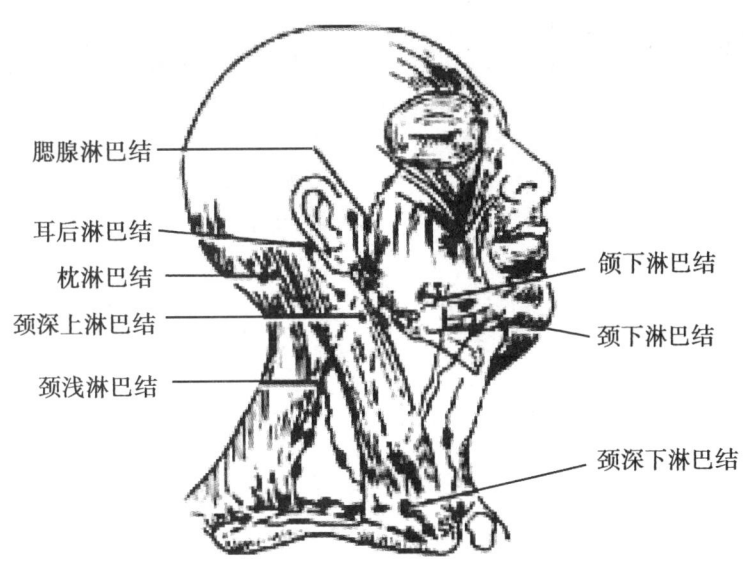

图 3-4-1 头颈部浅淋巴结

二、评估淋巴结的注意事项

评估淋巴结时应注意淋巴结的部位、大小、数目、硬度、压痛、活动度、有无粘连,局部皮肤有无红肿、瘢痕、瘘管等。

三、评估方法

1. 颈部淋巴结 评估时,评估者站在患者身后,让患者头向评估侧倾斜,使肌肉松弛,由浅入深进行滑动触诊(图 3-4-2)。

2. 颌下淋巴结评估 患者取坐位,评估者面对患者,让患者头偏向评估侧,评估者右手评估患者左颌下淋巴结,左手评估患者右侧淋巴结。方法:将四指并拢屈曲紧贴评估部位,由浅入深,由内向外,沿下颌骨内缘向上滑动触摸(图 3-4-3)。

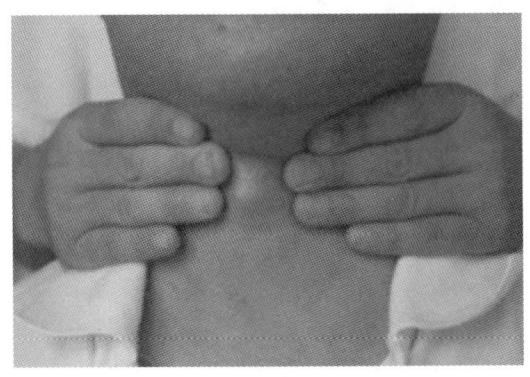

图 3-4-2 颈部淋巴结评估方法

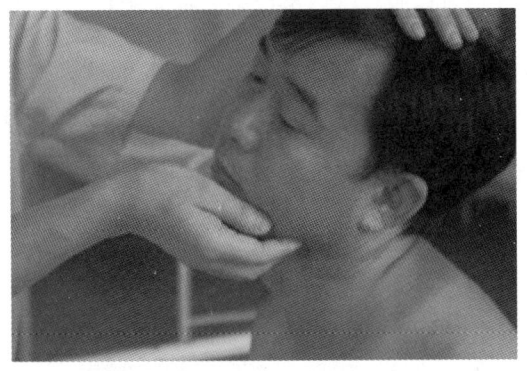

图 3-4-3 颌下淋巴结评估方法

3. 锁骨上窝淋巴结评估 患者可取坐位或仰卧位,评估者面对患者,双手触诊。方法:评估者右手评估患者左锁骨上窝淋巴结,左手评估患者右锁骨上窝淋巴结,将示指及中指并拢在锁骨上窝进行触摸(图 3-4-4)。

4. 腋窝淋巴结评估 评估时,评估者左手握住患者左腕向外上屈肘外展抬高约 45°,右手指并拢,掌面贴近胸壁向上逐渐达腋窝顶部(图 3-4-5)。

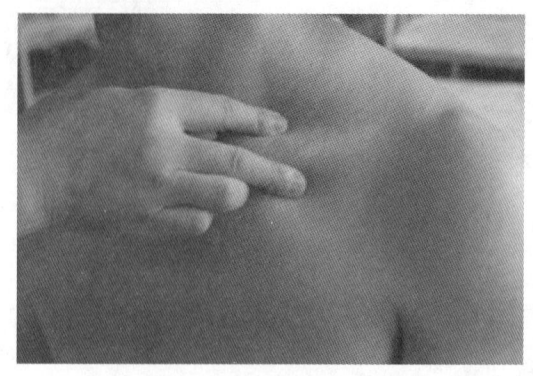

图 3-4-4 锁骨上窝淋巴结评估

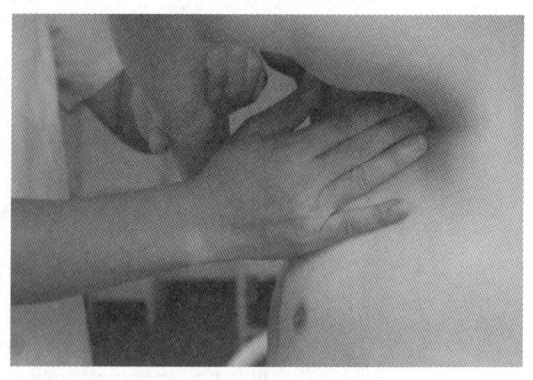

图 3-4-5 腋窝淋巴结评估

5. 滑车淋巴结评估　评估右滑车淋巴结时，用右手握住患者右手腕，抬至胸前，左手掌向上，小指抵住肱骨内上髁，环指、中指、示指并拢在肱二头肌与肱三头肌进行触摸（图 3-4-6）。

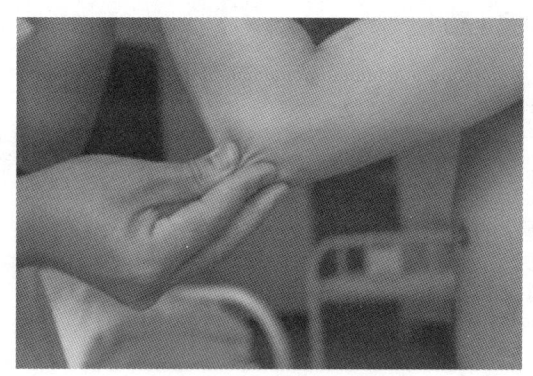

图 3-4-6 滑车淋巴结评估

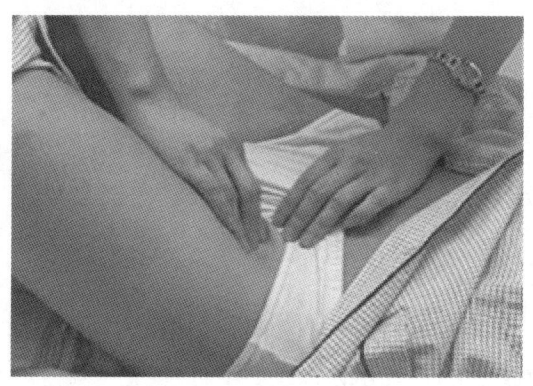

图 3-4-7 腹股沟淋巴结评估

6. 腹股沟淋巴结评估　评估腹股沟淋巴结时，被评估检查者平卧，下肢伸直，护士四指并拢分别触摸腹股沟区淋巴结上群和下群（图 3-4-7）。

四、临床意义

1. 淋巴结炎　质地柔软、有压痛、表面光滑无粘连，慢性期则质地较硬、疼痛轻微局限。
2. 淋巴结结核　颈部血管周围，大小不等，质稍硬，可有粘连。
3. 恶性肿瘤的淋巴结转移
①胃癌、食管癌——左锁骨上窝淋巴结。
②肺癌——右锁骨上窝、腋窝淋巴结。
③鼻咽癌——颈深上淋巴结。
④乳腺癌——腋窝、锁骨上窝淋巴结。

温馨提示

淋巴结检查的临床意义是护士执业资格考试的常见考点。

护士执业资格考试模拟

1. 在进行淋巴结评估时，首先应注意弄清楚（　　）
   A．有无红肿、粘连　　　B．数量、大小　　　C．部位
   D．有无压痛　　　　　　E．有无坏死
2. 评估浅部淋巴结时常用何种方法（　　）
   A．视诊　B．浅部滑行触诊　C．深压触诊　D．双手触诊　E．叩诊
3. 患者，男，60岁，自己发现左锁骨上窝有一鸡蛋大小的无痛性肿块，质地坚硬。首先考虑为（　　）
   A．乳癌　　　B．肺癌　　　C．胃癌　　　D．鼻咽癌　　　E．骨肉瘤

（徐友英　刘大敏）

第五部分　头部及其器官评估

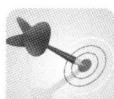

任务目标

通过本章内容的学习，学生应能：
1. 说出头部及器官评估的内容和方法，扁桃体肿大的分度。
2. 会观察瞳孔大小、形状，并判断瞳孔变化的临床意义。
3. 联系实际在同学之间完成头部及器官的评估，并判断正常与否。

头部评估时以视诊为主，辅以触诊。内容包括头发、头皮、头颅和头部器官。

一、头发

评估时注意头发颜色、疏密度、有无脱发及其特点。脱发常见于伤寒、甲状腺功能减退症、头皮脂溢性皮炎、发癣、斑脱等疾病，或放射治疗和肿瘤化学治疗后。

二、头皮

评估时需拨开头发观察头皮颜色，有无头屑、头癣、疖痈、外伤、血肿及瘢痕等。

三、头颅

以视诊观察头颅大小、形状、有无运动异常和小儿前囟情况，以触诊来了解头颅外形、有无压痛和异常隆起。

1. **头颅大小**　以头围来衡量，测量方法是以软尺自眉间绕过枕骨粗隆（图3-5-1）。
2. **头围正常变化**　新生儿约34cm，出生后前半年增加8cm，后半年增加3cm，到18岁可以达53cm或以上，以后无变化。

3. 常见头颅异常或畸形
（1）小颅（microcephalia）：由于小儿囟门过早闭合引起的小颅畸形，常伴智力障碍。
（2）方颅（squared skull）：前额左右突出，头顶平坦呈正方形（图3-5-2）。见于小儿佝偻病、先天性梅毒。

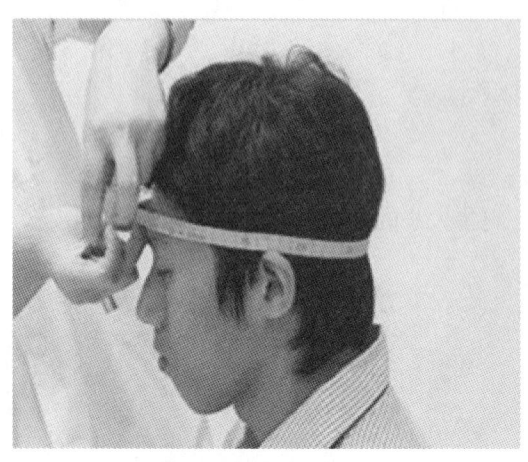

图 3-5-1　头颅大小的衡量法

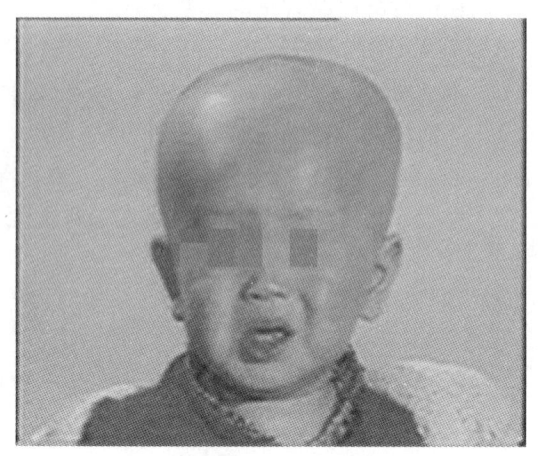

图 3-5-2　方颅

（3）巨颅（large skull）：头颅增大，颜面很小（图3-5-3），可见头、颈部静脉充盈。由于颅内压增高，压迫眼球，形成双目下视、巩膜外露的特殊表情，称为落日现象（setting sun phenomenon），见于脑积水。

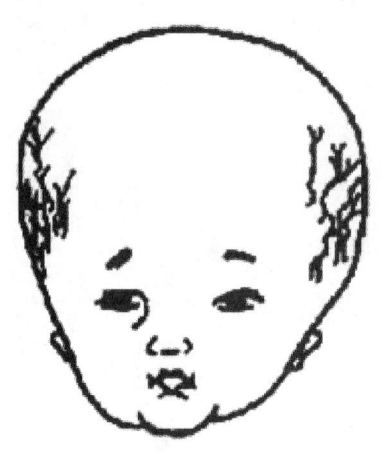

图 3-5-3　巨颅

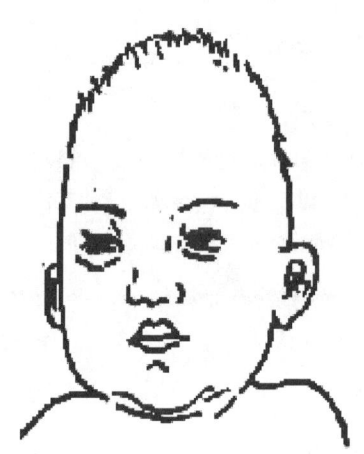

图 3-5-4　尖颅

（4）尖颅（oxycephaly）：亦称塔颅（tower skull）（图3-5-4），因矢状缝和冠状缝过早闭合所致，见于先天性疾患尖颅并指（趾）畸形，即Apert综合征。

4. 头部异常运动　头部活动受限，见于颈椎疾病；头部不随意颤动，见于帕金森病（parkinsonism）；与颈动脉搏动一致的点头运动，称De Musset，见于严重主动脉瓣关闭不全。

四、眼

眼的评估包括外眼、眼前节、内眼和视功能的评估。

（一）眉毛（eyebrow）
正常人眉毛的疏密不完全相同，一般内侧与中间部分比较浓密，外侧部分比较稀疏。如外

1/3 的眉毛过于稀疏或脱落,见于黏液性水肿和腺垂体功能减退症(席恩综合征)、麻风病等患者。

(二)眼睑(eyelids)

注意有无睑内翻、上睑下垂、眼睑闭合障碍、眼睑水肿,有无包块、压痛、倒睫等。

1. 眼睑水肿　见于肾炎、重症贫血及营养不良、血管神经性水肿等。
2. 眼睑下垂
(1)双侧眼睑下垂:见于先天性上睑下垂、重症肌无力。
(2)单侧上睑下垂:见于蛛网膜下腔出血、脑炎、外伤等引起的动眼神经损害。
3. 眼睑内翻　由于瘢痕形成使眼睑缘向内翻转,见于沙眼。
4. 眼睑闭合障碍　单侧闭合障碍见于面神经麻痹,两侧闭合障碍见于甲状腺功能亢进症。

(三)结膜(conjunctiva)

正常结膜为透明有光泽的薄膜,分睑结膜、穹窿部结膜与球结膜三部分。

评估时需翻转眼睑才能进行。其要领:护士用示指和拇指捏住上睑中部的边缘,嘱被评估者向下看,此时轻轻向前下方牵拉,然后示指向下压迫睑板上缘,并与拇指配合将睑缘向上捻转即可(图3-5-5)。异常发现:结膜充血(图3-5-6)、红肿,见于结膜炎症等。

结膜颗粒与滤泡见于沙眼,结膜发黄见于黄疸,结膜苍白见于贫血,结膜散在栓塞性瘀点,可见于亚急性心内膜炎。

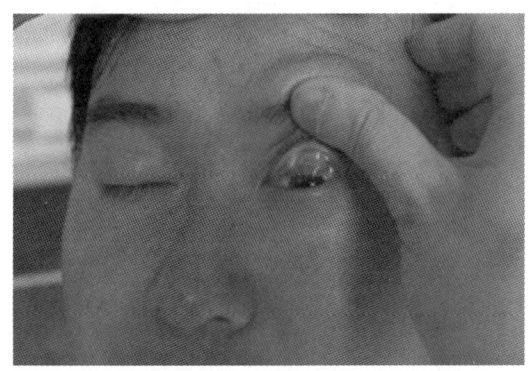

图 3-5-5　结膜评估方法

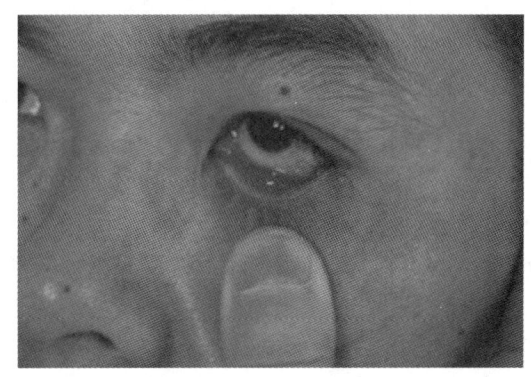

图 3-5-6　结膜充血

(四)眼球(eyeball)

评估时应注意眼球外形、运动情况等。

1. 眼球突出
(1)双侧眼球突出:见于甲状腺功能亢进症。
(2)单侧眼球突出:多由于局部炎症或眶内占位性疾病所致。
2. 眼球凹陷　双侧凹陷见于严重脱水、消瘦,单侧凹陷见于 Hornet 综合征。
3. 眼球运动　评估时护士将示指置于患者眼前 30~40cm 处,嘱患者头部固定,眼球随护士示指方向按左→左上→左下,右→右上→右下 6 个方向移动,观察其运动是否正常(图3-5-7)。如出现斜视,见于动眼神经、外展神经受损;出现眼球震颤多见于耳源性眩晕、小脑疾病等。
4. 眼压　可用指压法和眼压计测量眼压。正常人的眼压为 1.3~2.99kPa。眼压增高见于青光眼、颅内压增高等。

(五)巩膜(sclera)

正常不透明,呈瓷白色(图3-5-8)。黄疸时首先出现巩膜发黄。中年以后因脂肪沉着,可在内眦出现黄色斑块。

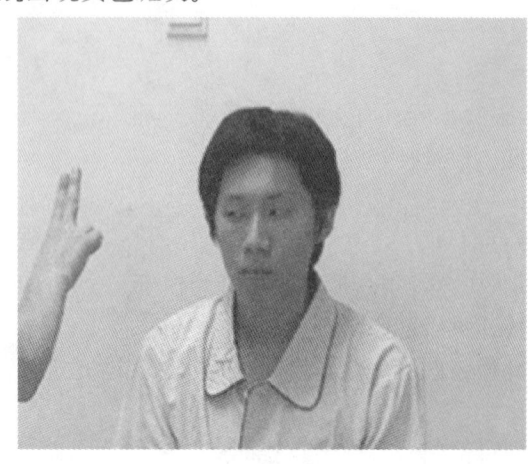

图 3-5-7　眼球运动评估

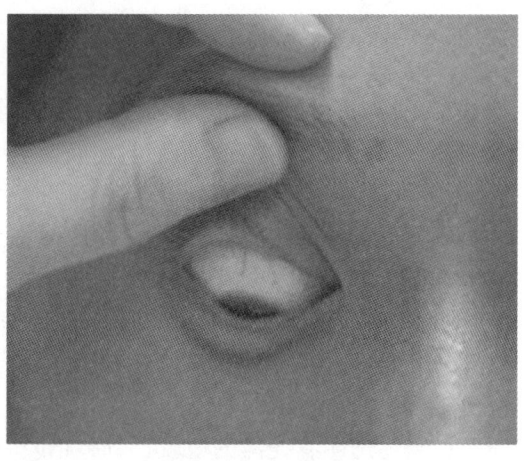

图 3-5-8　巩膜评估

（六）角膜（cornea）

正常角膜透明光亮，感觉十分灵敏。评估时应注意有无混浊、白斑、云翳及溃疡等。

1．如在瞳孔部位发生云翳和白斑，可致视力障碍。
2．如维生素 A 缺乏、角膜炎及外伤时，可发生角膜软化、溃疡或混浊。
3．老年人的角膜周围可出现灰白色混浊环，称为老年环，由于类脂沉着所致，不影响视力。
4．角膜边缘若出现黄色或棕褐色的色素环，见于肝豆状核变性。

（七）瞳孔（pupil）

评估时注意瞳孔大小、形状、对光反射（图 3-5-9）及调节反射等内容。正常人双侧瞳孔等圆等大，直径为 3～4mm。如瞳孔缩小见于有机磷农药中毒、吗啡中毒、毛果芸香碱中毒、脑桥出血等患者；瞳孔扩大见于阿托品中毒、外伤、濒死等患者；瞳孔不等大见于颅内占位病变，如脑外伤、脑肿瘤、脑疝等患者；对光反射迟钝见于脑炎、脑膜炎、脑血管病等患者；对光反射完全消失见于深昏迷。

调节与辐辏反射：嘱患者注视 1m 以外的目标，然后将目标逐渐移向距眼球 20cm 处（图 3-5-10）。正常人此时瞳孔逐渐缩小，称为调节反射。如同时双侧眼球向内聚合，称为辐辏反射。如动眼神经功能损害，调节反射和辐辏反射均消失。对光反射消失而集合反射存在，见于动脉硬化、脑外伤、糖尿病等。

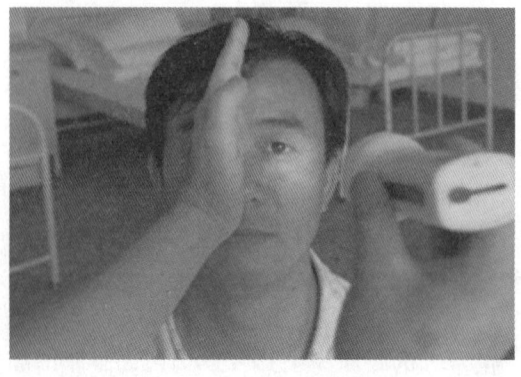

图 3-5-9　瞳孔对光反射

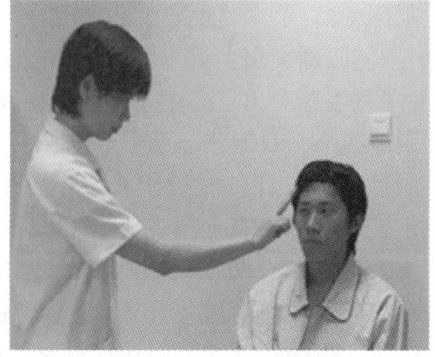

图 3-5-10　辐辏反射

> 温馨提示
>
> 瞳孔的大小及其变化的意义是护士执业资格考试的常见考点。

（八）视力（visual acuity）

分近视力和远视力，后者通常指阅读能力。评估远视力用远视力表，患者距视力表5m远，分别评估两眼，以能看清"1.0"行视标者为正常视力。如在1m处不能辨认0.1行视标者，改为"数手指"，即辨认护士所示的手指数。手指移近眼前5cm仍数不清者，改为指动检测。不能看到眼前手动者，检测其光感是否存在，如光感消失，即为失明。检查近视力用近视力表，在距视力表33cm处，能看清"1.0"行视标者为正常视力。视力检查可初步判断有无近视、远视、散光或器质性病变，如白内障、眼底病变等。

五、耳

1. **耳郭** 评估时注意耳郭有无畸形、耳屏有无压痛等。如耳郭红肿伴热、痛见于急性炎症。耳郭皮下触及硬而小的结节，多为尿酸钠沉积所致，见于痛风。

2. **外耳道** 评估时注意外耳道有无红肿、分泌物、溢液等。如外耳道红肿见于外耳道疖肿，外耳道流血见于外伤、颅底骨折等，外耳道流脓见于外耳道炎或中耳炎。

3. **中耳** 观察鼓膜是否穿孔。正常鼓膜平坦，颜色灰白，呈圆形。

4. **乳突** 有无压痛。乳头皮肤红肿、压痛，见于乳突炎，严重时可继发耳源性脑脓肿或脑膜炎。

5. **听力（audition）** 粗测法为在安静环境中，嘱患者闭目静坐，用手指堵住一侧耳道，护士持手表或以拇指与示指互相摩擦，自1m以外逐渐移近耳部，直至听到声音为止，测量距离。用同样方法检测另一侧听力。正常人一般约在1m处即可听到机械表或捻指声。精测法是采用规定频率的音叉或电测听器设备，进行一系列较精确的测试方法。

六、鼻

评估时注意鼻（nose）的皮肤颜色和外形，有无鼻翼扇动，鼻道是否通畅、有无出血或异常分泌物，有无鼻中隔偏曲，鼻黏膜有无异常以及鼻窦有无压痛等内容。

1. **鼻部皮肤颜色改变** 鼻梁皮肤出现红色斑块，并向两侧颊面蔓延呈蝴蝶状，见于系统性红斑狼疮患者。鼻尖鼻翼部皮肤发红变厚，并有毛细血管扩张和痤疮者称酒渣鼻。

2. **鼻部外形** 外鼻普遍性增大见于肢端肥大症、黏液性水肿等患者。鼻骨破坏、鼻梁塌陷者称鞍鼻，见于鼻骨骨折、鼻骨发育不良或先天性梅毒等患者。鼻翼扩大、鼻腔完全堵塞、鼻梁增宽变平呈蛙状，称蛙状鼻，见于肥大性或多发性鼻息肉患者。

3. **鼻翼扇动** 即呼吸时鼻孔开大，呼气时鼻孔回缩，为呼吸困难的表现。见于呼吸困难或高热患者。

4. **鼻中隔** 鼻中隔如有明显偏曲，并出现呼吸障碍称为鼻中隔偏曲。鼻中隔出现孔洞称为鼻中隔穿孔，可听到鼻腔有哨声，用小型手电筒照射一侧鼻孔，可见对侧有亮光透入，穿孔多为鼻腔慢性炎症、外伤等引起。

5. **鼻出血** 多为单侧，见于外伤、鼻腔感染、局部血管损伤、鼻咽癌、鼻中隔偏曲等；双侧多由全身性疾病引起，如某些发热性传染病、血液系统疾病、高血压、肝病、维生素C或K

缺乏等。生育期女性如发生周期性鼻出血，应考虑子宫内膜异位症。

6．鼻腔黏膜　急性鼻黏膜肿胀多为炎症充血所致，伴鼻塞和流涕，见于急性鼻炎。慢性黏膜肿胀多为黏膜组织肥厚所致，见于慢性鼻炎。鼻黏膜萎缩、鼻腔分泌物减少、鼻甲缩小、鼻腔宽大、嗅觉减退或丧失，见于慢性萎缩性鼻炎。

7．鼻窦　鼻窦为鼻腔周围含气的骨质空腔，共4对，均有窦口与鼻腔相通，当引流不畅时，易发生炎症。鼻窦炎时可出现鼻塞、流涕、头痛和鼻窦压痛。除蝶窦由于位置较深，不能在体表进行评估外，其他鼻窦的评估方法如下：

（1）上颌窦：护士双手固定于患者的两侧耳后，将拇指分别置于两侧颧部，向后按压（图3-5-11）。

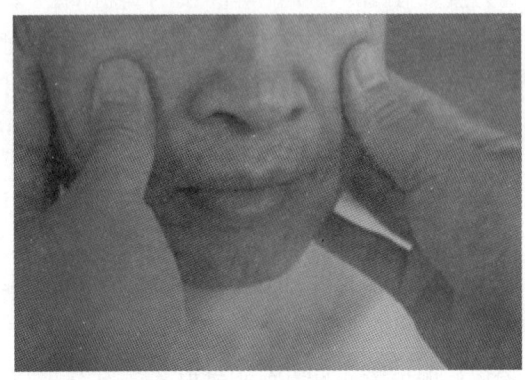

图3-5-11　上颌窦评估

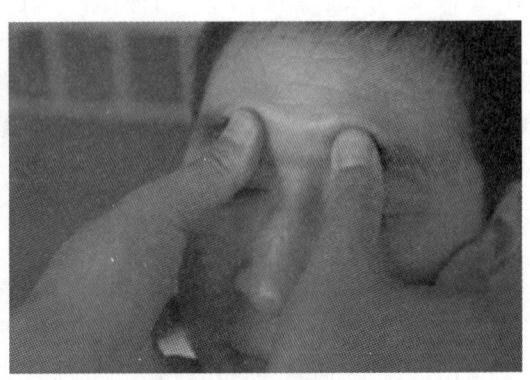

图3-5-12　额窦评估

（2）额窦：护士双手固定于患者的两侧耳后，将拇指置于眼眶上面内侧，用力向后按压（图3-5-12）。

（3）筛窦：护士一手扶持患者枕部，以另一只手拇指置于鼻根部与眼内眦之间向筛窦方向加压（图3-5-13）。

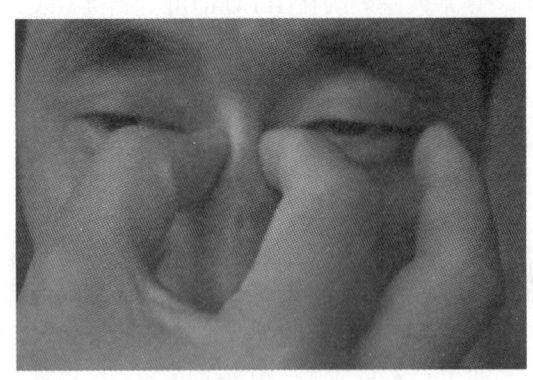

图3-5-13　筛窦评估

七、口

口（mouth）的评估包括口唇、口腔黏膜、牙齿、牙龈、舌、咽部及扁桃体的评估。

1．口唇　口唇的毛细血管十分丰富，因此，健康人口唇红润光泽。如口唇苍白，见于虚脱、主动脉瓣关闭不全和贫血；口唇呈樱桃红，见于一氧化碳中毒；口唇发绀表示缺氧，见于心肺功能不全；口唇干燥皲裂，甚至有痂皮，见于高热脱水；口唇有疱疹，多为单纯疱疹病毒所致的肺炎、流行性脑脊髓膜炎、疟疾、感冒等；口角糜烂见于核黄素缺乏；口唇肥厚见于黏液性水肿以及肢端肥大症等；口角歪斜见于面神经麻痹；兔唇见于先天性发育畸形。

2．口腔黏膜　正常口腔黏膜光洁呈粉红色。评估时应注意有无出血点、溃疡、黏膜斑等。如见蓝黑色色素沉着斑，多为肾上腺皮质功能减退症（Addison病）；如见大小不等的黏膜下出血，多为出血性疾病或维生素C缺乏所致；如在第二磨牙的颊黏膜上出现针头大小白色斑点，周围有红晕，称麻疹黏膜斑（Koplik斑），为麻疹的早期征象；如黏膜充血、肿胀伴有小出血点，称为黏膜疹，多为对称性，见于猩红热、风疹、某些药物中毒；如黏膜有溃疡，多见于慢性复发性口疮。

3．牙齿（teeth）　评估时注意有无龋齿、残根、缺牙及义齿等。如有牙齿疾患应按下列格式标明所在部位：

$$\overline{8\ 7\ 6\ 5\ 4\ 3\ 2\ 1\ \big|\ 1\ 2\ 3\ 4\ 5\ 6\ 7\ 8}$$
右　　　　　　　　　　　　　　　　左
$$8\ 7\ 6\ 5\ 4\ 3\ 2\ 1\ 下\ 1\ 2\ 3\ 4\ 5\ 6\ 7\ 8$$

1．中切牙，2．侧切牙，3．尖牙，4．第一前磨牙，5．第二前磨牙，6．第一磨牙，7．第二磨牙，8．第三磨牙。

4．牙龈（gums）　正常齿龈为粉红色，不易出血。如牙龈水肿见于慢性牙周炎；牙龈出血见于牙石、维生素C缺乏症、血液系统疾病；齿龈游离缘出现蓝灰色点线，是铅中毒特征，称为铅线；牙龈出现黑褐色点线，色素沉着，见于慢性铋、汞等重金属中毒，分别称为铋线或汞线。

5．舌（tongue）　评估时应注意舌的颜色，舌的位置与运动，舌苔厚薄及颜色等。正常人舌质淡红，表面湿润，覆有薄白苔，伸出居中，活动自如无颤动。如舌头萎缩，舌面光滑呈粉红色或红色，见于贫血或营养不良；舌色发紫见于心肺功能不全；舌乳头肿胀、发红似草莓称草莓舌，见于猩红热和长期发热患者；舌面干燥，舌体缩小有纵沟，称干燥舌，见于严重脱水；伸舌有细微震颤见于甲状腺功能亢进症；伸舌时偏向一侧，见于舌下神经麻痹。

6．咽及扁桃体　评估咽部时，嘱患者坐于椅上，面对光源，头后仰，张口发"啊"音，评估者用压舌板迅速下压舌前2/3，借以观察咽部有无红肿、充血、分泌物、扁桃体是否肿大等。如咽部黏膜充血、红肿见于急性咽炎；咽部充血，表面粗糙，有滤泡，见于慢性咽炎；扁桃体红肿、增大，见于急性扁桃体炎；扁桃体上有白膜且不易剥脱，见于白喉。

扁桃体肿大按其大小可分为三度（图3-5-14）：扁桃体不超过咽腭弓者为Ⅰ度；超过咽腭弓，未达咽后壁者为Ⅱ度（图3-5-15）；达到或超过咽后壁中线者为Ⅲ度。

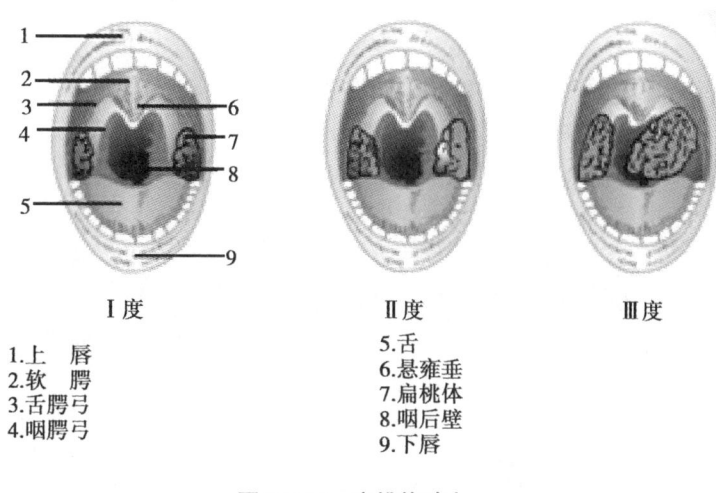

图3-5-14　扁桃体肿大

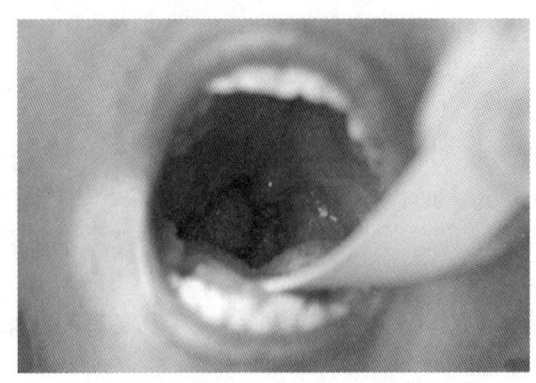

图 3-5-15　Ⅱ度扁桃体肿大

八、腮腺

腮腺（parotid）位于耳屏、下颌角、颧弓构成的三角区内。正常人腺体薄而软，触诊不超过腺体轮廓。腮腺导管开口相当于上颌第二磨牙的颊黏膜上，评估时应注意导管口有无分泌物。腮腺肿大见于：

1. **急性流行性腮腺炎**　腮腺迅速肿大，先为单侧，继而可累及对侧，评估时有压痛，腮腺导管可见红肿，急性期还可累及胰腺、睾丸或卵巢。

2. **急性化脓性腮腺炎**　多见于抵抗力低下的重症患者及口腔卫生不良者。腮腺肿大多为单侧性，评估时腮腺导管口处加压后可见脓性分泌物溢出。

3. **腮腺肿瘤**　混合瘤质韧呈结节状，边缘清楚，可有移动性；恶性肿瘤质硬，有痛感，发展迅速，与周围组织粘连，可伴有面瘫。

护士执业资格考试模拟

1. 濒死状态的瞳孔表现为（　　）
A. 缩小　　　　　B. 扩大　　　　　C. 大小不等　　　　D. 双侧缩小伴对光反射消失
E. 双侧散大伴对光反射迟钝

2. 小儿佝偻病时头颅异常的表现为（　　）
A. 小颅　　　　　B. 巨颅　　　　　C. 方颅　　　　　D. 尖颅　　　　　E. 塔颅

3. 某昏迷患者，呼出的气体呈大蒜味，瞳孔直径1mm，应考虑为（　　）
A. 低血糖昏迷　　B. 糖尿病酮症　　C. 吗啡中毒
D. 有机磷农药中毒　　　　　E. 毒蕈中毒

4. 扁桃体超过咽腭弓而未达咽后壁中线者为（　　）
A. Ⅰ度肿大　　　B. Ⅱ度肿大　　　C. Ⅲ度肿大　　　D. Ⅳ度肿大　　　E. 正常

5. 某昏迷患者，护理体检时口唇呈樱桃红，应考虑为（　　）
A. 主动脉瓣关闭不全　　　　　B. 休克　　C. 单纯疱疹病毒
D. 肢端肥大症　　　　　E. 一氧化碳中毒

（陈旭鸿　代芳兰）

第六部分 颈部评估

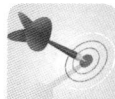

任务目标

通过本章内容的学习,学生应能:
1. 说出颈部评估的内容,学会颈部评估方法。
2. 联系实际在同学之间完成颈静脉、甲状腺、气管的评估,并判断正常与否。

颈部评估的主要方法有视诊和触诊,有时也需要听诊。要求诊室环境安静,光线充足;评估对象宜取坐位,也可取半坐位或卧位;评估时应松解颈部衣扣,充分暴露颈部和肩部。

一、颈部外形及运动

正常人颈部直立,左右对称,活动自如。异常发现有:
1. 头不能抬起 见于严重消耗性疾病的晚期、重症肌无力、进行性肌萎缩等患者。
2. 斜颈 见于颈肌外伤、瘢痕收缩、先天性颈肌挛缩或斜颈患者。
3. 颈部运动受限伴疼痛 见于软组织炎症、颈肌扭伤、肥大性脊椎炎、颈椎结核或肿瘤等患者。
4. 颈强直 为脑膜受激惹的表现,见于脑膜炎、蛛网膜下腔出血等患者。

二、颈部血管

(一)颈静脉

颈静脉充盈的高度反映静脉压水平。评估时注意颈静脉有无怒张及搏动。

1. 颈静脉怒张 正常人在立位或坐位时颈静脉常不显露,半卧时稍见充盈,但无搏动,充盈的水平仅限于锁骨上缘至下颌角距离的下 2/3 内。如取 30°~45°的半卧位时,颈静脉充盈超过正常水平称为颈静脉怒张(图 3-6-1)。提示上腔静脉压增高,见于心力衰竭、缩窄性心包炎、心包积液等。当右心功能不全的患者评估时,用手压迫肝,见颈静脉显著充盈称肝颈静脉反流征阳性。因压迫肝,使右房内压和回心血量增加所致。

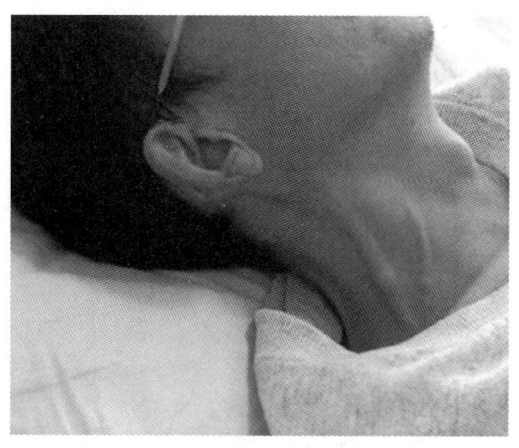

图 3-6-1 颈静脉怒张

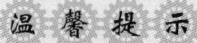

温馨提示

颈静脉怒张的临床意义是护士执业资格考试的常见考点。

2. 颈静脉搏动　正常颈静脉呈负性搏动（心脏收缩时下塌，舒张时搏起）。如颈静脉呈正性搏动（随心尖搏动而搏动）是三尖瓣关闭不全最有力的证据。

（二）颈动脉搏动

正常人看不到颈动脉搏动。但在心排血量增加及脉压差增大时可见到颈动脉搏动，如安静状态下出现颈动脉明显搏动，见于主动脉瓣关闭不全、高血压、甲状腺功能亢进症及严重贫血等患者。

（三）颈动脉搏动与颈静脉搏动鉴别

前者搏动比较粗大，为膨胀性，能看到也能触到；后者搏动柔和，范围弥散，能看到而触不到。

（四）颈部血管杂音

如在颈部听到血管杂音，应考虑颈动脉或椎动脉狭窄；如在锁骨上窝处听到杂音，则可能为锁骨下动脉狭窄；如在右锁骨上窝听到连续性"营营"样杂音，则可能为颈静脉流入上腔静脉口径较宽的球部所产生，属生理性，用手指压迫颈静脉后即可消失。

三、甲状腺

正常人甲状腺表面光滑，柔软不易触及，可随吞咽而上下移动。评估时应注意是否肿大，肿大的程度，硬度，对称性，是否光滑，有无压痛，血流杂音，震颤等。

（一）甲状腺评估方法

1. 视诊　观察甲状腺的大小和对称性。正常甲状腺多不易看到，女性在青春发育期甲状腺可略增大。评估时嘱被评估者做吞咽动作，可见甲状腺随吞咽而上下移动。如不易辨别时，嘱被评估者两手放于枕后，头后仰，再进行观察。

2. 触诊　是评估甲状腺的主要方法。分为两种方法，即评估者站在被评估者前面和背后。

（1）前面评估：护士立于患者前面，一手拇指施压于一侧甲状软骨，将气管推向对侧，另一手示、中指在对侧胸锁乳突肌后缘向前推挤甲状腺，拇指在胸锁乳突肌前缘触诊，配合吞咽动作，重复检查，可触及被推挤的甲状腺侧叶（图3-6-2）。用同法检查另一侧甲状腺。

（2）背后评估（双手触诊法）：评估者位于患者背面，一手示、中指施压于一侧甲状软骨，将气管推向对侧，另一手拇指在对侧胸锁乳突肌后缘推挤甲状腺，示、中指在其前缘触诊甲状腺，配合吞咽动作，重复检查（图3-6-3），用同法检查另一侧甲状腺。

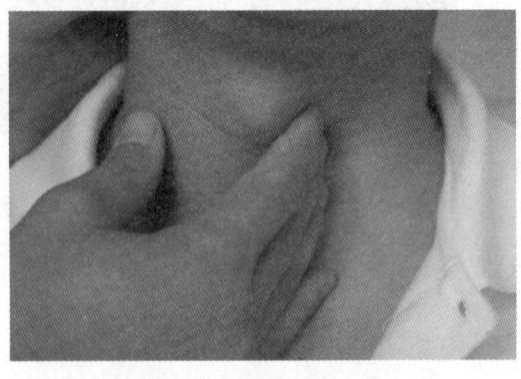

图3-6-2　前面评估甲状腺

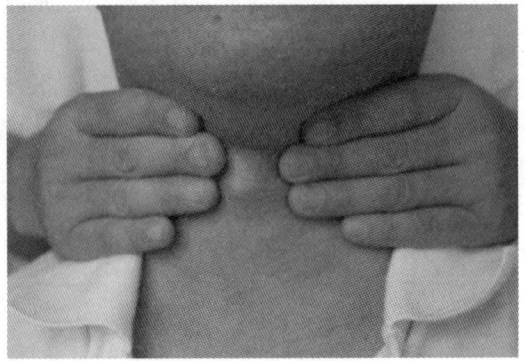

图3-6-3　背后评估甲状腺

3. 听诊　当触到甲状腺肿大时，用听诊器听到"嗡嗡"样连续性杂音，是甲状腺血管增多增粗，血流加快的结果，对诊断甲状腺功能亢进症有帮助。

（二）甲状腺肿大分度

分三度：Ⅰ度：看不见而能触及者；Ⅱ度：能看见但不超过胸锁乳突肌者；Ⅲ度：超过胸锁

乳突肌者。

（三）甲状腺肿大的原因

1. 单纯性甲状腺肿　腺体肿大很突出（Ⅱ～Ⅲ度），多为弥漫性，也可为结节性，不伴甲状腺功能亢进症体征，与缺碘有关。
2. 甲状腺功能亢进症　多为Ⅱ度以下肿大，质软，触有震颤，听有"嗡嗡"样血管杂音。
3. 甲状腺癌　肿块有结节感，不规则，质硬，与周围组织有粘连而使甲状腺活动受限。
4. 甲状腺腺瘤　肿块大，表面光滑，无压痛，随吞咽而上下移动。

四、气管

正常人气管位于颈前正中。

1. 评估方法　评估时嘱患者取坐位或仰卧位，评估者将示指、环指分别放于被评估者两侧胸锁关节上，将中指置于气管上，观察中指是否在示指与环指中间（图3-6-4）。正常人两侧距离相等。
2. 异常发现　如两侧距离不等，提示气管移位。向健侧移位，见于大量胸腔积液、积气、纵隔肿瘤等。向患侧移位，见于肺不张、肺纤维化、胸膜粘连增厚。

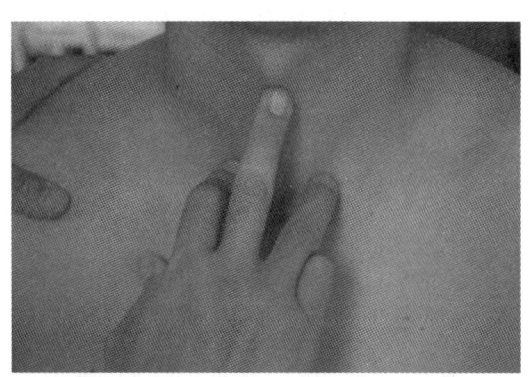

图3-6-4　气管评估

温馨提示

气管移位的意义是护士执业资格考试的常见考点。

护士执业资格考试模拟

1. 正常人坐位时颈静脉不显露，平卧时可稍充盈，其充盈水平限于（　　）
 A．锁骨上缘至下颌角距离的上2/3内　　B．锁骨上缘至下颌角距离的中2/3内
 C．锁骨上缘至下颌角距离的上1/3内　　D．锁骨上缘至下颌角距离的下2/3内
 E．锁骨上缘至下颌角距离的下1/3内
2. 用视诊法评估甲状腺时，应嘱患者做什么动作观察甲状腺（　　）
 A．仰头　　B．屈颈　　C．吞咽　　D．抱头　　E．摇头
3. 患者，女，25岁，护理体检时触及甲状腺肿大，质地柔软，两侧对称，有震颤，并听到血管杂音，应考虑为（　　）
 A．甲状腺功能亢进　　B．单纯性甲状腺肿　　C．结节性甲状腺肿
 D．甲状腺瘤　　E．甲状腺癌
4. 可致气管向患侧移位的疾病是（　　）
 A．气胸　　B．大量胸腔积液　　C．纵隔肿瘤　　D．肺不张　　E．单纯性甲状腺肿

实训一　一般状态、皮肤、浅表淋巴结及头颈部评估

【操作流程】

操作准备
- 1. 操作者准备：护士着装整洁，洗手、戴口罩，物品准备齐全，推检查车到病室，向患者解释评估目的和要求，解除患者的紧张
- 2. 物品准备：听诊器、体温表、血压计、压舌板、手电筒等
- 3. 环境准备：安静、温暖、光线充足，能保护隐私

操作流程

1. 生命征的评估

(1) 体温：擦腋汗 ⟶ 将体温表放于患者腋下 ⟶ 嘱患者夹紧屈肘于胸前计时（5~10min后取出）⟶ 读数 ⟶ 甩下体温计 ⟶ 消毒

(2) 脉搏：示、中、环指放于患者桡动脉上 ⟶ 计数（一般患者测30s×2。心脏病及危重患者应计数1min）

(3) 呼吸：测脉搏后手指不动 ⟶ 观察患者胸或腹部起伏计数30s×2（呼吸不规则或婴儿应计数1min）

(4) 血压：患者取坐位或卧位，一般测右上肢，肘部置于心脏同一水平 ⟶ 将未夹体温计臂侧衣袖卷于肩部或脱袖 ⟶ 肘部伸直，手掌向上 ⟶ 打开血压计 ⟶ 缠袖带于上臂中部（下缘距肘窝2~3cm）⟶ 取凳坐下 ⟶ 连接血压计 ⟶ 打开血压计开关 ⟶ 戴听诊器 ⟶ 听头放于肱动脉搏动明显处，用手固定加压充气（使汞柱上升到动脉搏动音消失后20~30mmHg）缓慢放气（以2~3mmHg/秒的速度缓慢放气）⟶ 认真倾听听到第一声点为收缩压 ⟶ 最后声音减弱/变调或消失点为舒张压 ⟶ 排尽袋内余气 ⟶ 关闭汞槽开关 ⟶ 取下袖带 ⟶ 关好血压计

2. 皮肤检查

皮肤弹性：最常用的部位为上臂内侧肘上3~4cm处。检查者以左手握住患者右腕部并将其手臂轻度外展，右手拇指与食指（相距2~3cm）捏起该处皮肤，片刻后松手，观察皮肤皱褶平复情况。松手后迅速平复者为皮肤弹性良好；缓慢平复者为皮肤弹性减弱

3. 浅表淋巴结检查

(1) 检查部位及顺序：耳前 ⟶ 耳后 ⟶ 乳突区 ⟶ 枕骨下 ⟶ 颈后三角 ⟶ 颈前三角 ⟶ 颌下 ⟶ 颏下 ⟶ 锁骨上窝 ⟶ 腋窝 ⟶ 滑车上 ⟶ 腹股沟 ⟶ 腘窝

(2) 检查方法：双手的食指和中指指尖于各部位的皮肤上按顺序由浅入深滑行触诊，两侧同时进行

4. 头部检查

检查内容及顺序：头发 ⟶ 头皮 ⟶ 头颅 ⟶ 眼 ⟶ 耳 ⟶ 鼻 ⟶ 口

(1) 观察头发色泽、分布、密度及脱落情况

(2) 测量头围：以软尺自眉间绕到颅后通过枕骨粗隆，再从对侧绕回眉间

(3) 结膜检查：检查上结膜时需翻眼睑，检查者手一定要干净。其要领为：用示指和拇指捏住上睑中部的边缘，嘱患者向下看，此时轻轻向前下方牵拉，然后示指向下压迫睑板上缘，并与拇指配合将睑缘向上捻转即可。检查下睑结膜时，用双手拇指置于眼睑中部，请患者向上看，同时向下牵拉下眼睑边缘，观察下眼睑结膜、球结膜及巩膜。注意观察结膜有无结膜充血、苍白、颗粒滤泡及瘀点等

(4) 眼球检查：患者坐位，告之患者头部保持不动，检查者将目标物放在距受检查者眼前40cm左右，嘱其注视。手指按以下顺序移动，按左 ⟶ 左上 ⟶ 左下，右 ⟶ 右上 ⟶ 右下 六个方向。检查时注意眼球转动幅度、灵活性、两眼是否同步、有无眼球震颤、斜视、复视等

(5) 瞳孔检查：观察瞳孔大小、形状、对光反射及调节反射等情况。取手电筒，聚光并将手电光由外向内移动，直接照射瞳孔，出现瞳孔缩小，称为直接对光反射；用手于鼻根部隔开双眼，光照一侧瞳孔，出现瞳孔缩小，称为间接对光反射。嘱患者注视1m以外的目标，然后将目标逐渐移向距眼球约为20cm处。正常人此时瞳孔逐渐缩小，称为调节反射；如同时双侧眼球向内聚合，称为辐辏反射

(6) 耳的检查：观察耳郭外形，耳前有无瘘管，外耳道有无分泌物，乳突有无压痛，以及听力（嘱患者闭目，用捻指声或手表声测定，正常人约在1m处即可听到手表声或捻指声，此为粗略测定）

(7) 鼻的检查：拇指将鼻尖上推，用手电光观察鼻前庭和鼻腔、分泌物、鼻中隔有无偏曲、鼻息肉等

(8) 鼻窦的检查

额窦：检查者双手置于两侧颞部，双拇指分别置于左右眼眶上方稍内，用力向后按压，观察并询问有无压痛现象

操作流程

筛窦：检查者一手扶持患者枕部，以另一手拇指置于鼻根部与眼内角之间向筛窦方向加压

上颌窦：检查者双手固定于患者的两侧耳后，将拇指分别置于两侧颧部，向后按压

(9) 扁桃体的检查：检查时，嘱患者面对光源，坐于椅上头后仰，张口发"啊"，检查者用压舌板迅速下压舌前 2/3，借以观察咽部有无红肿、充血、分泌物、扁桃体是否肿大等。扁桃体肿大按其大小可分为三度（Ⅰ度：扁桃体不超过咽腭弓；Ⅱ度：超过咽腭弓，未达咽后壁；Ⅲ度：达到或超过咽后壁中线）

5. 颈部检查

(1) 颈静脉：检查时嘱患者分别取坐位、平卧位、30°～45°半卧位，观察锁骨上缘至下颌角颈静脉充盈的情况。正常人坐位时颈静脉不显露，平卧时可稍见充盈水平仅限于锁骨上缘至下颌角距离下 2/3 内，若取 30～45°半卧位时颈静脉充盈程度超过正常水平，称为颈静脉怒张

(2) 甲状腺

视诊：观察甲状腺有无肿大、肿大程度(Ⅰ度：不能看出肿大但能触及者。Ⅱ度：能看到肿大又能触及，但在胸锁乳突肌以内者。Ⅲ度：超过胸锁乳突肌者) 及对称性。检查时，让患者作吞咽动作，可见肿大的甲状腺随吞咽动作向上下移动，以此可与其颈部肿块鉴别

触诊：①双手触诊法：检查者位于患者背面，触诊时嘱患者配合吞咽动作，随咽而上下移动者即为甲状腺，检查左叶时，右手示指及中指在甲状软骨下气管右侧，向左轻推甲状腺右叶，右手示、中无名指触摸甲状腺的轮廓大小及表面情况，有无压痛及震颤。用同法检查右侧。双手检查法也可在患者前面进行，检查才以左手拇置于甲状软骨下气管右侧，向左轻推右侧，右手三指触摸甲状腺左叶。换手检查右叶

②单手触诊法：检查者右手拇指置于环状软骨下气管右侧，将甲状腺轻推向左侧，其余示、中、无名指触摸甲状腺左叶的轮廓、大小及表面情况。也可用左手检查甲状腺右叶

听诊：当触到甲状腺肿大时，用听诊器听到"嗡嗡"样连续性杂音，是甲状腺血管增多增粗，血流加快的结果，对诊断甲亢有价值

(3) 气管：正常位于颈前正中。检查时嘱患者取适当的体位，检查者将示指、无名指分别放于两侧胸锁关节上，然后将中指于气管之上观察中指是否在示指与无名指之间，若距离不等则示有气管移位

6. 结束时：整理用物，记录结果，同时对被检查者的配合表示感谢。

（熊天山　杨　珊）

第七部分　胸壁、胸廓及肺的评估

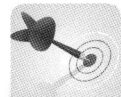

任务目标

通过本章内容的学习，学生应能：

1. 指出胸部的重要体表标志，并阐述胸壁、胸廓和乳房的评估要点。
2. 说出肺部视诊、触诊、叩诊和听诊的评估内容及其临床意义。
3. 理解肺部正常叩诊音、正常呼吸音以及啰音。
4. 联系实际在同学之间完成胸壁、胸廓、乳房、肺部的评估，并判断正常与否。

胸部指颈部以下和腹部以上的区域。胸廓由 12 个胸椎、12 对肋、锁骨及胸骨组成，其前部较短，背部较长。评估要求：①环境要安静、光线要充足、室内要温暖；②患者体位要舒适，一般取坐位或卧位；③评估部位要暴露；④按视诊、触诊、叩诊、听诊的顺序由上到下、由前向后，左右比较性地进行评估。

一、胸部体表标志

胸部体表标志包括骨骼标志、自然陷窝、人工划线和分区，借以标记正常胸部脏器的位置和轮廓，描述异常体征的位置和范围，还可作为胸部穿刺的定位标志。

（一）骨骼标志

1. 胸骨角（sternal angle） 又称 Louis 角，是胸骨柄与胸骨体交界处微向前突起的角，它相当于气管叉处、主动脉弓和第4胸椎水平，两侧平对第2肋软骨。是胸壁前面计数肋的重要标志（图3-7-1）。

2. 剑突（xiphoid process） 是胸骨体的下端呈三角形突出的部分（图3-7-1）。

3. 腹上角（epigastric anle） 是左、右肋弓在胸骨下端会合处所形成的夹角，又称胸骨下角。正常为70°～110°，瘦长体型者角度较锐，肥胖体型者较钝（图3-7-1）。

4. 肋间隙（intercostal space） 为两肋之间的间隙。通常以胸骨角来确定第2肋，第2肋下面为第2肋间隙，依此类推（图3-7-1）。

5. 脊柱棘突（spinous process） 为后正中线的标志。以第7颈椎棘突最为突出，其下为第1胸椎，常以此作为计数胸椎的标志（图3-7-2）。

6. 肩胛下角 为肩胛骨的下端，当两上肢自然下垂时，肩胛下角相当于第7或第8肋骨水平，是胸壁后面计数肋的重要标志（图3-7-2）。

7. 肋脊角（costalspinal angle） 是第12肋骨与脊柱的夹角。其前方为肾和上输尿管的区域（图3-7-2）。

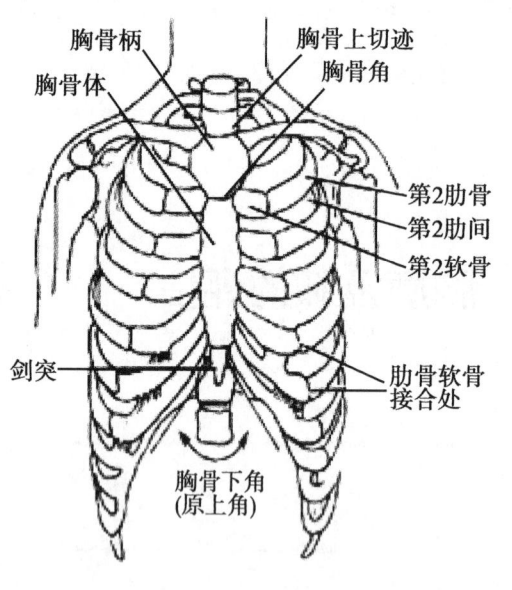

图 3-7-1 前胸壁骨骼标志

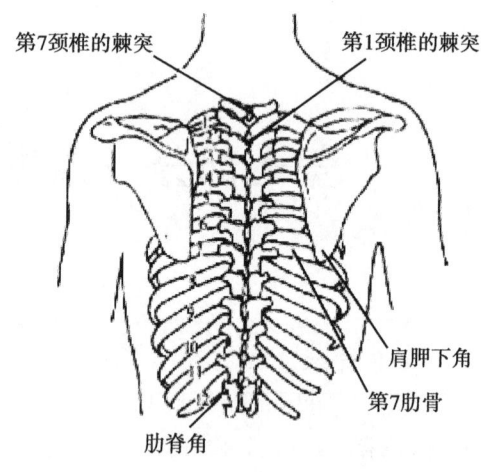

图 3-7-2 后胸壁骨骼标志

> 温馨提示
>
> 能详述骨骼的体表标志。

（二）自然陷窝与分区

1. 胸骨上窝（suprasternal fossa） 为胸骨上方的凹陷，气管位于其后正中（图3-7-3）。

2. 锁骨上窝（supraclavicular fossa） 为左、右锁骨上方的凹陷，相当于两肺尖的上部（图3-7-3）。

3. 锁骨下窝（infraclavicular fossa） 为左、右锁骨下方的凹陷，相当于两肺尖的下部（图3-7-3）。

4. 腋窝（axillary fossa） 为左、右上肢内侧与胸壁相连的凹陷。

5. 肩胛上区（suprascapular region） 为左、右肩胛冈以上的区域（图3-7-4）。

6. 肩胛下区（infrascapular region） 为左、右肩胛下角连线与第12胸椎水平线之间的区域（图3-7-4）。

7. 肩胛间区（interscapular region） 为两肩胛骨之间区域，被后正中线分为左右两部分（图3-7-4）。

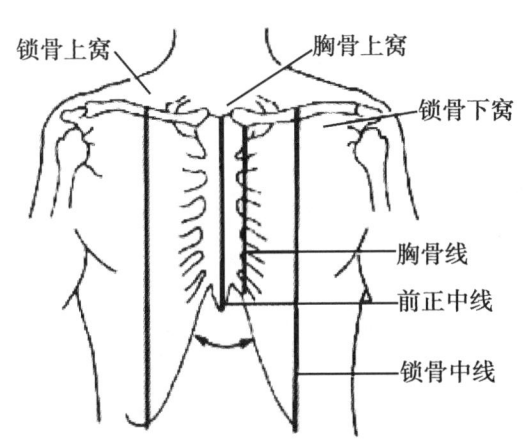

图 3-7-3 前胸壁的自然凹陷与人工划线

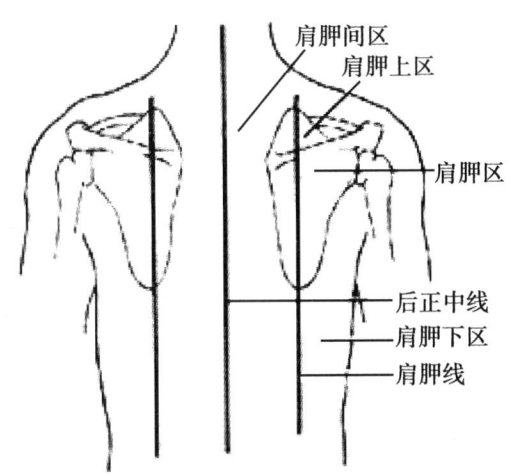

图 3-7-4 后胸壁的分区与人工划线

（三）人工划线

1. 前正中线（anterior midline） 是通过胸骨正中所做的垂线（图3-7-3）。

2. 锁骨中线（midclavicular line） 是通过锁骨中点所做的垂线（图3-7-3）。

3. 胸骨线（sternal line） 是通过胸骨边缘与前正中线平行的垂直线（图3-7-3）。

4. 胸骨旁线（parasternal line） 是通过胸骨线与锁骨中线中间的垂线。

5. 腋前线（anterior axillary line） 是通过腋窝前皱襞所做的垂线（图3-7-5）。

6. 腋中线（midaxillary line） 是通过腋窝中点所做的垂线（图3-7-5）。

7. 腋后线（posterior axillary line） 是通过腋窝后皱襞所做的垂线（图3-7-5）。

8. 肩胛线（scapular line） 是通过肩胛下角所做的垂线（图3-7-4）。

9. 后正中线（posterior midline） 是沿脊椎棘突所做的垂线（图3-7-4）。

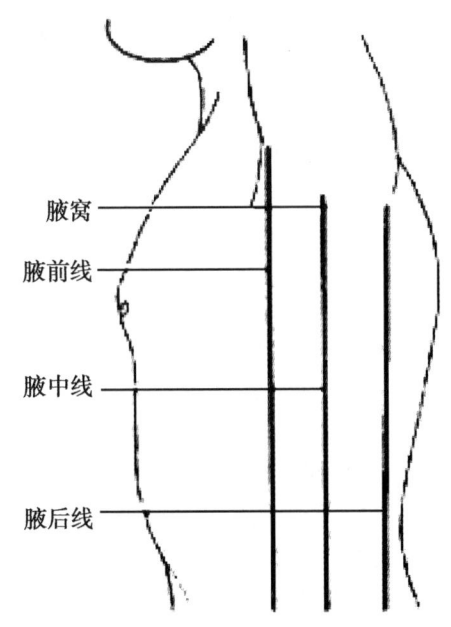

图 3-7-5 侧胸壁的自然凹陷与人工划线

二、胸壁评估

胸壁评估的方法主要用视诊和触诊,其评估内容有:

1. 静脉 正常人胸壁的静脉不易见到。如有明显的静脉充盈或曲张,多见于上、下腔静脉回流受阻。当上腔静脉阻塞时,血流方向自上而下;下腔静脉阻塞时,血流方向自下而上。其评估方法为:将右手示指、中指并拢压在一段曲张的静脉上,然后一指紧压静脉,另一指向外滑动,并将血液挤出到一定距离,再放松手指。如排空的静脉很快充盈,说明血流从放松手指一端流向紧压的一端。

2. 皮下气肿 气体存积于皮下时称为皮下气肿。多因肺、气管、胸膜受伤后气体逸出存于皮下。视诊胸壁外观肿胀,触诊手按压皮肤有捻发感或握雪感;用听诊器按压皮下气肿可听到捻发音。

3. 胸壁压痛 正常用手按压胸壁与胸骨下端均无压痛。在肋间神经炎、肋软骨炎、肋骨骨折、胸壁软组织炎、流行性肌痛等,胸壁可有局部压痛;骨髓异常增生、急性白血病时,胸骨下端不仅有压痛,还有叩击痛。

三、胸廓评估

(一)正常胸廓

正常成人胸廓两侧大致对称,呈椭圆形(图 3-7-6)。即前后径与左右径之比约 1:1.5,小儿、老年人胸廓前后径约等于左右径,呈圆柱形。

(二)异常胸廓

1. 扁平胸 胸廓扁平,前后径小于左右径的一半。见于瘦长体型,亦可见于慢性消耗性疾病,如肺结核等。

2. 桶状胸 胸廓前后径与左右径几乎相等,呈圆桶状,肋间隙增宽、饱满,腹上角增大(图 3-7-6)。常见于肺气肿、支气管哮喘等患者,亦可见于老年人或矮胖体型者。

3. 佝偻病胸 为佝偻病所致的胸廓改变,多见于儿童。包括:

(1)鸡胸:胸廓前后径略大于左右径,胸廓的上下径较短,胸骨下端向前突出形似"鸡胸",两侧肋骨凹陷(图 3-7-6)。

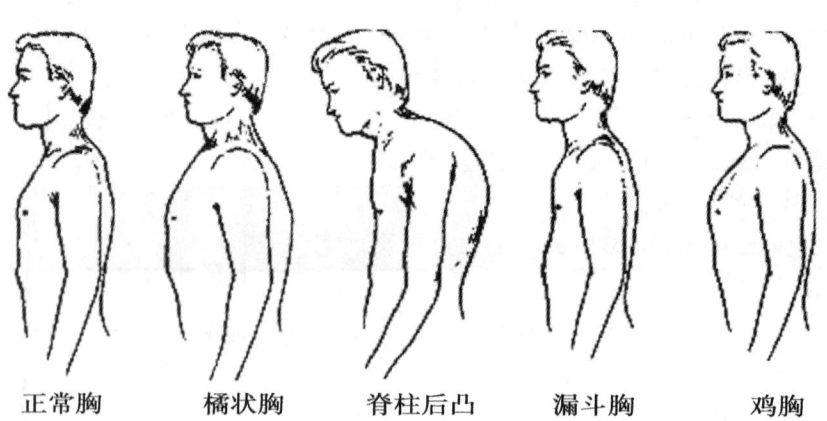

正常胸　　橘状胸　　脊柱后凸　　漏斗胸　　鸡胸

图 3-7-6　几种常见的异常胸廓

(2)漏斗胸:胸骨下端剑突处明显内陷,形似漏斗(图 3-7-6)。

(3)肋串珠:每条肋骨与肋软骨连接处隆起,似串珠状称肋串珠。

(4)肋膈沟:下胸部前面的肋骨外翻,沿膈附着的部位其胸壁向内凹陷形成的沟状带。

4. 胸廓畸形 因脊柱,特别是胸椎畸形所致。严重时表现为脊柱前凸、后凸(图 3-7-6)、侧凸,导致胸廓两侧不对称,肋间隙增宽或变窄,重者引起呼吸、循环功能障碍。多见于脊柱结核、脊柱外伤、发育畸形、佝偻病等。

5. 胸廓变形

(1) 局部隆起：见于心脏扩大、心包积液、主动脉瘤、胸壁肿瘤等。

(2) 单侧隆起：见于大量胸腔积液、气胸或胸腔巨大肿瘤等。

(3) 单侧或局部凹陷：见于肺不张、肺萎缩、肺纤维化、广泛胸膜粘连增厚等。

> **温馨提示**
>
> 异常胸廓是护士执业资格考试的常见考点。

四、乳房评估

正常男子和儿童的乳房多不明显，乳头一般位于锁骨中线第 4 肋间。正常女性乳房于青春期逐渐增大，呈半球形，乳头也逐渐增大呈圆柱形。

评估乳房时，患者取坐位或仰卧位，充分暴露胸部。在良好的光线下先视诊，后触诊。

（一）视诊

1. 对称性　正常女性坐位时两侧基本对称。两侧乳房不对称者（图 3-7-7），多见于乳房发育不良、先天畸形、囊肿、炎症或肿瘤等。

2. 乳房皮肤

(1) 发红：提示局部炎症或癌性淋巴管炎，前者常伴有局部肿、热、痛；后者皮肤呈深红色，不伴热痛。

(2) 乳房皮肤内陷呈橘皮样改变：提示乳腺癌的可能。为癌细胞侵犯乳房脂肪组织，成纤维细胞增生致乳房悬韧带缩短，乳房皮肤凹陷（图 3-7-8）。评估时嘱患者双臂上举过头或双手叉腰观察。

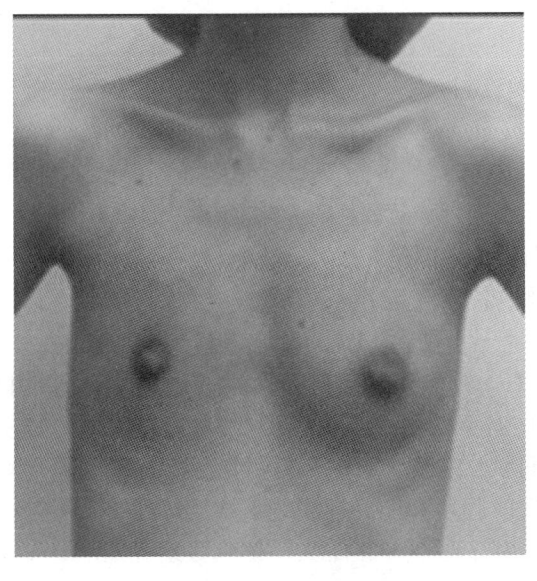

图 3-7-7　不对称乳房

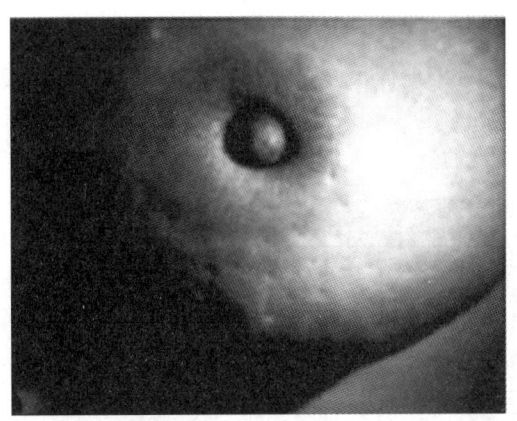

图 3-7-8　橘皮征

3. 乳头　应注意乳头位置、大小、两侧是否对称、有无凹陷及分泌物。正常乳头呈圆柱形，两侧对称，颜色相近。如乳头自幼凹陷，提示发育异常；新近出现，提示乳腺癌的可能。乳头出现血性分泌物，提示乳腺癌肿；乳头出现黄色分泌物，提示慢性囊性乳腺炎。

（二）触诊

患者取坐位或仰卧位。如取坐位，两臂下垂，必要时双手高举过头或双手叉腰。仰卧位时，应在肩下置一小枕，手臂置于枕后。护士将示指、中指和环指并拢，用指腹旋转或来回滑动触诊。一般先健侧，后患侧。为便于检查和记录，通常以乳头为中心做一垂直线和水平线，将乳房分为4个象限，即外上象限、外下象限、内下象限、内上象限（图3-7-9A）。触诊时由浅入深依次按外上、外下、内下、内上顺序进行，最后触诊乳头（图3-7-9B）。触诊时需注意：

1. 质地与弹性　正常乳房触诊时有弹性，呈模糊的颗粒感或柔韧感，随不同年龄而有所差异。青年人乳房柔软，质地均匀一致；中年人可触及乳腺小叶；老年人多呈纤维结节感。月经期乳房小叶充血，触诊有紧张感；妊娠期乳房增大，饱满有柔韧感；哺乳期呈结节感。乳房炎症或新生物浸润时局部硬度增加，弹性消失。

2. 压痛　乳房局部压痛提示炎症，恶性病变很少出现压痛。

3. 包块　触及乳房包块时，应注意其部位、大小、数目、外形、活动度、有无压痛、与周围组织有无粘连等。

乳房触诊后，还应常规检查双侧腋窝、锁骨上窝以及颈部淋巴结有无肿大或异常。

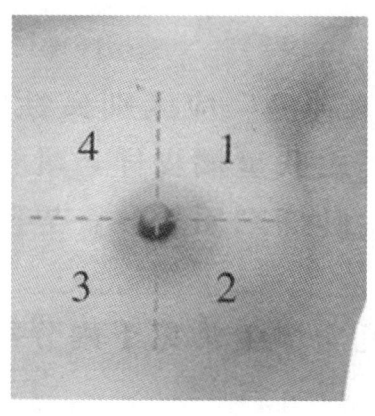
A

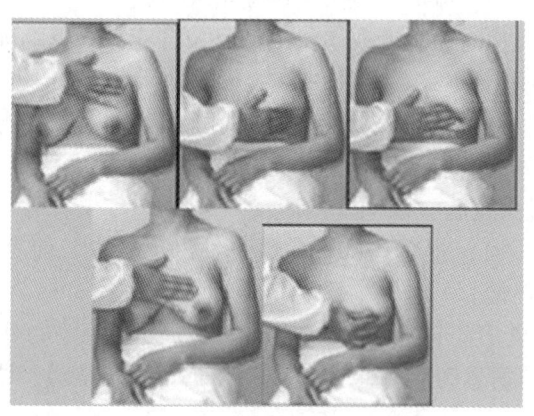
B

图 3-7-9　乳房检查顺序

五、肺和胸膜评估

肺部的评估是诊断呼吸系统疾病的基本方法，在进行肺部评估时，需要有一个温暖、安静、光线充足的环境，患者多取仰卧位或坐位，充分暴露被评估部位，按视诊、触诊、叩诊、听诊依次由前胸、侧胸、背部的顺序，自上而下、左右对比评估。

（一）视诊

1. 呼吸运动　呼吸运动是通过膈肌和肋间肌的收缩和松弛完成的（图3-7-10）。吸气时膈肌和肋间肌收缩，胸廓扩张，胸腔容积增大，利于吸气；呼气时膈肌和肋间肌松弛，胸廓缩小，胸腔容积减小，利于呼气。正常人两侧呼吸运动对称，活动不受限。成年男性和儿童以腹式呼吸为主，女性以胸式呼吸为主。某些疾病可造成一侧或两侧呼吸运动减弱或消失，严重时可出现"三凹征"。

（1）呼吸运动增强：见于剧烈运动后、代谢性

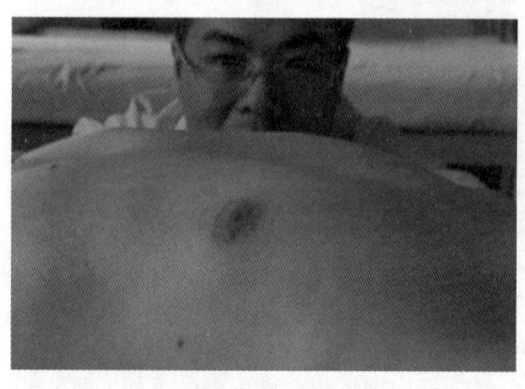

图 3-7-10　胸部视诊

酸中毒及上、下呼吸道阻塞等。

（2）呼吸运动减弱：①双侧减弱或消失，见于肺气肿、胸腔积液、气胸、呼吸肌麻痹等；②一侧减弱或消失，见于单侧大量胸腔积液、气胸、胸膜粘连增厚、大叶性肺炎等。

2. 呼吸频率、节律、深度变化详见图 3-7-11。

（1）频率：正常成人静息状态下频率为 16～20 次/分，呼吸与脉搏之比为 1∶4。如＞24 次/分为呼吸过速（tachypnea），见于剧烈运动、发热、贫血、甲状腺功能亢进、心肺功能不全、大叶性肺炎、气胸等。如＜12 次/分为呼吸减慢（bradypnea），见于颅内高压、麻醉剂中毒等。

（2）深度

1）深大呼吸：又称库斯莫尔呼吸（Kussmaul 呼吸），表现为深大而快的呼吸，见于代谢性酸中毒、情绪激动、剧烈运动等。

2）浅慢呼吸：表现为呼吸浅而慢。见于重症肺气肿、肺炎、胸膜炎、呼吸肌麻痹等各种原因所致的呼吸中枢抑制。

（3）节律的变化

1）潮式呼吸：又称陈 - 施（Cheyne-Stokes）呼吸，其特点为：呼吸从浅慢逐渐变为深快，然后再由深快变为浅慢，暂停 5～30s 后，又重复上述过程的呼吸（图 3-7-12）。

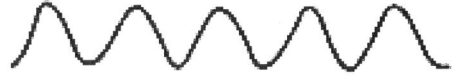
正常呼吸

呼吸过缓
呼吸频率<12次/分

呼吸过速
呼吸频率>20次/分

呼吸深快

呼吸浅快

图 3-7-11　呼吸频率、深度变化

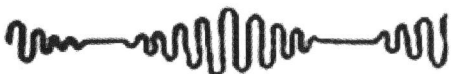

图 3-7-12　潮式呼吸

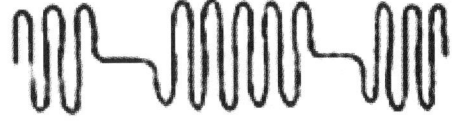

图 3-7-13　间歇呼吸

2）间歇呼吸：又称比奥（Biot）呼吸，表现为规律几次呼吸之后，突然停止，间隔一会儿又开始上述呼吸（图 3-7-13）。

潮式呼吸和间歇呼吸都表示呼吸中枢兴奋性降低，见于中枢神经系统疾病，如脑膜炎、脑炎、颅内高压等。临床上以潮式呼吸多见，而间歇呼吸更严重。

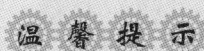

呼吸频率、节律及深度的改变是护士执业资格考试的常见考点。

3）断续呼吸：表现为吸气时突然中断呈断续浅慢的呼吸。见于急性胸膜炎、胸膜恶性肿瘤、肋骨骨折等。

4）抽泣样呼吸（双吸呼吸）：是连续两次吸气，类似哭后的抽泣。见于颅内高压、脑疝前期。

5）叹息（气）样呼吸：患者自觉胸闷，在呼吸过程中，间隔一段时间发生一次深长呼吸及叹息声，见于神经症。

（二）触诊

1．胸廓扩张度　胸廓扩张度即呼吸时胸廓的动度，一般在胸廓前下部呼吸动度最大的部位进行评估。

（1）评估方法：常在胸廓前下部和背部评估。①触诊前胸时，护士将手掌平放于被评估者胸廓前下部两侧对称的部位，左右拇指分别沿两侧肋缘指向剑突，手掌和其余4指伸展置于前侧胸壁，嘱患者深呼吸，观察和比较两手的动度是否一致。②触诊背部时，双拇指置于第10肋骨水平，对称地置于后正中线两侧数厘米处，其余4指对称地置于胸廓两侧，嘱患者深呼吸，观察和比较两手的动度是否一致。正常两侧胸廓扩张度是对称一致的（图3-7-14）。

（2）临床意义：①一侧胸廓扩张度减弱，见于肺炎、肺不张、胸腔积液、气胸、胸膜粘连增厚等。②两侧胸廓扩张度减弱，见于阻塞性肺气肿、两侧胸膜炎等。③两侧胸廓扩张度增强，见于呼吸运动增强，如发热、代谢性酸中毒、大量腹水、肝脾大、腹腔巨大肿瘤、急性腹膜炎等。

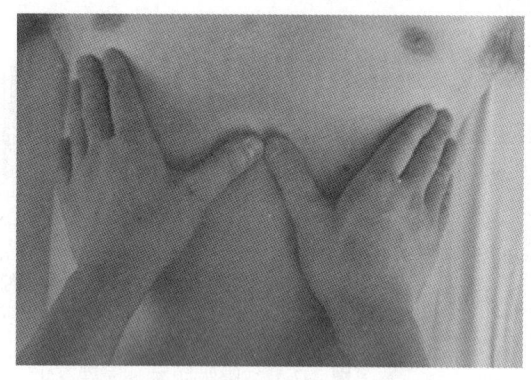 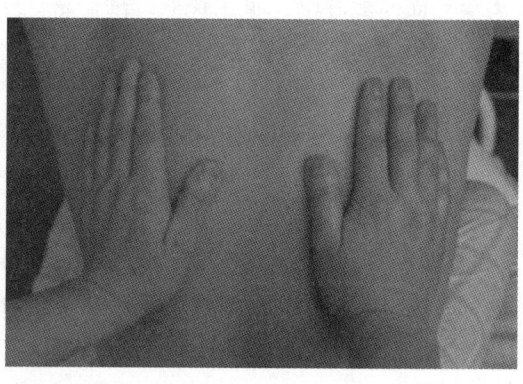

图3-7-14　胸廓扩张度

2．语音震颤（vocal fremitus）

（1）形成机制：语音震颤是被评估者说话发出的声波沿气管、支气管及肺泡传到胸壁引起共鸣的振动，用手可触及，又称触觉语颤，简称语颤。其强弱取决于支气管是否通畅，胸壁传导是否良好。

（2）评估方法：评估时护士将两手掌或手掌尺侧缘，轻贴于胸壁的对称部位，嘱被评估者拉长说"一、二、三"，此时手掌即有震动的感觉。注意从上到下、从前到后交叉性、对称性地比较两侧语音震颤是否一致（图3-7-15）。

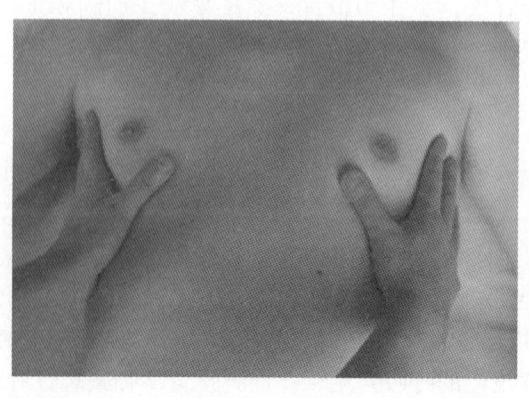 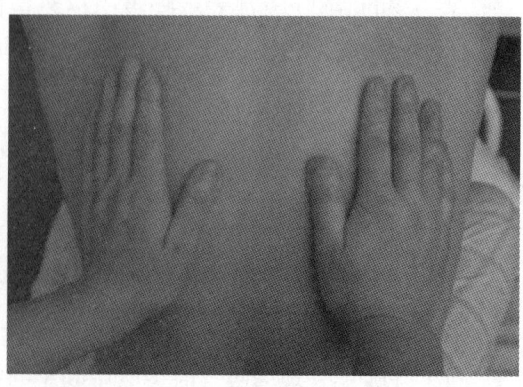

图3-7-15　语音震颤

(3)语颤变化的临床意义

1)生理变化:语音震颤的强弱受发音强弱、音调高低、胸壁厚薄以及支气管至胸壁距离等因素的影响。通常前胸上部较前胸下部强,右胸上部较左胸上部强;成年男性和消瘦者较儿童、女性和肥胖者强。

2)病理变化:见表3-7-1。

表3-7-1 语音震颤病理性变化的临床意义

语颤增强	语颤减弱或消失
见于肺泡内有炎症,肺实质含气量少,传音好。如肺炎实变期、肺梗死、压迫性肺不张 见于肺组织内有大空洞且接近胸壁时,如空洞型肺结核、肺脓肿空洞等	肺泡内含气过多,如肺气肿 支气管内含气过多,如阻塞性肺不张 胸腔积液或气胸 胸膜粘连增厚 胸壁水肿或皮下气肿

3.胸膜摩擦感 胸膜炎时,胸膜上有纤维蛋白沉着而变得粗糙,呼吸时壁层胸膜与脏层胸膜产生摩擦,触诊时有似两片皮革互相摩擦的感觉,称为胸膜摩擦感,听诊有摩擦音。

(三)叩诊

1.叩诊的注意事项及方法

(1)注意事项:①叩诊时环境要安静、温暖,部位要充分暴露,取坐位或仰位,均匀呼吸;②指板除肩胛间区与脊柱平行外,其余各部均与肋间隙平行;③力量均等,轻重适宜;④顺序:从肺尖开始,由上到下,由外到内,对称比较;先前胸,再侧胸,后背部逐肋叩诊。

(2)方法:有直接叩诊和间接叩诊,以间接叩诊最常用。

1)间接叩诊:患者取坐位或仰卧位,解开衣服,肌肉放松,均匀呼吸。评估前胸时,胸部稍向前挺;评估侧胸壁时,双臂抱头;评估背部时,上身稍前倾,头稍低,双手交叉抱肘。护士以左手中指第2指节作为叩诊板指,平贴肋间隙,与肋骨平行;叩诊肩胛间区时,板指与脊柱平行。用右手中指指端垂直叩击板指第2指骨远端,每次叩击2~3下。叩击力量要均匀、轻重要适当,自上而下、由外向内,依次叩击前胸、侧胸和背部,并左右对称性比较(图3-7-16)。

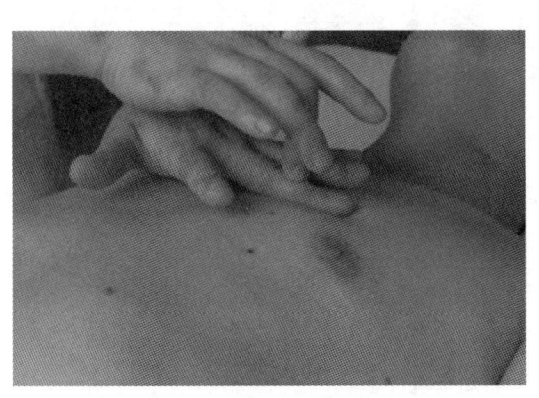

图3-7-16 间接叩诊法

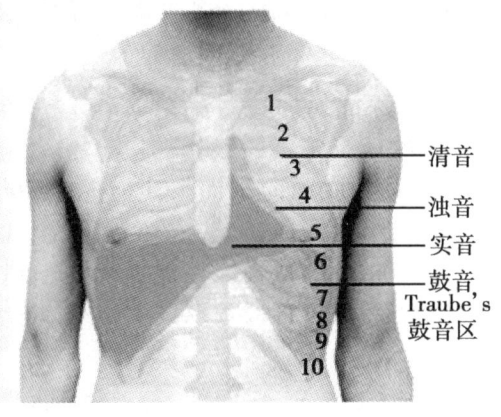

图3-7-17 正常肺部叩诊音

2)直接叩诊:护士右手指并拢,以指腹对胸壁进行直接拍打。主要用于评估大面积病变。

2.正常肺部叩诊音 详见图3-7-17。

(1)清音:是正常肺部的主要叩诊音。因肺含气量、胸壁的厚薄及邻近器官的影响,一般右肺上部较左肺上部稍浊,背部较前部稍浊,右腋下部较左腋下部稍浊。

(2)浊音：为肺与肝或心交界处的叩诊音。

(3)实音：心和肝未被肺遮盖的区域。

(4)鼓音：左腋前线下方第5～6肋间隙，因有胃泡而叩呈鼓音。

3．肺界叩诊

(1)肺上界：即肺尖的宽度，正常为4～6cm，又称Kronig峡。方法：自斜方肌前缘中点开始逐渐叩向外侧，当清音变成浊音时（即为肺上界的外侧缘）用笔作一记号，然后再由斜方肌前缘中点逐渐叩向内侧，直至清音变为浊音（即为肺上界内侧缘）为止。两点的连线即为肺上界的宽度。因右肺尖位置较低，且右侧肩胛带肌肉较发达，故右侧较左侧稍窄。肺上界变窄或叩浊时，常见于肺结核所致的肺尖浸润、肺纤维化、肺萎缩。双侧肺上界增宽并呈过清音，见于阻塞性肺气肿。

(2)肺前界：正常肺前界相当于心脏的绝对浊音界。右肺前界相当于胸骨旁线的位置，左肺前界相当于胸骨旁线第4～6肋间隙的位置。当心脏扩大、心包积液、主动脉瘤、肺门淋巴结明显肿大时，两肺前界间浊音区扩大；肺气肿时则使其缩小。

(3)肺下界：正常成人平静呼吸时两侧肺下界大致相同，分别位于锁骨中线第6肋间、腋中线第8肋间、肩胛线第10肋间隙。评估方法：平静呼吸时沿上述三条线自上而下叩诊，当清音变为浊音即是肺下界。正常肺下界的位置可因体型、发育情况的不同而稍有差异，矮胖者的肺下界可上升一肋，瘦长者可下降一肋。病理情况下，肺下界降低可见于阻塞性肺气肿、腹腔内脏下垂等；肺下界上升可见于肺不张、胸腔积液、腹水、腹腔巨大肿瘤、膈肌麻痹等。

(4)肺下界移动度及意义：正常肺下界移动范围为6～8cm，向上向下各移动3～4cm。评估时先于平静呼吸时，在锁中线上叩出肺下界的位置划一标记，然后分别在深吸气与深呼气后，屏住呼吸叩出肺的下界并作一标记。最高点与最低点之间的距离便是肺下界的移动范围（图3-7-18）。

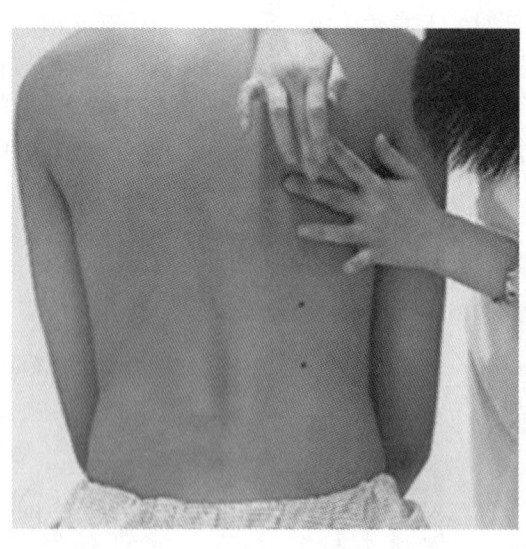 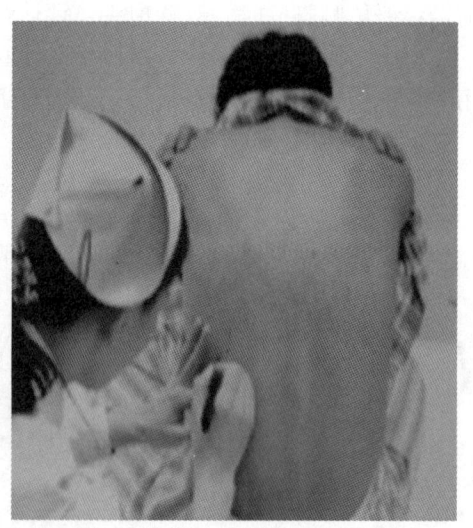

A B

图3-7-18 肺下界移动度检查

肺下界移动减弱见于：①肺组织弹性减弱，如肺气肿；②肺组织萎缩，如肺纤维化、肺不张；③肺组织炎症和水肿；④局部胸膜粘连。而大量胸腔积液、气胸及胸膜广泛粘连时，肺下界甚至叩不出。

4．病理性叩诊音　当肺、胸膜、胸壁有病变时，在正常肺部的清音区出现浊音、实音、鼓音、过清音，为病理性叩诊音。

（1）浊音：因肺组织含气量少或不含气所致。①肺含气量少，如肺炎、肺结核、肺梗死、重度肺水肿、肺硬化、肺不张等；②肺内不含气，如肺肿瘤、肺脓肿未破等。

（2）实音：因胸腔或胸壁的病变阻碍叩诊音的传导。见于胸腔积液、胸膜粘连增厚、胸壁水肿、肿瘤等。

（3）鼓音：①当肺内有较大的空洞，且近胸壁时，如肺脓肿、肺结核破溃后形成的空洞；②胸腔内有大量的气体，如气胸。

（4）过清音：是一种音调低的声音，介于清音与鼓音之间。当肺泡内含气量增多，肺组织弹性降低时则出现过清音，如肺气肿。

（四）肺部听诊

肺部听诊是肺部评估中最重要的、最基本的方法。呼吸时，气流进出呼吸道及肺泡产生湍流引起振动，发出的声音经肺、支气管传到胸壁，在体表所听到的声音称肺部听诊音。

1. 听诊注意事项　①最好取坐位，但病情严重者也可取卧位；②听诊顺序：从肺尖开始，自上而下，由前往后，左右对比；③听诊时要安静，嘱患者深呼吸。

2. 肺部听诊内容　包括正常呼吸音、异常呼吸音、啰音、听觉语音和胸膜摩擦音。

（1）正常呼吸音

1）支气管呼吸音

①发生机制：吸入的气流经过声门、气管、主支气管时形成涡流，产生振动所致。

②听诊特点：呼气时间较吸气长，呼气的音调高于吸气的音调，声音类似抬高舌尖经口呼气所发出的"哈"音。

③听诊部位：正常人在喉部、胸骨上窝、背部第6、7颈椎及第1、2胸椎附近可听到支气管呼吸音（图3-7-19）。

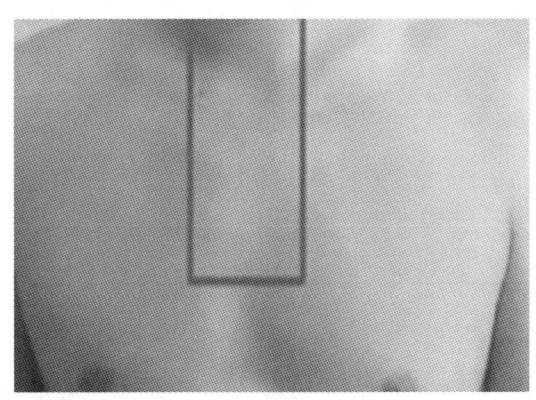

图3-7-19　支气管呼吸音听诊部位

2）肺泡呼吸音

①发生机制：吸气时，气流经气管、支气管进入肺泡，冲击肺泡壁，使肺泡由松弛状态变为紧张状态，呼气时，肺泡由紧张状态变为松弛状态，这种肺泡的弹性变化是肺泡呼吸音形成的主要因素。

②听诊特点：吸气较呼气时间长，吸气时音调高、音响强，声音类似上齿咬住下唇吸气时所发出的"夫"音。

③听诊部位：正常除支气管呼吸音和混合呼吸音部位外，肺的其余部分均可听到肺泡呼吸音（图3-7-20）。

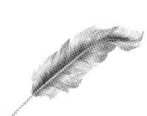

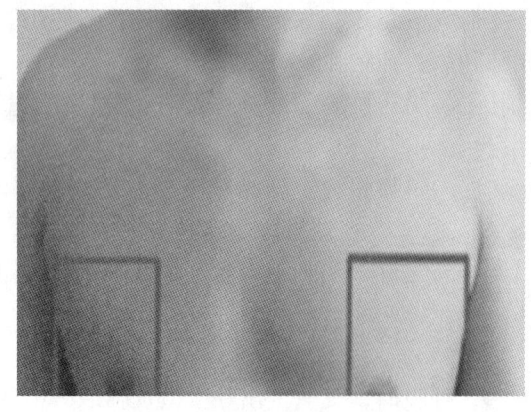   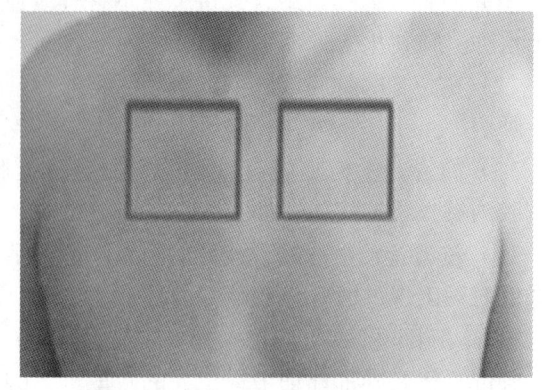

图 3-7-20 肺泡呼吸音听诊部位　　图 3-7-21 支气管肺泡呼吸音听诊部位

3）支气管肺泡呼吸音：又称混合呼吸音。

①发生机制：气流通过被肺泡覆盖的大支气管时产生振动所致。

②听诊特点：吸气似肺泡呼吸音但略强、略高，呼气似支气管呼吸音，但音较弱调较高，呼气时相与吸气时相相等。

③听诊部位：正常在胸骨角两侧、肩胛间区的第 3、4 胸椎水平、右肺肺尖处可听到支气管肺泡呼吸音（图 3-7-21）。

三种正常呼吸音的特征比较见表 3-7-2。

表 3-7-2　三种正常呼吸音的特征

特征	支气管呼吸音	肺泡呼吸音	支气管肺泡呼吸音
强度	响亮	柔和	中等
音调	高	低	中等
吸气相/呼吸相	1:3	3:1	1:1
性质	类似抬高舌尖经口呼气所发出的"哈"音	类似上齿咬住下唇吸气时所发出的"夫"音	与支气管呼吸音相似，但较弱
正常听诊部位	喉部、胸骨上窝	大部分肺野	胸骨角两侧

(2) 异常呼吸音

1）异常肺泡呼吸音：是病理情况下肺泡呼吸音的强度、性质或时间的变化。

①肺泡呼吸音减弱或消失：因肺泡通气量减少，气体流速减慢或呼吸音传导障碍所致。可在局部、单侧或双侧出现。常见于：胸廓活动受限，如胸痛、肋间神经痛、肋骨骨折等；呼吸肌疾病，如重症肌无力、膈肌麻痹、膈肌痉挛等；上、下呼吸道阻塞，如喉头水肿、气管肿瘤、慢性支气管炎、阻塞性肺气肿等；压迫性肺膨胀不全，如胸腔积液、气胸等；腹部疾病，如腹水、腹腔巨大肿瘤等。

②肺泡呼吸音增强：由于肺泡通气功能增强，气体流速加快所致。双侧增强见于剧烈运动、发热、贫血、代谢亢进或酸中毒；一侧肺泡呼吸音增强见于肺结核、肺炎、肺肿瘤、气胸、胸腔积液等一侧肺或胸膜病变，健侧代偿性增强。

③呼气延长：因下呼吸道部分阻塞、痉挛、狭窄或肺组织弹性减退所致。见于慢性支气管炎、支气管哮喘或阻塞性肺气肿等。

④呼吸音粗糙：为支气管黏膜水肿或炎症，使内壁不光滑或狭窄，气流通过不畅所致，见于支气管或肺部炎症早期。

2) 异常支气管呼吸音：凡在正常肺泡呼吸音听诊部位出现支气管呼吸音，称为异常支气管呼吸音，也称管状呼吸音。常见于：①肺组织实变：由于实变的肺组织对声波的传导良好，可把支气管呼吸音传至胸壁，常见于大叶性肺炎实变期。②肺内大空洞：当肺内有大空洞且与支气管相通时，加之空洞周围有实变的肺组织，则更有利于音响的传导，可听到管状呼吸音，常见于结核性肺空洞、肺脓肿空洞等。③压迫性肺不张：中等以上的胸腔积液压迫肺组织时，使肺膨胀不全，肺组织变得致密，则有利于音响传导，在积液上方可听到管状呼吸音。

3) 异常支气管肺泡呼吸音：如在正常肺泡呼吸音的听诊部位听到支气管肺泡呼吸音，则为异常支气管肺泡呼吸音。常见于支气管肺炎、大叶性肺炎初期、肺结核等。

(3) 啰音：是呼吸音以外的附加音，按性质分为干啰音和湿啰音两类。

1) 干啰音 (rhonchi)

①发生机制：由于气流经过狭窄或部分阻塞的气管、支气管产生湍流，形成旋涡，振动管壁发出的声音。其病理基础为：A. 气管、支气管炎症使管壁黏膜充血水肿和炎性分泌物增多；B. 支气管平滑肌痉挛；C. 管腔内异物、肿瘤或分泌物部分阻塞；D. 管壁外淋巴结或肿瘤压迫（图 3-7-22）。

②听诊特点：A. 吸气和呼气均可听到，以呼气时明显；B. 音调高，持续时间较长；C. 强度、性质、部位易改变，短时间内数量可增多或减少。

③分类：干啰音按音响的性质不同，分为高调干啰音和低调干啰音两种。低调干啰音又称鼾音 (rhonchus rale)，如同熟睡中的鼾音，多发生于气管或主支气管阻塞。高调干啰音又称哮鸣音、哨笛音，如同鸟鸣音、飞箭音或哨笛音，多发生于较小的支气管或细支气管。

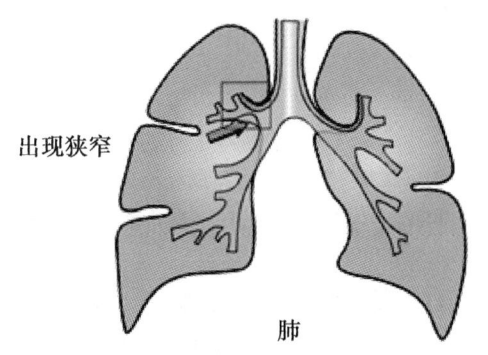

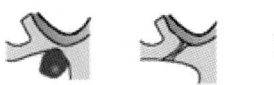

图 3-7-22 干啰音发生机制

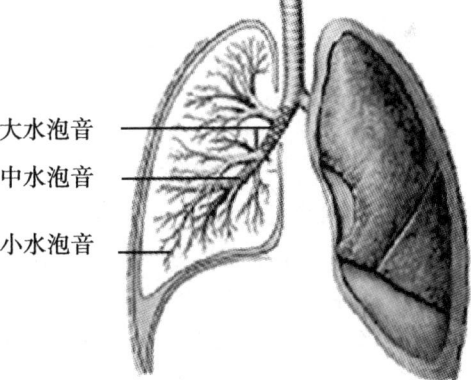

图 3-7-23 湿啰音发生机制

④临床意义：局限性干啰音由局部支气管狭窄所致，常见于支气管内膜结核、支气管肺癌和支气管异物等；满布干啰音常见于慢性喘息型支气管炎、支气管哮喘、心源性哮喘等。

2) 湿啰音 (moist rale)

①发生机制：A. 由于吸气时气流通过气管、支气管、肺泡内稀薄的液体时，形成水泡，进而水泡成串短暂的破裂声音，故又称水泡音（图 3-7-23）。B. 由于小支气管壁因分泌物黏着而陷闭，吸气时突然张开重新充气所产生的爆裂音。

②听诊特点：A. 是断续而短暂的声音；B. 常成串连续出现；C. 以吸气时明显，尤其是吸气末；D. 部位较恒定，性质不易变化；E. 可有大、中、小湿啰音同时存在；F. 咳嗽后可出现、减少或消失。

③分类：湿啰音按其发生的呼吸道口径不同，分为大、中、小湿啰音和捻发音。A. 大湿啰音：又称粗湿啰音，主要发生在气管、主支气管或空洞部位，多出现在吸气早期。昏迷或濒死者无力咳出分泌物，于气管处可闻及大湿啰音，称为痰鸣音。B. 中湿啰音：多发生于中等大小的支气管，多出现在吸气中期。C. 小湿啰音：又称细湿啰音，多发生在小支气管和细支气管，多出现在吸气晚期。D. 捻发音：是一种极细而均匀一致的湿啰音，多出现在吸气末，似在耳边用手指捻搓头发的声音。多见于正常老人或长期卧床者，于深呼吸数次或咳嗽后消失。

④临床意义：湿啰音出现在局部，可见于局部的病变，如支气管扩张、肺结核或肺炎等。两肺底湿啰音，见于左心功能不全所致的肺淤血、支气管肺炎。两肺满布湿啰音，见于急性肺水肿、严重支气管肺炎。

（4）听觉语音：又称语音共振，评估时让患者拉长说"一"，而在胸壁上听到的声音为听觉语音。其意义与触觉语颤相同。

（5）胸膜摩擦音：胸膜炎时，有大量纤维蛋白沉着于脏、壁层胸膜之间，使胸膜表面变得粗糙，随呼吸两层胸膜相互摩擦而产生的声音，即胸膜摩擦音。

1）听诊特点：①声音断续、粗糙，犹如搔抓声、擦布声；②吸气和呼气均可听到，以吸气末、呼气初最清楚；③屏气时消失；④深呼吸或听诊器向胸壁加压时，声音可增强；⑤可发生于任何部位，最常见于部位在肺移动度最大处，如腋前、后线第5～7肋间；⑥发生和持续时间不等，随体位而改变；⑦摩擦音可在短时间内出现、消失或复现，也可持续数天或更久。

2）临床意义：胸膜摩擦音常见于急性纤维素性胸膜炎、肺梗死、尿毒症、胸膜肿瘤等。

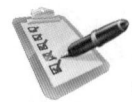
护士执业资格考试模拟

1．某肺气肿患者，护理体检时其胸廓前后径与左右径的比例约为（　　）
A．1∶2　　B．1∶1　　C．1∶2.5　　D．1∶1.5　　E．2∶1

2．Louis角是指（　　）
A．腹上角　　B．胸骨角　　C．胸骨柄　　D．胸骨体　　E．胸骨下角

3．扁平胸的特征是（　　）
A．前后径小于左右径的一半　　B．前后径缩短
C．前后径与左右径相等　　D．左右径＞前后径　　E．前后径略长于左右径

4．患者，女性，45岁，一侧乳房皮肤局部呈橘皮样，乳头内陷，可能为（　　）
A．乳腺癌　　B．急性乳腺炎　　C．乳腺纤维瘤
D．乳腺囊肿　　E．慢乳腺炎

5．正常成年人的呼吸频率一般为（　　）
A．14～18次/分　　B．16～24次/分　　C．12～20次/分
D．16～20次/分　　E．16～22次/分

6．语颤增强可见于（　　）
A．气胸　　B．大叶性肺炎　　C．阻塞性肺不张
D．肺气肿　　E．胸膜粘连增厚

7．气胸患者患侧肺部叩诊音为（　　）
A．清音　　B．浊音　　C．鼓音　　D．实音　　E．过清音

8．某患者，呼吸由浅慢逐渐加快加深，后又逐渐变浅变慢，然后暂停数秒，又出现上述状态呼吸，考虑为（　　）

A．断续呼吸　　　B．浅慢呼吸　　　C．深大呼吸　　　D．间歇呼吸　　　E．潮式呼吸
9．某患者，气管偏左，右胸廓稍饱满，右侧语颤及呼吸音减弱，叩诊浊音。可能是（　　）
A．右胸腔积液　　B．右侧肺炎　　　C．左肺不张　　　D．肺水肿　　　E．纵隔肿瘤

病例分析

患男，男性，40岁。因误服大量巴比妥类药物入院。住院期间呼吸呈周期性变化：呼吸由浅慢逐渐变为深快，然后转为浅慢，经过5～30s呼吸暂停，又重复上述变化。

问：1．该患者的呼吸节律称为什么？
2．为什么会出现这种呼吸节律的变化？
3．一段时间后，患者表现为呼吸和呼吸暂停交替出现，在有规律的呼吸几次之后，突然呼吸停止，间隔一段时间后，又开始呼吸，如此反复交替出现。此呼吸称为什么？

实训二　胸壁、胸廓及肺部的评估

【操作流程】

操作准备
1．操作者准备：护士着装整洁，洗手、戴口罩，手要温暖
2．物品准备：听诊器、心肺听诊仪、直尺、毛毯等
3．环境准备：安静、温暖、光线充足，能保护隐私

操作流程
一、认识骨骼标志
锁骨、肋骨、胸骨、胸骨角（路易斯角，Louis角）、第7颈椎棘突、肩胛骨下角
二、基本方法
1．视诊
（1）胸廓的形状：观察胸廓有无异常（扁平胸、桶状胸、佝偻病胸），是否一侧或局部变形（凸起或凹陷）
（2）胸壁静脉有无曲张
（3）乳房的检查：观察两乳形状是否对称，有无乳头内陷、溢液、皮肤红肿等
（4）肺部检查：观察呼吸类型、呼吸频率、深度及节律，两侧胸廓活动度是否对称
2．触诊
（1）乳房：先健侧后患侧。检查左侧时从外上部开始沿顺时针方向进行，右侧时沿逆时针方向进行。并注意乳房硬度、弹性、有无肿块、压痛等
（2）胸壁、胸廓及呼吸运动：按挤胸壁、胸廓看有无压痛，然后将手掌平放在患者胸部的两侧对称部位，嘱患者做深呼吸，观察两手活动度是否对称
（3）触觉语颤：检查时检查者将两手掌（亦可用更敏感的手掌尺侧缘）轻贴在被检查者胸壁两侧对称的部位，嘱被检查者重复发"一、二、三"拉长音，比较两侧对称部位的震动感是否一致。检查时应自上而下、由前到后、左右对称评估，并注意有无语颤增强、减弱或消失
3．叩诊
（1）嘱被评估者平静均匀呼吸，自上而下，左右对比进行叩诊，由前胸侧胸背部叩诊。仔细分辨清音、实音、浊音和鼓音正常出现的部位，注意有无过清音
（2）肺界叩诊
1）肺上界叩诊：即肺尖的宽度。方法：自斜方肌前缘中点开始逐渐叩向外侧，当清音变成浊音时用笔作一记号，然后再由上述中点逐渐叩向内侧，直至清音变为浊音为止。正常为4～6cm
2）肺下界叩诊：平静呼吸时沿锁骨中线、腋中线及肩胛下角线自上而下叩诊，当清音变为浊音即为下界。正常下界：锁骨中线上位于第6肋间隙，腋中线位于第8肋间隙；肩胛线位于第10肋间隙

操作流程

肺下界移动度：先在患者平静呼吸时，在双侧锁骨中线、腋中线、肩胛下角线上各叩击肺下界并标记，然后嘱患者深呼吸，屏住呼吸，重新叩击肺下界，用笔标记，其后以同法在深呼气后屏住呼吸重新由向叩出已上升的肺下界并标记，两个标记间的距离，即为下界移动度。正常肺下界移动度为 6~8cm

4．听诊 包括正常呼吸音、异常呼吸音、啰音、胸膜摩擦音及听觉语音等

1）正常呼吸音：听诊时应注意声音性质及吸气期声音的强弱、音调的高低及时相的长短。正常可听到三种呼吸音

①支气管呼吸音：声音类似抬高舌尖张口呼气所发出的"哈"字音。其特点为呼气时间较吸气时间长，呼气的音调高而强。正常在喉、胸骨上窝、背部6、8颈椎及第1、2胸椎附近可听到

②肺泡呼吸音：声音类似上齿咬下唇吸气时所发出的"夫"字音，声音柔和，有如微风吹拂的声音。其特点为吸气时间比呼气的时间长，吸气音调高而强，呼气音调低而弱。此音在正常两侧肺野可听到

③支气管肺泡呼吸音：其特点为吸气声音似肺泡呼吸音的吸气音，但音调较高且较响亮。呼气音似支气管呼吸音的呼气音，但强度稍弱，音调稍低。吸气与呼气的时间、强度及音调几乎相等。正常此音在胸骨两侧第1、2肋间隙，肩胛间区的第3、4胸椎水平及肺尖前后部可听到

2）啰音：是呼吸音外的一种附加音，正常人无啰音。如出现啰音，应注意是干啰音或是湿啰音

3）胸膜摩擦音：正常人呼吸时无胸膜摩擦音。当有胸膜炎症时，胸膜表面粗糙，颇似两片皮革互相摩擦的声音。以两腋为最常出现

4）听觉语音：检查时嘱患者重复发"一"长音，同时在胸部对称听诊，正常可听到柔和而模糊的声音，即为听觉语音

三、结束时

整理用物，记录结果，同时对被检查者的配合表示感谢。

（胡　丽　徐友英）

第八部分　心脏评估

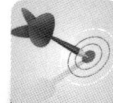

任务目标

通过本章内容的学习，学生应能：
1．说出心脏的位置、心腔的结构、传导系统和心脏营养血管，理解体循环和肺循环的途径。
2．掌握心脏的评估方法，并说出心脏视诊、触诊、叩诊、听诊评估的内容。
3．熟练地指出心尖搏动的位置、范围，说出心尖位置改变的临床意义。
4．解释震颤的概念，说出心前区震颤的临床意义。
5．规范地叩出心界，并熟知心界改变的临床意义。
6．熟练指出心脏瓣膜听诊区的部位，理解杂音产生的机制，并初步具有分析、判断杂音的能力。
7．牢记心功能分级，并能联系实际在同学之间完成心脏的评估，并判断正常与否。

项目一　循环系统概述

循环系统由心、血管和调节血液循环的神经体液组成的体循环和肺循环。其主要功能是供应全身组织、器官代谢所需要的氧和营养物质，并运走其代谢产物，以维持人体正常

的新陈代谢。

1. 心脏的位置　心脏位于胸腔内、左右两肺之间的中纵隔内，约 2/3 偏正中线的左侧，1/3 在正中线的右侧。心脏的前面大部分被肺和胸膜遮掩，后面有食管及胸主动脉，两侧为纵隔的膜，下方为膈，上方有出入心的大血管（图 3-8-1）。心尖朝向左前下方，其体表投影位于左侧第 5 肋间隙锁骨中线内侧 1～2cm 处。

2. 心腔的形态结构　见表 3-8-1 和图 3-8-2。

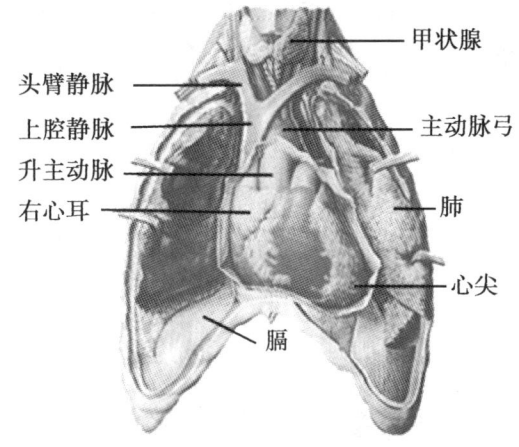

图 3-8-1　心脏的位置

表 3-8-1　心腔的形态结构

心腔	右心房	右心室	左心房	左心室
位置	心的右上部	右心房的左前下方	心底的大部分	右心室的左后下方
入口及瓣膜	上腔静脉口下腔静脉口冠状窦口	右房室口，周缘有三尖瓣连于乳头肌	左右肺静脉口（4 个）	左房室口，周缘有二尖瓣连于乳头肌
出口	右房室口	肺动脉口，周缘有肺动脉瓣	左房室口	主动脉口，周缘有主动脉瓣
间隔	房间隔	位于左右心房之间		
	室间隔	位于左右心室之间，分为膜部和肌部		

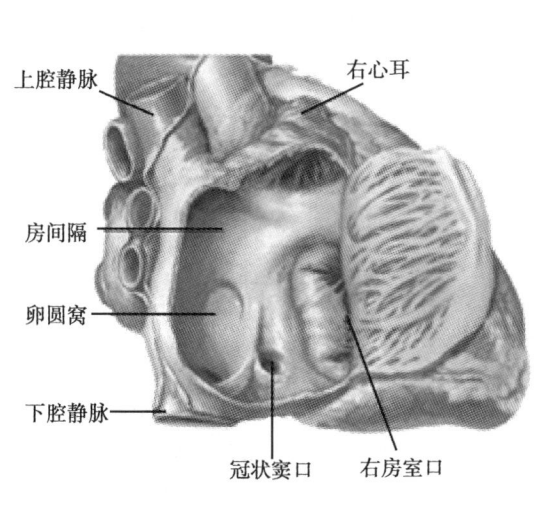

A. 右心房结构

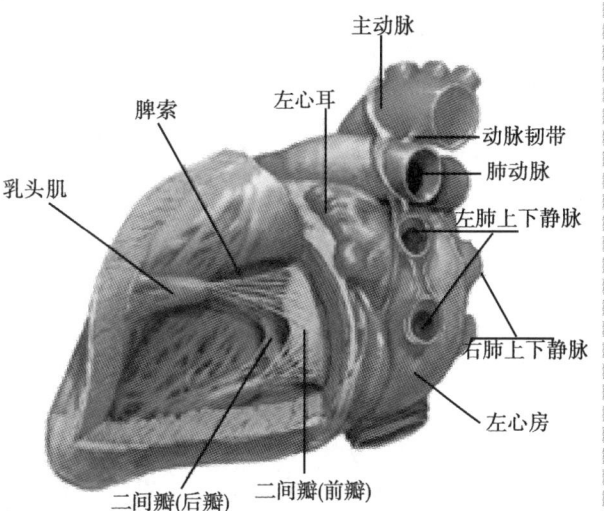

B. 左心室结构

图 3-8-2　心腔的形态结构

3. 心传导系统　见表 3-8-2 和图 3-8-3。

表 3-8-2　心传导系统

组成	位置	功能
窦房结	上腔静脉与右心房交界处前下方心外膜深面	产生节律性兴奋，是心脏正常的起搏点
房室结	冠状窦口前上方的心内膜的深面	将窦房结发出的冲动下传至心室
房室束（希氏束）	室间隔内，很快分为左右束支至左右心室	传导冲动
浦肯野纤维	心内膜下层	传导冲动

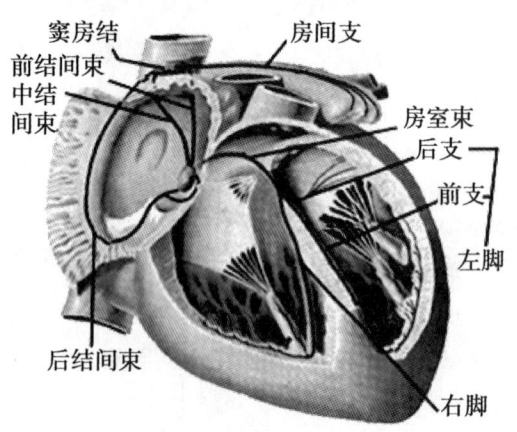

图 3-8-3　心传导系统

4．心的血管

（1）动脉：有左、右冠状动脉，是营养心脏的动脉血管。右冠状动脉起于主动脉根左后壁，沿冠状沟向右下行，分布于右心房、右心室、左室后壁、室间隔后下 1/3、窦房结和房室结。左冠状动脉起于主动脉根前壁，沿冠状沟分为前室间支和旋支。前室间支分布于左室前壁、右室前壁小部分、室间隔前上 2/3。旋支分布于左室侧壁、后壁、左心房等。

（2）静脉：心的静脉多与动脉伴行，逐渐汇集成冠状窦，经冠状窦口注入右心房。

5．体循环和肺循环　见表3-8-3。

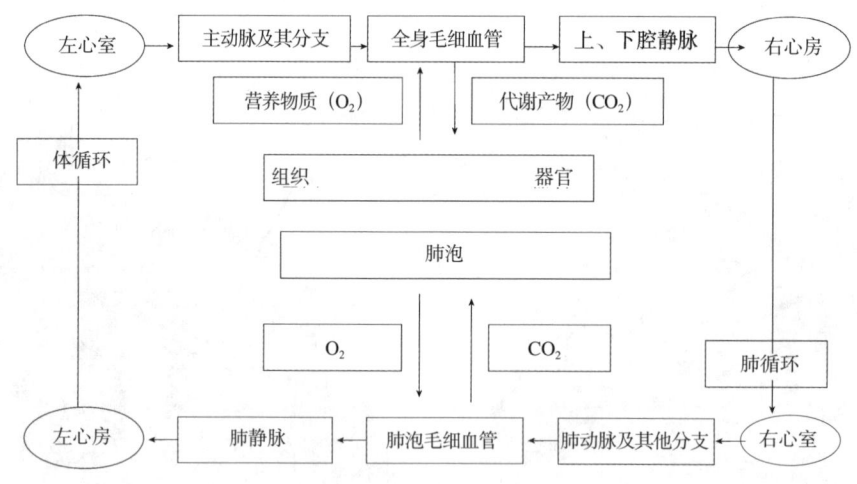

表 3-8-3　体循环和肺循环

项目二　心脏评估

在进行心脏评估时，需要有一个安静、光线充足的环境，患者多取卧位，护士应站在患者的右侧，按视诊、触诊、叩诊、听诊顺序依次进行，以全面了解心脏情况。

一、视诊

（一）心前区外形

正常人心前区与右侧一样对称无隆起（图3-8-4）。如心前区有隆起，见于先天性心脏病、风湿性心脏病伴右室增大、心包积液等患者。

（二）心尖搏动

心脏收缩时，心尖冲击心前区左下方胸壁，使相应部位组织向外搏动，称为心尖搏动（apical impulse）。正常人心尖搏动在左侧第5肋间隙与锁骨中线交界处内侧0.5～1.0cm，或在左锁骨中线内第5肋间隙距前正中线7.0～9.0cm处，搏动的范围为2.0～2.5cm。部分正常人的心尖搏动不易看见。观察心尖搏动时要注意其位置、搏动强弱和范围。

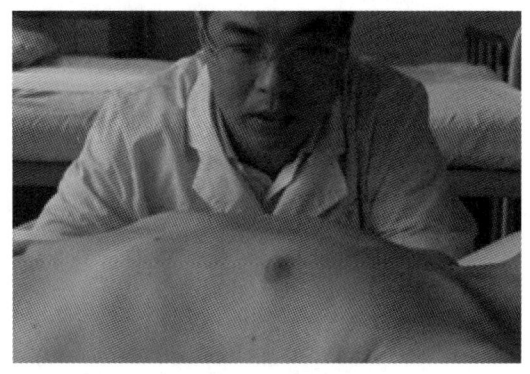

图3-8-4　心前区外形视诊法

1．心尖搏动的位置改变

（1）生理因素：生理条件下，其搏动因体位、体型而异。如卧位心尖可上移，左侧卧位向左移2～3cm，右侧卧位向右移1～2.5cm，小儿、矮胖者向外上方移位，瘦长者向下移位，深吸气向下移，深呼气向上移。

（2）病理性移位

①心脏疾病：左心室增大向左下移位，右心室增大向左移位，先天右位心移向右侧。

②胸部疾病：一侧胸腔积液、气胸移向健侧，一侧肺不张、胸膜粘连移向患侧。

③腹部疾病：大量腹水、腹腔巨大肿瘤向心尖上移。

2．心尖搏动强弱及范围的改变

（1）生理性：如胸壁厚，其搏动减弱，范围较小；胸壁薄，其搏动增强，范围较大；剧烈运动、激动后搏动增强。

（2）病理性：①左室增大：其搏动增强而有力，范围＞2cm。用手指触诊时可使指尖抬起片刻，称抬举性搏动，是左室肥大的可靠体征。②甲状腺功能亢进症、发热、贫血：搏动增强，范围增大。③心肌疾病、心包炎：搏动减弱而弥散。④右室肥大：可出现负性搏，即心脏收缩时，心尖反而内陷搏动。也可见于粘连性心包炎。

> **温馨提示**
>
> 心尖搏动的位置及其改变意义是护士执业资格考试的常见考点。

（三）心前区其他部位的搏动

1．剑突下搏动　见于右室肥大伴肺气肿者。正常情况下，腹主动脉也可出现剑突下搏动。二者鉴别：嘱患者深吸气，搏动增强为右室肥大，搏动减弱为腹主动脉。

2．胸骨左缘第2、3肋间搏动　见于肺动脉高压，也可见于正常青年人。

3．胸骨左缘第3、4肋间搏动　见于右室肥大。

4. 胸骨右缘第2肋间搏动　见于升主动脉扩张或升主动脉瘤。

二、触诊

心脏触诊的目的是进一步确定视诊的心尖搏动和心前区异常搏动，以及发现心脏病特有的震颤及心包摩擦感。方法是把右手掌或手掌尺侧或并拢的中指、示指指腹轻放在被评估的部位触诊（图 3-8-5A），以确定心尖搏动的位置，判断心脏搏动的时期。

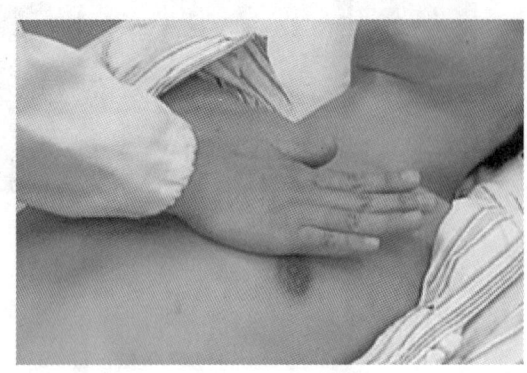 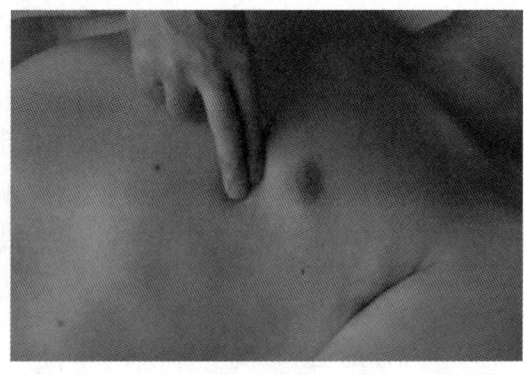

A. 心脏触诊　　　　　　　　　　　　　　B. 心尖搏动触诊

图 3-8-5　心脏触诊及心尖搏动触诊

（一）心尖搏动及心前区搏动

用触诊法可进一步证实视诊所发现的心尖搏动的位置、强弱、范围（图3-8-5B）。左心室肥大时，心尖搏动强而有力，心脏收缩时，可将触诊的手指端抬起并停留片刻，称为抬举性搏动（heaving apex impulse），是左室肥大的可靠体征。由于心尖搏动是收缩期的开始，因此，可用触诊来判断震颤、心音、杂音出现的时期。

（二）震颤（thrill）

1. 定义　触诊心脏时手掌感到的一种细小震动感，与猫呼吸时所产生的震颤相似，又称猫喘。
2. 机制　血液流经狭窄口或异常通道至宽广部位产生湍流，引起瓣膜、血管壁、心腔壁振动传至胸壁所致。
3. 临床意义　触及震颤一定有器质性心血管疾病，听诊一定有杂音。但听到杂音不一定有震颤。震颤多见于先心病、心瓣膜狭窄，而瓣膜关闭不全一般不会出现震颤。
4. 分类　震颤按其出现的时期不同，分为收缩期震颤、舒张期震颤和连续性震颤。
5. 心前区震颤的临床意义　见表3-8-4。

表 3-8-4　心前区震颤的临床意义

时期	部位	常见疾病
收缩期	胸骨右缘第2肋间 胸骨左缘第2肋间 胸骨左缘3、4肋间	主动脉瓣狭窄 肺动脉狭窄 室间隔缺损
舒张期	心尖部	二尖瓣狭窄
连续性	胸骨左缘第2肋间附近	动脉导管未闭

（三）心包摩擦感（pericardium friction rub）

正常人心包腔内有15～30ml液体，以润滑脏壁层心包膜。当发生炎症时，纤维蛋白渗出使心包膜表面粗糙，心脏搏动时，脏、壁两层心包相互摩擦而触及的一种振动感。其特点为：①心包摩擦感一般在左侧第4肋间容易触及；②收缩期和舒张期均可触及，收缩期更明显；③坐位前倾或呼气末更易触及。它是纤维性心包炎的特有体征。

三、叩诊

心脏叩诊的目的在于确定心脏的大小、形状及其所在胸腔的位置。叩诊时一般取仰卧位，用间接叩诊法沿肋间隙从外向内、由上而下进行，力量要轻，板指要与肋间隙平行。

（一）心浊音界

叩诊心脏时，不被肺遮盖的部分所发出的音为绝对浊音（即实音）；被肺遮盖的部分所发出的音为相对浊音（图3-8-6）。心脏叩诊主要是叩相对浊音界，相对浊音界能反映心脏实际大小和形状。

其方法为：叩心左界时，从心尖搏动点外侧2~3cm由外向内叩，当清音变为浊音时，用笔作一个标记，然后依次上移至第2肋间为止，叩得的

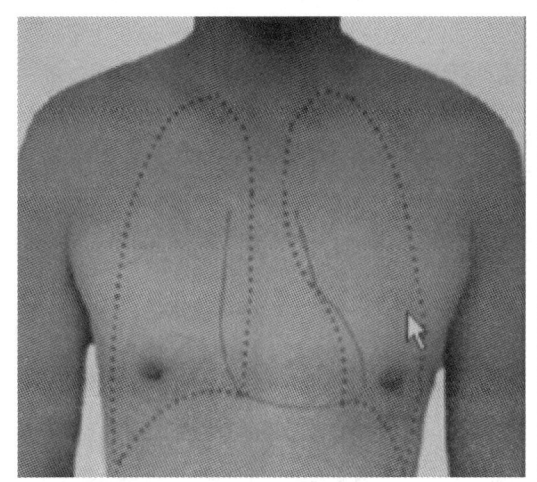

图3-8-6 心相对浊音界

各肋间隙的浊音点连接起来便是心左界的相对浊音界（图3-8-7）。叩心右界时，自肝浊音界上一肋由外向内叩，当清音变为浊音时，用笔作一个标记，然后逐渐上移至第2肋间为止，叩得的各肋间隙的浊音点连接起来便是心右界的相对浊音界（图3-8-8）。如果再继续向内叩，则为实音，即为绝对浊音界，无临床意义。

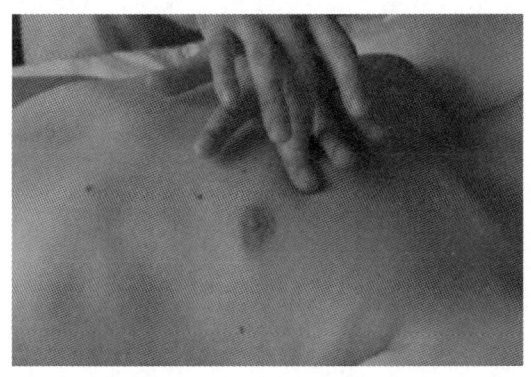

图3-8-7 叩心左界

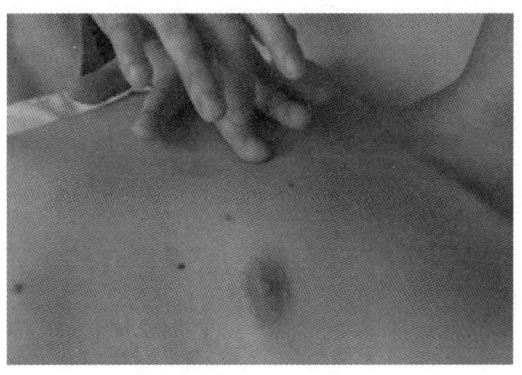

图3-8-8 叩心右界

（二）正常心界（相对浊音界）

正常心左界在第2肋间几乎与胸骨左缘一致，第3肋间以下向左下逐渐形成向外凸起的弧形。心右界几乎与胸骨右缘平齐，但在第4肋间处向外稍偏离胸骨右缘1~2cm。正常人心脏相对浊音界与前正中线的距离见表3-8-5。

表3-8-5 正常成人心脏相对浊音界

右界（cm）	肋间	左界（cm）
2~3	2	2~3
2~3	3	3.5~4.5
3~4	4	5~6
	5	7~9

注：左锁骨中线距前正中线的距离为8~10cm。

(三)心浊音界的改变

影响心浊音界的因素众多,可分为:

1. 心脏因素

(1)左室增大:心浊音界向左下扩大、心腰部变直,呈靴形。最常见于主动脉瓣关闭不全,故称靴形心或主动脉型心(图3-8-9)。此外,也可见于高原性心脏病。

(2)右室增大:轻度右室增大不明显,如显著增大,其浊音界便向左右扩大,以左扩大明显。常见于肺心病、单纯性二尖瓣狭窄等。

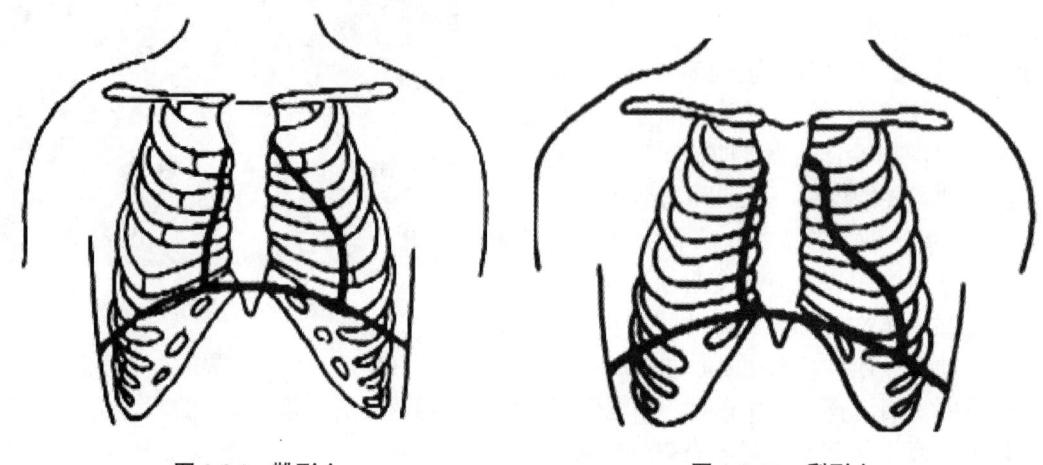

图 3-8-9 靴形心　　　　图 3-8-10 梨形心

(3)左房与肺动脉扩大:可使心腰部饱满呈梨形。常见于二尖瓣狭窄,又称二尖瓣心(图3-8-10)。

(4)主动脉扩张、主动脉瘤:心底部浊音区增宽。

(5)全心功能不全、重症心肌炎、扩张性心肌病等可使心界向两侧扩大。心包积液时,心脏呈三角烧瓶形,并随体位的改变而变化,坐位时心底部狭窄,卧位时心底部增宽(图3-8-11)。

> **温馨提示**
>
> 梨形心、靴形心、烧瓶心是护士执业资格考试的常见考点。

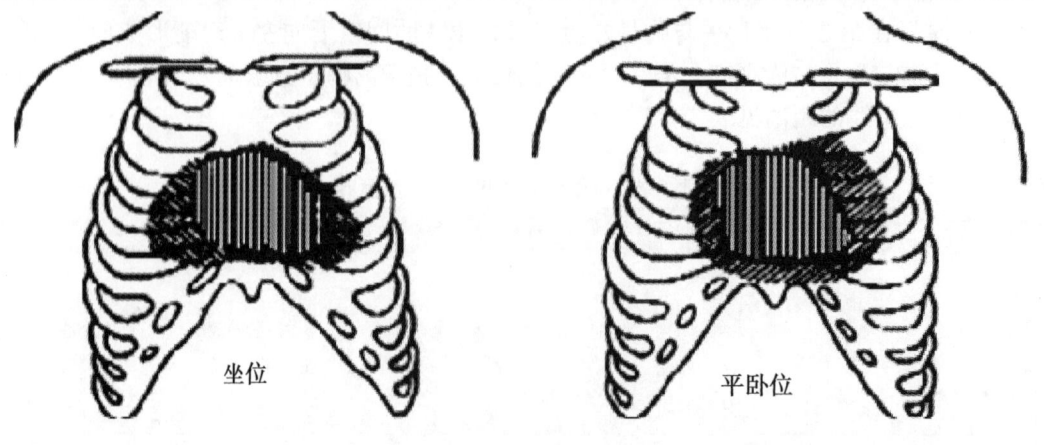

图 3-8-11 烧瓶心

2．心外因素

(1) 大量胸腔积液、气胸时，心界在患侧叩不出，在健侧则外移。

(2) 肺气肿时，心浊音界叩不出或缩小。

(3) 肺实变、肺肿瘤时，如与心浊音界重叠，心界叩不出。

(4) 大量腹水、腹腔巨大肿瘤时，心浊音界向左右扩大。

四、听诊

心脏听诊是心脏评估最重要的方法，其目的在于判断心脏正常与否，如在心尖部听到一个隆隆样舒张期杂音，则可以诊断为二尖瓣狭窄。但听诊时必须：①安静，集中精力，不能隔着衣物听诊；②仔细认真，规范有序；③被评估者体位适宜，必要时可变换体位。

（一）心脏的听诊部位和顺序

由于血流冲击心脏瓣膜产生振动而发出音响，并沿血流方向传至胸前壁，听诊时最清楚的区域称为瓣膜听诊区（auscultatory areas）。传统的心脏瓣膜听诊区有4个瓣膜5个区（图3-8-12）。

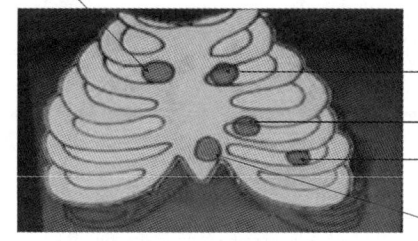

图 3-8-12　心脏瓣膜听诊区示意图

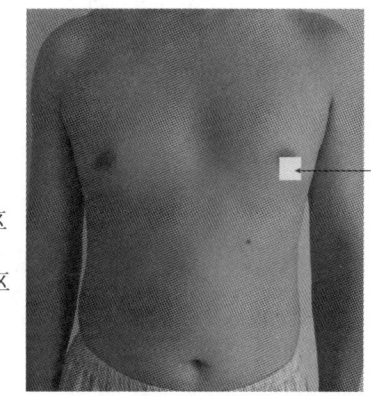

图 3-8-13　二尖瓣听诊区

1．听诊部位

(1) 二尖瓣区（mitral valve area）：位于心尖部，即左锁中线内侧第5肋间隙心尖搏动最强点（图3-8-13）。

(2) 主动脉瓣区（aortic valve area）：①主动脉瓣听诊区：位于胸骨右缘第2肋间隙（图3-8-14），主动脉瓣狭窄最常于此处听诊；②主动脉瓣第二听诊区（the second aortic valve area）：位于胸骨左缘第3、4肋间隙（图3-8-15），主动脉瓣关闭不全常于此处听诊。

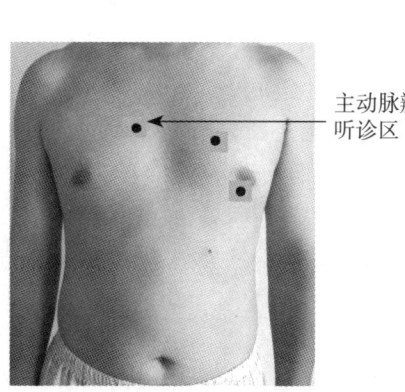

图 3-8-14　主动脉瓣听诊区

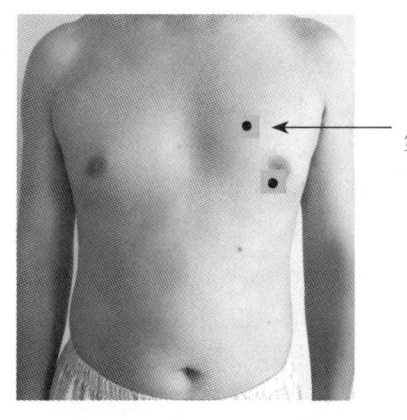

图 3-8-15　主动脉瓣第二听诊区

(3) 肺动脉瓣区（pulmonary valve area）：位于胸骨左缘第 2 肋间隙（图 3-8-16）。

(4) 三尖瓣区（tricuspid valve area）：位于胸骨体下端偏左或偏右（图 3-8-17）。

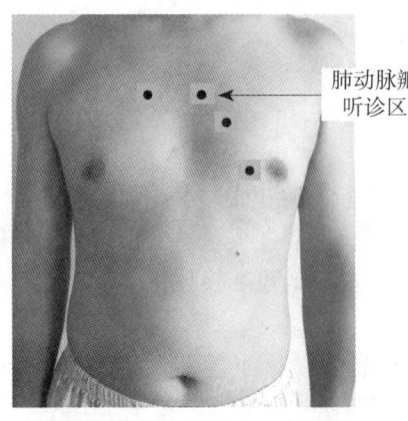 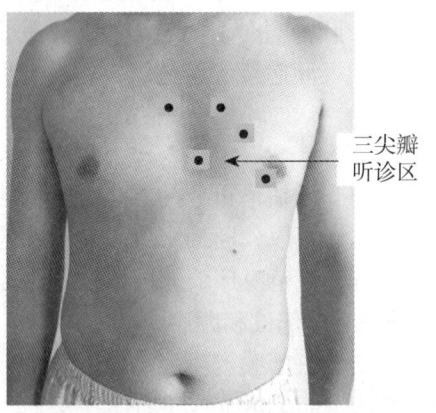

图 3-8-16　肺动脉瓣听诊区　　　　图 3-8-17　三尖瓣听诊区

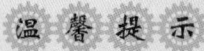

温　馨　提　示

心脏瓣膜听诊区的部位是护士执业资格考试的常见考点。

2．听诊体位　心脏听诊常用的体位有 4 种：仰卧位、左侧卧位、坐位和前倾坐位。仰卧位适于全面的心脏听诊，左侧卧位适于听取心尖部低调杂音，坐位和前倾坐位适于听取主动脉瓣区高调反流性杂音。

3．听诊顺序

(1) 沿逆时钟方向：二尖瓣区→肺动脉瓣区→主动脉瓣区→主动脉瓣第二听诊区→三尖瓣听诊区。

(2) 按瓣膜病变好发次序：二尖瓣区→主动脉瓣区→主动脉瓣第二听诊区→肺动脉瓣区→三尖瓣听诊区。

（二）听诊内容

包括心率、心律、心音、额外心音、杂音和心包摩擦音。

1．心率（heart rate）　每分钟心搏次数称心率。正常成人心率为 60～100 次/分。3 岁以下儿童心率多在 100 次/分以上，老年人多偏慢。如成人＞100 次/分，婴幼儿＞150 次/分称为心动过速（tachycardia）；低于 60 次/分称为心动过缓（bradycardia）。

2．心律（cardiac rhythm）　是指心脏跳动的节律。正常成人心跳是节律规整的，青年和儿童可稍有不齐，吸气时心率增快，呼气时心率减慢，这种随呼吸而出现的心律不齐称为窦性心律不齐（sinus arrhythmia），一般无临床意义。听诊能够确定的心律失常有：

(1) 期前收缩（premature contraction）：是临床上最常见的心律失常，又称过早搏动，简称早搏。因窦房结以下某处的异位起搏点兴奋性增高，而抢在窦房结发出冲动之前而引起心脏提前搏动称为过早搏动。其听诊主要特点为：①在规则心律基础上，突然提前出现一次心跳，其后有一较长间歇；②提前出现的心跳第一心音增强，第二心音减弱或消失；③早搏可出现二联律（每

次正常心脏搏动之后出现一次早搏为二联律）或三联律（每两次正常心脏搏动之后出现一次早搏为三联律）。如<6次/分为偶发早搏，≥6次/分为频发早搏。

> **温馨提示**
>
> 偶发早搏、频发早搏是护士执业资格考试的常见考点。

（2）心房颤动（atrial fibrillation）：简称房颤。因心房内异位节律点发极高的频率（350～600次/分）折返所致。听诊有"三个不一致"，即：①心律绝对不规则；②第一心音强弱不等；③心率与脉率不一，即脉率少于心率，这种脉搏称为脉搏短绌（miosphygmia）。主要见于二尖瓣狭窄、冠心病、甲状腺功能亢进症。

> **温馨提示**
>
> 短绌脉是护士执业资格考试的常见考点。

3. 心音（cardac sound）

（1）正常心音：心音是由于瓣膜关闭振动所致，按其出现的先后有第一心音（first heart sound，S_1）、第二心音（second heart sound，S_2）、第三心音（third heart sound，S_3）和第四心音（fourth heart sound，S_4）。通常只能听到 S_1 和 S_2，部分儿童和青少年可听到 S_3；S_4 一般听不到，一旦听到多是病理性的。第一心音和第二心音是听诊的首要环节，只有正确区分第一心音和第二心音之后，才能判定心室收缩期和舒张期，确定异常心音或杂音出现的时期，以及与第一和第二心音的时间关系。

（2）心音产生的机制

第一心音（S_1）：主要是由于心室收缩开始时，二尖瓣和三尖瓣骤然关闭引起的振动所致。它的出现标志着心室收缩期的开始。听诊特点为①音调较低；②性质较低钝；③历时较长（约0.1s）；④与心尖搏动同时出现；⑤以心尖部听诊最清楚。

第二心音（S_2）：主要是由于心室舒张开始时，主动脉瓣与肺动脉瓣骤然关闭引起的振动所致，它的出现标志着心室舒张期的开始。S_2 由主动脉瓣成分（A_2）和肺动脉瓣成分（P_2）组成，A_2 在主动脉瓣区最清楚，P_2 在肺动脉瓣区最清楚。青少年 $P_2 > A_2$，中年 $P_2 = A_2$，老年人 $P_2 < A_2$。其听诊特点为：①音调较高；②性质较 S_1 清脆；③历时较短（约0.08s）；④在心尖搏动之后出现；⑤以心底部听诊最清楚。

S_1 与 S_2 的听诊特点鉴别见表3-8-6。

表 3-8-6　第一心音与第二心音的听诊特点鉴别

鉴别要点	第一心音	第二心音
音调	较低	较高
强度	较响	较 S_1 弱
性质	较钝	较清脆
时间	较长，持续约 0.1s	较短，约 0.08s
与心尖搏动关系	同时出现	出现在心尖搏动之后
听诊部位	心尖部最清楚	心底部最清楚

第三心音（S_3）：在心室舒张早期房室瓣开放，血液自心房快速流入心室，冲击室壁、乳头肌和腱索产生振动所致。听诊特点为：音调低而短促，在 S_2 之后 0.12～0.20s，通常在心尖部及其内上方听得较清楚。卧位时，特别在左侧卧位、呼气之末，运动后心率由快减慢时更易听到。通常在部分儿童与青少年能听到。

第四心音（S_4）：出现在舒张晚期，在 S_1 开始前 0.1s，由于心房收缩的振动所产生。听诊特点为：音调很低，在 S_1 之前并紧靠 S_1，在心尖部及其内侧较明显。其临床意义为在正常情况下，此音很弱听不到，如能听到则常为病理性 S_4。

4. 额外心音（extra heart sound）　指在正常心音之外听到的附加心音。按其出现的时期不同，可分为收缩期额外心音和舒张期额外心音，但多数为病理性的。如出现在 S_2 之后即为舒张期额外心音，出现在 S_1 之后即为收缩期额外心音。收缩期额外心音有收缩早期喷射音（early systolic ejection sound）和收缩中期喀喇音（mid and late ejection click）等，其临床意义较小。舒张期额外心音包括奔马律、开瓣音和心包叩击音等。

（1）奔马律（gallop rhythm）：由出现在 S_2 之后的病理性 S_3 或 S_4 与原有的 S_1、S_2 组成，其节律犹如马奔跑时的蹄声，故称奔马律。它是心肌受损的重要体征。最常见的奔马律为舒张早期奔马律。

1）舒张早期奔马律（protodiastolic gallop）：其机制是舒张早期血液由心房快速充盈心室，引起心室壁紧张振动所致。它标志着心室肌收缩或舒张功能减退。听诊特点为：①音调较低；②额外心音出现在 S_2 之后；③左室奔马律在心尖部最清楚，呼气末明显，吸气时减弱；④右室奔马律在胸骨下端最清楚，吸气末明显，呼气时减弱。

临床意义：提示有严重器质性心脏病。常见于心力衰竭、急性心肌梗死、重症心肌炎与心肌病等。

2）舒张晚期奔马律（late diastolic gallop）：又称收缩期前奔马律，它是由于心室顺应性降低，心室舒张末期压力增高导致心房收缩增强所致。听诊特点为：①音调低；②出现在 S_1 之前；③听诊最清晰部位在心尖稍内侧；④呼气末最响。

（2）开瓣音（opening snap）：又称二尖瓣开放拍击音，是二尖瓣狭窄时，紧随 S_2 之后出现的一个音调高而清脆的声音。它的出现标志着二尖瓣弹性好，是二尖瓣分离术和二尖瓣扩张术的手术指征。

（3）心包叩击音（pericardial knock）：见于缩窄性心包炎。由于缩窄的心包限制心室的扩张，心室在舒张早期快速充盈时而骤然停止，使心室壁振动所致。听诊特点为：①出现在 S_2 之后约 0.1s；②以心尖部和胸骨下段左缘更清楚。

5. 心脏杂音（cardiac murmur）　是指心音、额外心音以外的一种持续时间较长的异常声音。它对心脏疾病的诊断有重要意义。

（1）产生的机制：由于血流加速或血流紊乱，产生湍流形成漩涡，冲击心壁或血管壁发生振

动所致。常见于：

1）血流加速：正常情况下，血液在管腔中的流速以中间最快，边缘最慢。如某些原因引起中间血流加快→涡流→漩涡→心壁或血管壁振动所致（图3-8-18）。如剧烈运动后、贫血、甲状腺功能亢进等。

2）瓣膜口狭窄：是产生杂音最常见的原因之一。如二尖瓣狭窄、主动脉瓣狭窄或心腔扩大导致瓣膜口相对狭窄，血流通过狭窄部位产生漩涡（图3-8-19）。

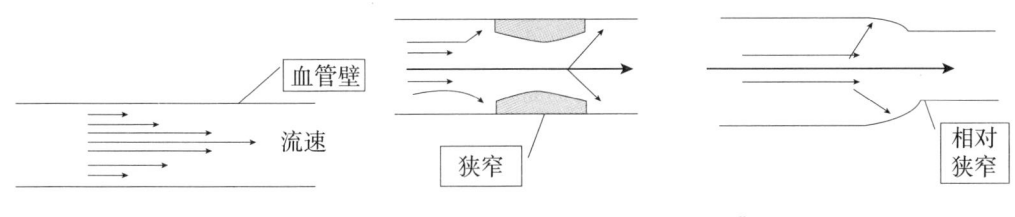

图 3-8-18　血流加速　　　　　图 3-8-19　瓣膜口狭窄

3）瓣膜关闭不全：如二尖瓣关闭不全、主动脉关闭不全或因瓣膜环口扩大引起瓣膜相对关闭不全（图3-8-20），如扩张型心肌病、冠心病、高血压等。

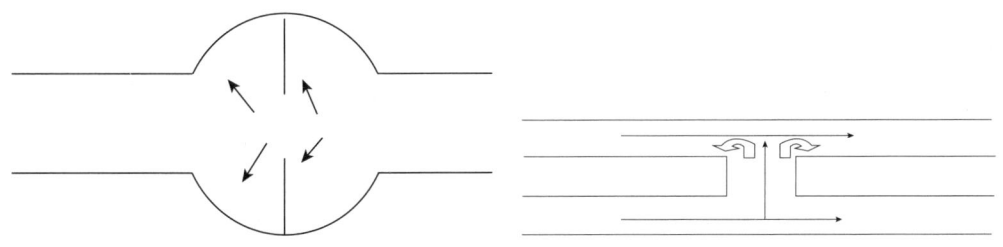

图 3-8-20　瓣膜关闭不全　　　　图 3-8-21　异常通道

4）异常通道：因血液通过异常通道产生分流→湍流→漩涡（图3-8-21）。如房间隔缺损、室间隔缺损、动脉导管未闭等。

5）心腔内漂浮物：如心室乳头肌或腱索断裂，断端在心腔内摆动，干扰血流，产生湍流，形成漩涡（图3-8-22）。

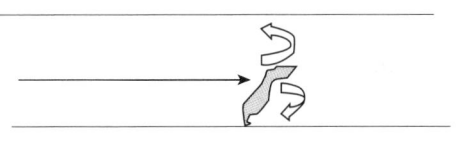

图 3-8-22　心腔内漂浮物

(2) 听诊杂音时的注意事项：听诊杂音时，应注意杂音的部位、时期、性质、传导方向、强度及其与呼吸、运动、体位的关系。

1）部位：是指杂音出现最响的部位。一般杂音在某瓣膜听诊区最响，则提示该瓣膜有病变。例如：二尖瓣狭窄时，杂音在二尖瓣区最响；主动脉瓣狭窄时，杂音在主动脉瓣区最响；主动脉瓣关闭不全时，杂音在主动脉瓣第二听诊区最响；肺动脉病变时，杂音在肺动脉瓣区最响；三尖瓣病变时，杂音在胸骨下端最响。

2）时期：如杂音出现在 S_1 和 S_2 之间为收缩期杂音（systolic murmur，SM）；如杂音出现在 S_2 与下一次 S_1 之间为舒张期杂音（diastolic murmur，DM）；如杂音在 DM 和 SM 均出现为连续性杂音（continuous murmur，CM）。SM、DM 按其出现的早晚及持续的长短分为早、中、晚和全期杂音。如主动瓣狭窄的杂音常为收缩中期杂音，二尖瓣关闭不全常为全收缩期杂音，主动脉瓣关闭不全多为舒张早期杂音，二尖瓣狭窄的杂音则出现在舒张中、晚期。临床上，舒张期和连续性杂音均为病理性，收缩期杂音则有病理性和功能性两种。

3）性质：杂音的性质是指杂音的音调和音色。不同的病变，杂音的性质亦不相同，可有吹风样、隆隆样（雷鸣样）、叹气样、机器样、喷射样、乐器样等。临床上以吹风样杂音最多见。

如二尖瓣区听到吹风样的收缩期杂音，提示二尖瓣关闭不全；如在二尖瓣区听到隆隆样的舒张期杂音，提示二尖瓣狭窄（是其典型体征）；如主动瓣区听到叹气样舒张期杂音，是主动脉瓣关闭不全的特征。机器样杂音主要见于动脉导管未闭，而感染性心内膜炎多为乐器样杂音。一般来说，器质性杂音较粗糙，功能性杂音较柔和。

4）传导：杂音常沿血流方向或周围组织扩散。根据杂音的最响部位和传导方向来判断杂音的来源和性质。如主动脉瓣狭窄的收缩期杂音，以主动瓣区最响，可向颈部传导；而主动脉瓣关闭不全的舒张期杂音，以主动瓣第二听诊区最响，并向胸骨下端甚至心尖传导。二尖瓣关闭不全的收缩期杂音，以心尖部最响，并向左腋下、左肩胛下角传导；二尖瓣狭窄的舒张期杂音多局限于心尖部。

一般来说，杂音传导越远，则声音越弱，但性质不变。因此，一旦我们在心前区某些部位听到杂音，则要移动听诊器，以明确杂音最响的部位。如在左腋下听到一个收缩期吹风样杂音，移动听诊器后发现该杂音在心尖部最响，提示是二尖瓣关闭不全传导所致。

5）杂音的强度：即杂音的响度。杂音的强度与狭窄程度、瓣膜口压力阶差、血流速度、心肌收缩力等几个方面因素成正比。

根据杂音强度的变化特点，一般分为5种形态：①一贯型：杂音强度始终保持一致，如二尖瓣关闭不全的收缩期杂音；②递减型：杂音开始较强，如主动脉瓣关闭不全的舒张期叹气样杂音；③递增型：杂音开始较弱，以后逐渐增强，如二尖瓣狭窄的舒张期隆隆样杂音；④递增递减型：又称菱形杂音，杂音开始较弱，逐渐增强后又逐渐减弱，如主动脉瓣狭窄的收缩期喷射样杂音；⑤连续型：杂音起始于S_1，逐渐增强，至S_2达到高峰，然后逐渐减弱，持续至下一心动周期的S_1，形成一个跨越收缩期和舒张期的大菱形杂音，如动脉导管未闭时的杂音。

收缩期杂音一般按Levine 6级法进行分级（表3-8-7）。

表3-8-7 杂音强度分级

级别	听诊特点
1	杂音很弱，须在安静环境下仔细听才能听到
2	较易听到的微弱杂音
3	中等响度的杂音
4	较响的杂音，常伴有震颤
5	很响亮的杂音，但听诊器离开胸壁则听不到，有明显的震颤
6	杂音极响，即使听诊器离开胸壁一定距离也能听到，有强烈震颤

收缩期杂音的记录常用6级法描述，杂音级别为分子，6级为分母，如2/6级收缩期杂音，4/6级收缩期杂音等。一般来说，2级以下的收缩期杂音多为功能性的，柔和，不传导；3级以上的收缩期杂音多为器质性的，粗糙，可传导。

舒张期杂音是否分级，目前尚未统一。若分级，可分为轻、中、重三级。

6）杂音的影响因素

①体位：某些杂音与体位有关。由于病变部位或血流更靠近体表，或影响了回心血量。例如：左侧卧位时二尖瓣狭窄的杂音更清楚；坐位前倾时主动脉瓣关闭不全的杂音更清楚；仰卧位时二尖瓣、三尖瓣与肺动脉瓣关闭不全的杂音更清楚；由蹲位或卧位迅速站立，可使大多数心脏杂音减弱，而肥厚性梗阻性心肌病的杂音增强；由立位迅速平卧，大多数杂音增强，而肥厚性梗阻性心肌病的杂音减弱。

②呼吸：呼吸可使左、右心室的回心血量发生改变，从而影响杂音的强度。如深吸气，右心

回心血量增多，使三尖瓣、肺动脉瓣的杂音增强；深呼气时，二尖瓣、主动脉瓣杂音增强。

③运动：因血流加速，心肌收缩力增强，杂音亦增强。如二尖瓣狭窄的患者活动后，舒张期隆隆样杂音增强。

（3）功能性与器质性杂音的鉴别：功能性杂音是指心脏没有器质性病变时出现的杂音，属于生理性杂音。器质性杂音是指产生杂音的部位有器质性损害出现的杂音，为病理性杂音。由于功能性杂音一般为收缩期杂音，故收缩期功能性与器质性杂音的鉴别具有重要的临床意义（表3-8-8）。

表 3-8-8　功能性与器质性收缩期杂音的鉴别

鉴别点	功能性	器质性
年龄	儿童、青少年多见	不定（任何年龄）
部位	肺动脉区或心尖区	不定（任何部位）
性质	柔和，吹风样	粗糙，吹风样或喷射样
持续时间	短促	较长，常为全收缩期
强度	一般 3/6 级以下	常在 3/6 级以上
传导	局限，传导不远	沿血流方向，传导较远而广
心脏形态	正常	有心房或心室增大

6．心包摩擦音（pericardial friction sound）　正常心包膜表面光滑，壁层与脏层之间有少量液体起润滑作用，两层不会因摩擦而发出声音。当有心包炎时，在心包脏、壁两层间有大量的纤维蛋白渗出，使心脏舒缩时两层心包互相摩擦而产生的声音。听诊特点为：①声音粗糙犹如搔抓声；②此音与心脏活动一致，与呼吸无关，屏住呼吸时摩擦音仍存在，是鉴别心包摩擦音与胸膜摩擦音最主要的要点；③收缩期和舒张期均可听到；④以胸骨左缘第3、4肋间更明显；⑤前倾坐位更清楚，听诊器向胸壁加压时增强。

五、心脏功能分级

心功能评估目前普遍采用美国纽约心脏病学会的分级方案，根据患者体力活动后的自觉症状，将心脏功能分为4级：

Ⅰ级：体力活动不受限，日常活动不引起乏力、心悸、呼吸困难、心绞痛等。

Ⅱ级：体力活动轻度受限，日常活动可引起乏力、心悸、气急等，经休息可缓解。

Ⅲ级：体力活动明显受限，轻微的活动即可出现乏力、心悸、气促等，需长时间休息方可缓解其症状。

Ⅳ级：不能从事任何体力活动，即使休息也可出现乏力、心悸、气促等症状。

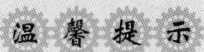

心功能分级及其判断是护士执业资格考试的常见考点。

 护士执业资格考试模拟

1. 正常心尖的搏动位置在（　　）
   A．胸骨左缘第 5 肋间锁骨中线内 0.5～1cm 处
   B．胸骨左缘第 5 肋间锁骨中线外 0.5～1cm 处
   C．胸骨左缘第 5 肋间锁骨中线内 1.5～2.0cm 处
   D．胸骨左缘第 5 肋间锁骨中线外 1.5～2.0cm 处
   E．胸骨左缘第 5 肋间锁骨中线内 2.0～2.5cm

2. 患者，女，38 岁，心脏叩诊左侧第 3 肋间心浊音界扩大，心界呈梨形，应考虑为（　　）
   A．主动脉关闭不全　　　　B．二尖瓣狭窄　　　　C．心包积液
   D．高血压性心脏病　　　　E．二尖瓣关闭不全

3. 胸骨右缘第 2 肋间听诊区为（　　）
   A．二尖瓣听诊区　　　　B．三尖瓣听诊区　　　　C．肺动脉瓣听诊区
   D．主动脉瓣听诊区　　　　E．主动脉瓣第二听诊区

4. 患者，男，62 岁，查体：心尖搏动于左侧第 6 肋间锁骨中线外 1.5cm 处，呈抬举感，提示为（　　）
   A．右心房扩大　　　　B．右心室肥大　　　　C．左心室肥大
   D．左心房扩大　　　　E．心包积液

5. 患者，女，31 岁，心慌、气短 3 年，加重 1 周，查体：P 85 次 / 分，心界向两侧扩大，心率 126 次 / 分，心律绝对不齐，心音强弱不等，心尖部可闻及响亮的舒张期隆隆样杂音和 5/6 级收缩期吹风样杂音，并向左腋下传导。首先考虑为（　　）
   A．二尖瓣狭窄　　　　　　　　B．二尖瓣关闭不全
   C．二尖瓣狭窄合并关闭不全　　D．主动脉瓣狭窄　　　　E．室间隔缺损

病例分析

患儿，女，12 岁，查体：胸骨左缘第 3～4 肋间闻及收缩期杂音，很响，伴明显震颤，但听诊器离开胸壁则听不到杂音。

问：1. 该患者杂音的强度可能为多少级？
　　2. 患者出现杂音的原因是什么？
　　3. 该患者可能患有什么病变？

（金立军　刘大敏）

第九部分 血管评估

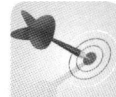

任务目标

通过本章内容的学习,学生应能:
1. 熟练掌握血管的评估方法,并牢记血压的诊断标准。
2. 阐述血管视诊、触诊和听诊的评估要点。
3. 理解水冲脉、吸停脉、交替脉的含义,能描述测量血压的注意事项。
4. 联系实际在同学之间完成血管的评估,并判断正常与否。

血管评估的内容包括动脉、静脉和毛细血管的评估,以及血压的测定。其方法有:

一、视诊

1. **肝-颈静脉反流征**(abdominal-jugular reflux) 又称为腹-颈静脉反流征。右心功能不全的患者,用手压迫其肝,出现颈静脉明显充盈怒张,称为肝-颈静脉反流征阳性。它是右心功能不全的重要体征之一,亦可见于缩窄性心包炎和心包积液的患者。

2. **毛细血管搏动征**(capillary pulsation sign) 用手指轻压患者甲床或用玻片轻压口唇黏膜出现红白交替搏动的现象,称为毛细血管搏动征阳性。主要见于主动脉关闭不全、甲状腺功能亢进症、重症贫血等。

二、触诊

血管的触诊主要是评估脉搏(pulse)。一般多选桡动脉(图3-9-1),亦可选颞浅动脉、颈动脉、肱动脉、股动脉、足背动脉等。触诊时应注意脉率、节律、紧张度、强弱、波形及动脉壁的情况等。

1. **脉率** 是每分钟脉搏的次数。正常成人在安静状态下为60~100次/分,平均72次/分;儿童较快,平均90次/分;婴幼儿可达130次/分;老年人偏慢;女性快于男性;白天快于夜晚。如成人在安静状态下>100次/分为速脉,见于心动过速、甲状腺功能亢进症、贫血等患者;成人在安静状态下<60次/分为缓脉,见于颅内高压、二度以上房室传导阻滞、甲状腺功能减退症等患者。正常脉率与心率一致。

2. **脉律** 反映心脏节律,正常人脉律是规则有节律的。当心脏发生冲动异常或传导障碍时,则表现为不规则,多有心律失常,如期前收缩二联律、三联律等。

3. **紧张度** 紧张度取决于动脉压的高度。评估时以示指、中指和环指的指腹置于桡动脉上,用近心端手指逐渐压迫至远端手指触不到脉搏,此时,近心端手指完全阻断动脉搏动所施的压力,就是脉搏的紧张度。正常人动脉壁光滑、柔软,并有一定弹性;动脉硬化时,可触及动脉壁弹性消失,呈条索状;动脉硬化严重时,动脉壁不仅硬,且有迂曲,呈结节状。

4. **强弱** 脉搏的强弱取决于心脏每搏输出量、脉压

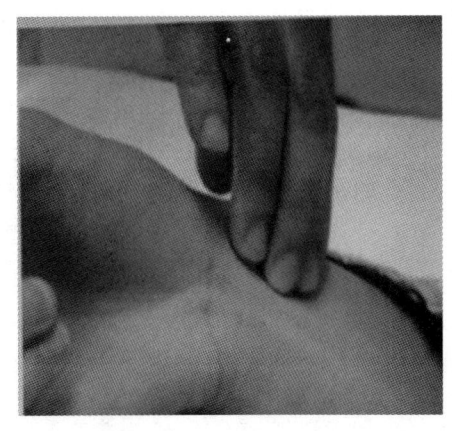

图 3-9-1 脉搏评估方法

和周围血管阻力。如每搏输出量增加、脉压增大、周围血管阻力减低，脉搏强而振幅大，称为洪脉（bounding pulse）。见于高热、甲状腺功能亢进、主动脉瓣关闭不全等患者。反之，脉搏弱而振幅低，称细脉（small pulse），见于休克、心功能不全、主动脉瓣狭窄等患者。

5. 脉波　常见的异常脉波有：

(1) 水冲脉（water-hammer pulse）：脉搏骤起骤降，急促有力，犹如水浪冲击的感觉。评估时，护士左手紧握患者右手腕掌面桡动脉处，将患者手臂抬高过头，可感到桡动脉急促有力的搏动（图3-9-2），提示脉压差较大。见于主动脉瓣关闭不全、甲状腺功能亢进、重症贫血、动脉导管未闭等患者。

(2) 交替脉（pusus alternans）：指节律规则而强弱交替出现的脉搏，与心肌收缩力强弱交替有关。是左心衰竭的体征之一，见于高血压性心脏病、冠心病、心肌病致心力衰竭。

(3) 奇脉（paradoxical pulse）：又称为吸停脉，是指在平静吸气时脉搏明显减弱或消失。见于心包积液、缩窄性心包炎，是心包填塞的重要体征之一。

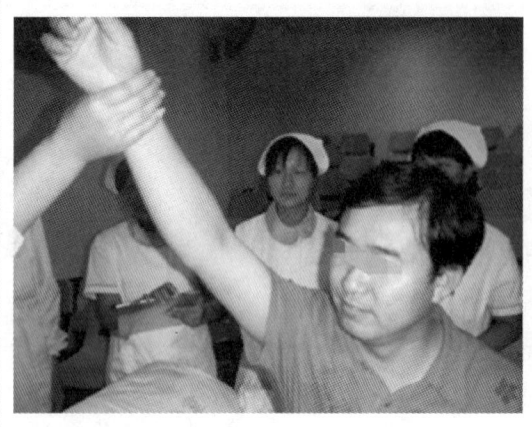

图 3-9-2　水冲脉评估方法

(4) 无脉（pulseless）：即脉搏消失，主要见于严重休克、多发性大动脉炎或肢体动脉栓塞等患者。

> **温 馨 提 示**
>
> 脉率、水冲脉、交替脉、奇脉是护士执业资格考试的常见考点。

三、听诊

1. 枪击音（pistol shot sound）　当主动脉瓣关闭不全时，将听诊器放在股动脉或肱动脉处可闻及"塔—""塔—"的枪击样声音，称为枪击音。

2. Duroziez 双重杂音（Duroziez sign）　在枪击音的基础上稍加压力，可听到收缩期与舒张期双重吹风样杂音。这是由于脉压增大，血流往返于听诊器下所造成的人工动脉狭窄所致。

3. 动脉杂音　如甲状腺功能亢进时，可在肿大的甲状腺上听到吹风样收缩期"嗡嗡样"的血流杂音；肾动脉狭窄时，可在上腹部及腰背部听到收缩期杂音。

4. 周围血管征　包括头部随脉搏呈节律性点头运动、颈动脉搏动、水冲脉、枪击音、Duroziez 双重杂音、毛细血管搏动征统称为周围血管征。它们都是由脉压增大所致，常见于主动脉瓣关闭不全、甲状腺功能亢进症、严重贫血、动脉导管未闭等患者。

> **温 馨 提 示**
>
> 周围血管征的内容是护士执业资格考试的常见考点。

四、血压

血压（blood pressure，BP），是重要的生命体征之一，也是身体评估必须评估的重要内容。心室收缩时，动脉内压急剧升高，在收缩中期达到最高值，称为收缩压（systolic blood pressure，SBP）；心室舒张时，动脉内压下降，在舒张末期达最低值，称为舒张压（diastolic blood pressure，DBP）。收缩压与舒张压的差值为脉压（pulse pressure）。舒张压加 1/3 脉压为平均动脉压（mean arterial pressure，MAP）。

（一）血压的评估方法

目前血压评估广泛采用的是袖带加压法，此法常需要血压计。临床上常用的血压计有台式、弹簧式和电子血压计，但以台式最可靠、最准确和最常用。

1. 评估方法　评估时，被评估者必须安静休息 5～10min，采取仰卧位或坐位，露出上肢，将袖带的气囊部对准肘关节上方 2～3cm 的肱动脉处，束于上臂，然后将听诊器的胸件部分置于肘窝处肱动脉上，向气囊内加气（图3-9-3），当肱动脉搏动消失后，再继续充气使汞柱上升 20～30mmHg，随后以 2～3mmHg/s 的速度缓慢放气。听到第一声时为收缩压，最后消失或声音变调者为舒张压。收缩压与舒张压之差为脉压。

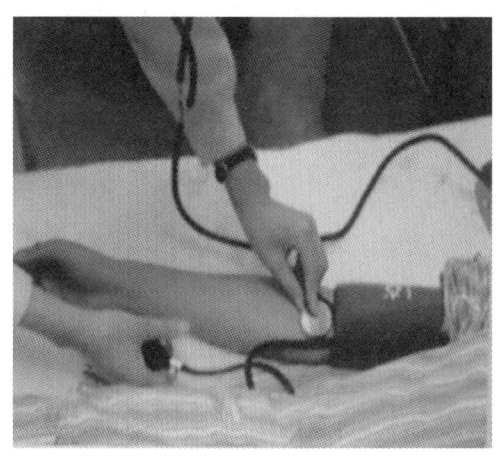
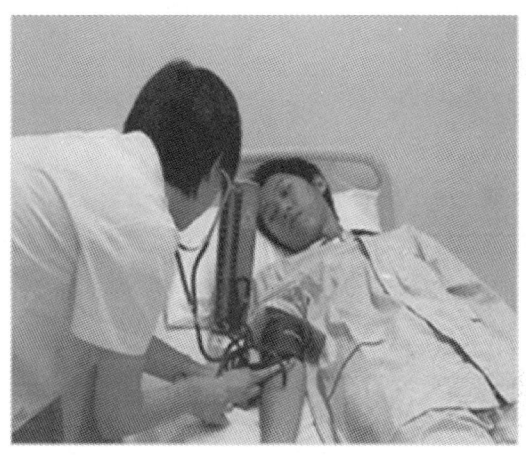

A　　　　　　　　　　　　　　B

图 3-9-3　血压评估方法

如果是独臂者，宜取俯卧位，将袖带置于大腿后部，距腘窝 3～4cm 处，听诊器的胸件置于腘动脉上听诊。一般来说，下肢血压略高于上肢，二者之间差为 20～40mmHg。

2. 血压的记录方法　血压的计量单位为毫米汞柱（mmHg）或千帕（kPa）。血压的记录以"收缩压 / 舒张压 mmHg 或 kPa"的形式来表示。如 120/80 mmHg。

3. 注意事项

（1）评估条件：①评估前半小时内应停止进食或吸烟，并在安静环境中休息 5～10min；②核对血压计，使汞柱顶端位于零点；③评估时血压计不能倾斜，汞柱保持垂直；④血压计应与心脏处于同一高度；⑤袖带不能绑得过紧或过松，以能插进 1～2 个手指为宜；⑥听诊器的胸件不能塞于袖带下面。

（2）重复评估时，应将袖带内气体完全排空后 2～3min 再测。

（3）正确使用袖带：袖带过宽测出的值偏低，过窄则偏高。临床上，成人袖带宽为 12cm，儿童为 9cm。袖带气囊长度应至少环臂 80%。

（4）正确操作：向袖带内加气要快，放气要慢，按 2～3mmHg/s 的速度缓慢放气。

（5）听诊间隙：在某些人，特别是高血压患者，常于较高压力时听到脉搏音，随着压力下降，此声音消失，以后在较低压力水平又重复出现，这种较早出现的、短暂的声音消失被称为听诊间隙。它可持续达40mmHg，因此，很可能将收缩压造成向下误差，或将舒张压造成向上误差。克服的方法为：在充气时用手按压桡动脉，直至脉搏消失后才停止增加压力。

（二）血压的标准

我国采用WHO/ISH1999年公布的标准，见表3-9-1。

表3-9-1 成人血压标准及高血压分类

分类	收缩压（mmHg）	舒张压（mmHg）
理想血压	<120	<80
正常血压	<130	<85
正常高值	130~139 和（或）	85~89
高血压		
1级高血压（轻度）	140~159 和（或）	90~99
2级高血压（中度）	160~179 和（或）	100~109
3级高血压（重度）	180 和（或）	110
单纯收缩期高血压	140 和	<90

温馨提示

血压的测量方法、成人血压的标准及高血压分类及其值是护士执业资格考试的常见考点。

（三）血压变化的意义

1. **高血压** 分为原发性高血压和继发性高血压。继发性高血压多见于肾脏疾病、肾动脉狭窄、肾上腺肿瘤、肢端肥大症、颅内高压、甲状腺功能亢进症等。

2. **低血压** 血压<90/60 mmHg者称为低血压。常见于休克、急性心肌梗死、心包填塞、肾上腺皮质功能减退症、极度衰弱等。

3. **四肢血压差异常** 如两上肢或上下肢血压差值超过正常范围，提示有血管狭窄，如主动脉缩窄、大动脉炎、闭塞性动脉硬化、主动脉夹层等。

4. **脉压增大或减小** 脉压增大见于主动脉瓣关闭不全、动脉导管未闭、甲状腺功能亢进症、严重贫血、老年主动脉硬化等，脉压减小见于主动脉瓣狭窄、休克、心包填塞、心力衰竭等。

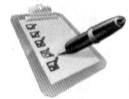

护士执业资格考试模拟

1. 吸气时脉搏明显减弱或消失称为（　　）
   A．交替脉　　B．水冲脉　　C．奇脉　　D．短绌脉　　E．重搏脉

2. 患者，男，40岁，近1个月来头痛、恶心，有时呕吐，无发热，血压150/97mmHg，脉搏46次/分，此脉搏被称为（　　）

A．细脉　　　B．洪脉　　　C．水冲脉　　　D．缓脉　　　E．不整脉

3．患者，女，36岁，入院时感心悸、气短、自觉心跳不规则。脉搏92次/分，心率130次/分，脉搏细速、极不规则；听诊时心律完全不规则，心率快慢不一，心音强弱不等。考虑其脉搏为（　　）

A．速脉　　　B．奇脉　　　C．水冲脉　　　D．交替脉　　　E．细脉

4．患者，男性，62岁，因心房纤颤收入住院，心率114次/分，心音强弱不等，心律不规则，心率快慢不一，测脉搏时脉细弱，且极不规则，此时护士观察脉搏的方法是（　　）

A．先测心率，后测脉率　　　B．先测脉率，后测心率
C．两人分别测心率和脉率　　D．两人同时分别测心率和脉率
E．两人一人测心率，一人测脉率

5．不属于周围血管征表现的是（　　）

A．脉压增大　　B．大动脉枪击音　　C．毛细血管搏动征　　D．水冲脉　　E．细迟脉

6．WHO确定成人高血压的诊断标准为（　　）

A．收缩压＞140mmHg和（或）舒张压＞90mmHg
B．收缩压≥160mmHg，舒张压≥90mmHg
C．收缩压≥140mmHg和（或）舒张压≥90mmHg
D．收缩压≥140mmHg和舒张压≥95mmHg
E．收缩压≥160mmHg和（或）舒张压≥90mmHg

7．测量下肢血压时，患者应采取（　　）

A．坐位　　　B．立位　　　C．仰卧位　　　D．侧卧位　　　E．俯卧位

8．患者，男性，60岁。连续3天测血压为140/95mmHg。此患者属于（　　）

A．正常血压　　B．正常高值　　C．高血压
D．收缩压正常，舒张压升高　　E．收缩压升高，舒张压正常

9．患者，男性，52岁，头痛、头晕、失眠、注意力不集中1个月。因工作劳累、精神紧张病情加重而就诊。查体：体温36.2℃，脉搏178次/分，呼吸18次/分，血压180/110mmHg。某护士在为其测血压时，操作错误的是（　　）

A．向袖带内缓慢加气　　　B．听诊器的胸件置于袖带下面的肱动脉上
C．袖带囊部对准肘关节上方2～3cm的肱动脉处束于上臂
D．以5～10mmHg/s的速度放气
E．测量前患者应休息5～10min

10．脉压差增大不见于（　　）

A．主动脉瓣关闭不全　　　B．严重贫血　　　C．甲状腺功能亢进症
D．主动脉瓣狭窄　　　E．动脉硬化症

实训三 心脏和血管的评估

【操作流程】

操作准备
1. 操作者准备：护士着装整洁，洗手、戴口罩，手要温暖
2. 物品准备：听诊器、心肺听诊仪、直尺、毛毯等
3. 环境准备：安静、温暖、光线充足，能保护隐私

操作流程

一、嘱患者取平卧位，必要时坐位、侧卧位，露出前胸，护士站在患者的右侧
二、基本方法
1．视诊
(1) 心前区是否隆起
(2) 心尖搏动的位置、强度及范围
(3) 心前区其他部位的搏动
(4) 颈动脉波动情况及有无毛细血管征
2．触诊
(1) 进一步核实心尖搏动的位置、强度及范围
(2) 有无震颤
(3) 有无心包摩擦感
(4) 桡动脉搏动的频率、节律，有无水冲脉、奇脉、交替脉，以及其他浅表动脉的搏动情况
3．叩诊
(1) 体位：取坐位或卧位，平静呼吸
(2) 方法
1) 患者坐位时，护士左手板指与所叩心界边缘平行；卧位时，叩诊指板与肋间平行，紧贴胸壁
2) 顺序：先叩左界，由第2肋间开始由外向内叩，当清音变为浊音时用笔作标记，逐一向下叩至第5肋间；或者从心尖搏动最强点外2～3cm处开始（一般为左锁骨中线第5肋间隙稍外），由外向内叩，当由清音变为浊音时用笔作标记，如此向上逐一肋间进行，直至第2肋间隙。然后叩右界，由第2肋间开始由外向内叩，当清音变为浊音时用笔作标记，逐一向下叩至第4肋间
3) 测量记录。注意有无心界增大的形状：梨形心、靴形心、烧瓶心及心底改变等
4．听诊
(1) 听诊部位及顺序：通常由二尖瓣区开始，沿逆时针方向依次进行，即：
二尖瓣区→肺动脉瓣区→主动脉瓣区→主动脉瓣第二区→三尖瓣区
(2) 心率：正常、心动过速、心动过缓
(3) 心律：节律是否规整，有无期前收缩、心房颤动。心律不齐时一定要同时触摸脉搏
(4) 心音：注意第一心音与第二心音出现的时期、音调、时间长短与脉搏的关系，有无心音增强、减弱、强弱不等，心音分裂、奔马律等
(5) 杂音：有无收缩期杂音、舒张期杂音和连续性杂音，并注意其出现的部位、传导方向等
(6) 心包摩擦音：注意有无及其特点
(7) 周围血管体征：注意有无
(8) 血压测量
1) 测量患者前必须安静休息5～10min，采取仰卧位或坐位。同时，血压计于与右心房同一水平高度，即坐位时平第4肋软骨，平卧时平腋中线，并外展45°
2) 露出上肢（一般为右上肢），将袖带的气囊部对准肘关节上方2～3cm的肱动脉处束于上臂，不可过紧或过松（以能插入2个手指为宜）
3) 将听诊器的胸件部分置于肘窝处肱动脉上，然后向气囊内加气，待肱动脉搏动消失后，再继续充气使汞柱上升20～30mmHg，随后以2～3mmHg/s的速度缓慢放气。听到第一声时为收缩压，最后消失或声音变调者为舒张压。收缩压与舒张压之差为脉压
三、结束时
整理用物，记录结果，同时对被检查者的配合表示感谢

（熊天山　杨再艳）

第十部分　腹部评估

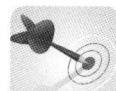

任务目标

通过本章内容的学习，学生应能：
1. 指出腹部重要的体表标志，并进行正确的腹部分区。
2. 阐述腹部视诊、触诊的内容，并理解腹膜刺激征的含义及临床意义。
3. 正确进行腹部触诊，尤其是腹膜刺激征及肝、脾、胆囊的评估。
4. 理解移动性浊音的评估方法及临床意义。
5. 听出肠鸣音，并判断是否正常。
6. 联系实际在同学之间完成腹部评估，并判断正常与否。

腹部位于胸廓与骨盆之间，上起膈肌，下至骨盆入口，前面及侧面为腹壁，后面为脊柱及腰肌，其内为腹膜腔及腹腔脏器等。

腹部评估时最基本的方法是视、触、叩、听诊，其中以触诊最为重要。为便于准确记录腹部症状和体征出现的部位，首先必须熟知腹部脏器的体表标志所在部位。

一、腹部体表标志与分区

（一）体表标志

常用的体表标志有（图 3-10-1）：剑突、肋弓下缘、髂前上棘、脐、腹中线、腹直肌外缘、髂嵴、腰椎脊突、第 12 肋、肋脊角等。

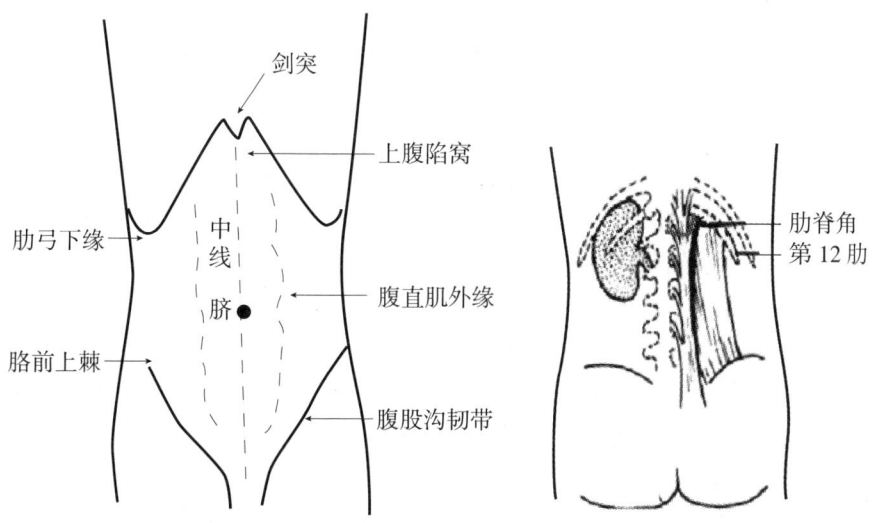

A. 腹部前面体表标志示意图　　**B. 腹部背面体表标志示意图**

图 3-10-1　腹部体表标志示意图

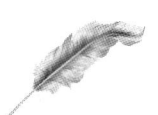

(二)腹部分区

1. 四分法　即通过脐做一条垂线和水平线，把腹部分为四区，即右上腹、左上腹、右下腹、左下腹（图3-10-2）。

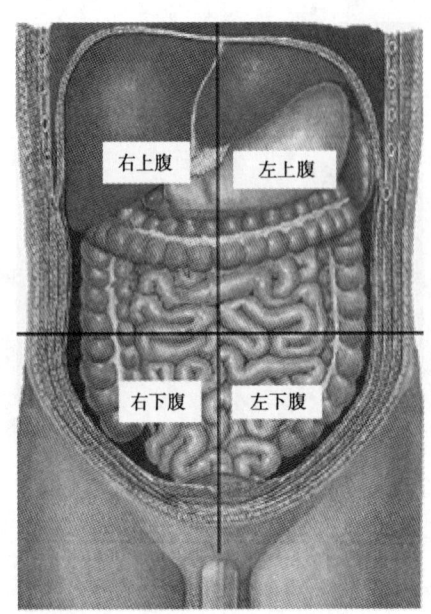

图 3-10-2　腹部四分法示意图

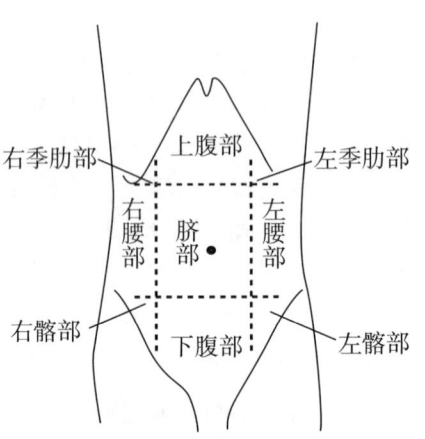

图 3-10-3　腹部九分法示意图

各区所包含的主要器官有：

（1）左上腹：胃、小肠、部分横结肠、结肠脾曲、肝左叶、脾、胰体、胰尾、主动脉腹部、左肾、左肾上腺。

（2）左下腹：小肠、部分降结肠、乙状结肠、男性为左输尿管和左侧精索、女性为左侧卵巢和输卵管。

（3）右上腹：幽门、十二指肠、肝、胆囊、胰头、结肠肝曲、右肾、右肾上腺、主动脉腹部。

（4）右下腹：小肠、盲肠、阑尾、部分升结肠、男性为右侧输尿管和右侧精索、女性为右侧卵巢和输卵管。

2. 九分法　用两条水平线和两条垂线，把腹部分为九区（图3-10-3）。两条水平线，即沿两侧肋弓的下缘和两髂前上棘的连线。两条垂线，即两髂前上棘至腹正中线的中点所作的垂线。四条线相交将腹部分为左右上腹部、左右侧腹部左右下腹部及上腹部、中腹部和下腹部九个区域，是目前常用的腹部分区法。各区的主要脏器有：

（1）右上腹部：肝右叶、胆囊、结肠肝曲、右肾、右肾上腺。

（2）右腰部：升结肠、空肠、右肾。

（3）右下腹部：盲肠、阑尾、回肠下端、男性为右侧精索、女性为右侧卵巢和输卵管。

（4）左上腹部：脾、胃、胰尾、结肠脾曲、左肾、左肾上腺。

（5）左腰部：降结肠、空肠或回肠、左肾。

（6）左下腹部：乙状结肠、男性为左侧精索、女性为左侧卵巢和输卵管。

（7）上腹部：胃、肝左叶、十二指肠、胰头和胰体、横结肠、腹主动脉、大网膜。

（8）脐部：十二指肠下部、空肠及回肠、输尿管、腹主动脉、肠系膜及淋巴结、大网膜。

（9）下腹部：回肠、乙状结肠、输尿管、胀大的膀胱或增大的子宫。

二、腹部评估方法

（一）视诊

腹部视诊时，患者应取仰卧位，暴露全腹，护士站在患者右侧，一般在光线适宜的条件下，最好是在自然光线下，按一定的顺序自上而下全面视诊（图 3-10-4）。

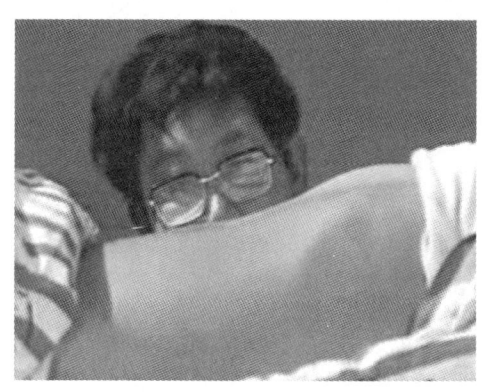

图 3-10-4　腹部视诊

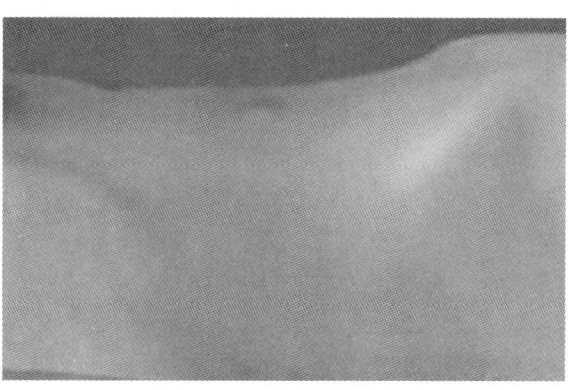

图 3-10-5　平坦腹

视诊的主要内容：腹部外形、腹壁皮肤、呼吸运动、腹壁静脉、脐部、蠕动波及腹部搏动等。

1. **腹部外形**　腹部外形一般用平坦、凹陷或隆起来描述。评估时应注意腹部两侧是否对称、有无凹陷或隆起。正常成人腹部两侧对称，呈平坦腹，即前腹壁与肋弓至耻骨联合大致处于同一水平面上（图 3-10-5）。病理情况下可出现：

（1）腹部膨隆（abdominal protuberance）：仰卧位时前腹壁明显高于肋弓至耻骨联合平面上。它又分为：

1）全腹膨隆：见于腹水、胃肠胀气、气腹、腹部巨大肿瘤、妊娠等。其中，大量腹水呈蛙腹（frog belly），胃肠胀气和气腹呈球状腹，腹部巨大肿瘤和妊娠呈尖腹（apical belly）。

2）局部膨隆：由腹腔内某脏器的炎症包块、肿瘤、局部积液、胃肠胀气等所致。如肝淤血肿胀→右上腹膨隆，幽门梗阻→上腹膨隆，子宫肌瘤、尿潴留→下腹膨隆，阑尾周围脓肿、回盲部肿瘤或结核→右下腹膨隆等。

为鉴别局部肿块是位于腹壁上或是腹腔内，可嘱患者取仰卧位，双手托于枕部，做起卧动作，使腹壁肌肉紧张，如肿块更加明显，提示肿块在腹壁上，被紧张肌肉所托起；反之，提示肿块在腹腔内。

（2）腹部凹陷（abdominal retraction）：仰卧位时前腹壁明显低于肋弓至耻骨联合平面。根据凹陷的范围可分为：

1）全腹凹陷：见于极度消瘦、严重脱水、恶病质、慢性消耗性疾病晚期等患者。重者前腹壁凹陷几乎贴近脊柱，肋弓、髂嵴和耻骨联合显露，全腹呈舟状，称为舟状腹（scaphoid abdomen）。

2）局部凹陷：不多见，因手术后腹壁瘢痕收缩所致。

2. **腹壁皮肤**　评估腹壁皮肤时，除注意有无发红、苍白、黄染、水肿等之外，还应注意：

（1）色素：如左侧腹部皮肤呈蓝色，是急性出血坏死型胰腺炎的血液渗至皮下所致；脐周发蓝，为腹腔内大出血的征象，称卡伦征（Cullen），也见于急性出血坏死型胰腺炎；妊娠妇女的下腹部可有褐色色素沉着。

（2）腹纹：妊娠纹分布于下腹部和髂部，与身体的长轴平行，产后逐渐转白而长期存在。紫纹是皮质醇增多症的一个常见征象，分布广泛，除下腹部外，还可见于大腿上部及臀外侧。

(3) 瘢痕：腹部瘢痕多为外伤、手术或皮肤感染所致。如是手术瘢痕，应追问原因。

(4) 疝：有腹外疝、腹内疝、脐疝、股疝等。以腹外疝最多见，疝在咳嗽或直立时明显，平卧位时缩小或消失。

(5) 弹性：用拇指和示指捏紧皮肤后放松，观察皮肤回复情况。

3. 呼吸运动　正常成年男性和儿童是以腹式呼吸为主，女性是以胸式呼吸为主。腹式呼吸减弱或消失见于胃肠穿孔致急性腹膜炎、膈肌麻痹、急性腹痛、腹腔内巨大肿物、妊娠、腹水等。腹式呼吸运动增强，少见，常因肺部或胸膜疾病等使胸式呼吸受限所致。

4. 腹壁静脉　正常人的腹壁静脉一般不易看清，但在很瘦的人可隐约可见。腹壁静脉显露或曲张，是门静脉循环障碍或上、下腔静脉回流受阻的征象。

正常人腹壁静脉血流方向，脐以上的腹壁静脉自下而上经胸壁静脉、腋静脉流入上腔静脉；脐以下的腹壁静脉自上而下经大隐静脉流入下腔静脉。门静脉高压形成侧支循环时，腹壁静脉曲张常以脐为中心向四周放射，血流经脐静脉而流入腹壁浅静脉流向四方（图3-10-6）；上腔静脉受阻时，其血流方向自上而下；下腔静脉受阻时，其血流方向自下而上（图3-10-7）。因此，确定腹壁曲张静脉的血流方向，可判断静脉阻塞的部位。

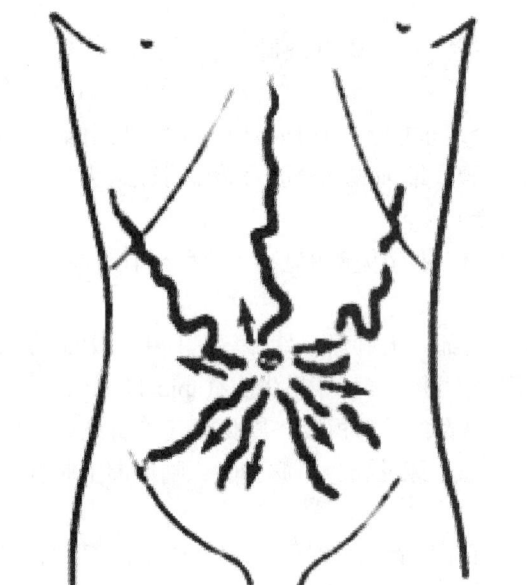

图3-10-6　门静脉梗阻

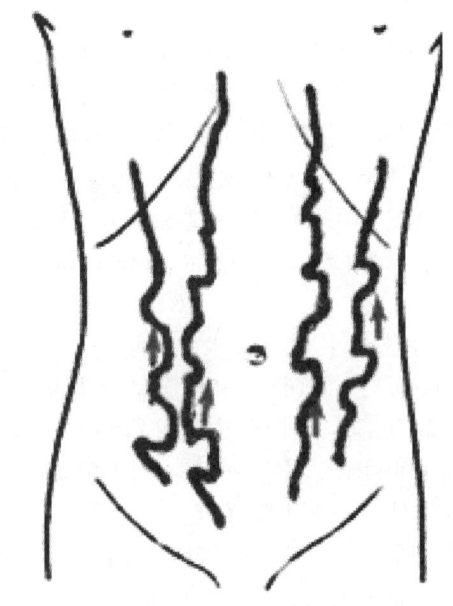

图3-10-7　下腔静脉梗阻

评估时，护士将右手示指和中指并拢压在一段没有分支的曲张静脉上，一指紧压而另一指向外排挤静脉中的血液3～5cm后，放松这一手指，观察血液是否充盈（图3-10-8）。

5. 脐部　常人脐与腹壁相平或稍凹陷。如脐明显突出，见于大量腹水，脐疝时呈质软的半球形隆起。

6. 蠕动波　正常人一般看不到胃的轮廓及蠕动波，除非腹壁菲薄或松弛的老年人和极度消瘦者。当幽门梗阻时可见自左向右的胃肠蠕动波，机械性肠梗阻时可见肠蠕动波和肠型，麻痹性肠梗阻时只见肠型，看不到肠蠕动波。

7. 上腹搏动　正常不易见到上腹搏动，仅少数瘦弱的人因腹主动脉搏动所致。上腹搏动明显主要见于腹主动脉瘤、右

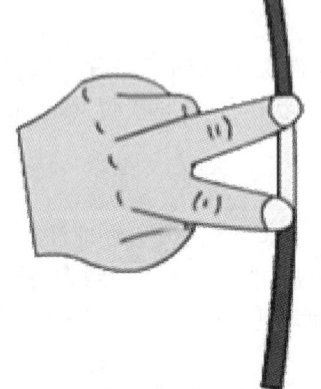

图3-10-8　检查静脉血流方向示意图

心室肥大和三尖瓣关闭不全致肝扩张性搏动。

（二）触诊

1. 触诊方法及注意事项

（1）触诊方法：触诊是腹部评估的主要方法，有浅部触诊法、深部触诊法和钩指触诊法。

（2）注意事项：①体位：取仰卧，头垫低枕，两上肢置躯干两侧，下肢屈曲并稍分开，嘱患者深呼吸以放松腹肌。②评估者站在患者的右侧，面对患者。③顺序：先评估正常部位，然后逐渐移向患处。④动作要轻柔，手温暖柔和，由浅入深逐渐到达患处。

2. 触诊的内容 包括腹壁紧张度、压痛、反跳痛、波动感、腹部包块，以及肝、胆、胰、脾等脏器的触诊。

（1）腹壁紧张度：正常人腹壁紧张度适中，触之柔软。在病理情况下，可出现腹肌紧张度增加或减低。

1）腹肌紧张度增加：表现为按压腹壁时，阻力较大，有明显的抵抗感。因炎症或化学物质刺激腹壁，引起腹肌反射性痉挛所致。它又分为局限性肌紧张和弥漫性肌紧张。

①全腹弥漫性肌紧张：最常见于胃肠穿孔所致的急性弥漫性腹膜炎，评估时腹壁紧张硬如木板称为板状腹（board-like rigidity）。此外，结核性腹膜炎、癌性腹膜炎患者，其腹壁也紧张，但触之犹如揉面团样，称为揉面感（dough kneading sensation）或柔韧感。

②局限性肌紧张：见于腹部某些脏器炎症波及腹膜时，如急性阑尾炎导致右下腹紧张，急性胆囊炎导致右上腹紧张。

2）腹肌紧张度减低：表现为按压腹壁时，感到腹壁松软无力，多因腹肌张力减低或消失所致。见于慢性消耗性疾病或刚放腹水、瘦弱的老年人和经产妇、重症肌无力等。

（2）压痛和反跳痛：正常腹部浅部触诊时一般不引起疼痛，如按压逐渐加深出现疼痛称为压痛（tenderness）。一般来说，出现压痛的部位多是病变所在的部位。但也有特殊情况，如心肌梗死、胸膜炎、肺下部炎症或肋间神经炎等，可出现上腹部或季肋部压痛。当压痛局限于一点时称为压痛点（图3-10-9）。

1）胆囊点：位于右腹直肌外缘与肋弓交界处，胆囊病变时，胆囊点常有压痛。

2）阑尾炎：位于脐与右髂前上棘连线的外 1/3 和内 2/3 交界处，又称 Mc.Burney 点。阑尾炎时常有压痛。

3）消化性溃疡：在上腹部剑突下、正中偏左或偏右。

一般来说，压痛点明确而固定，提示病变局限；如弥漫，提示炎症扩散。

当触诊腹部出现压痛后，评估者的 2～3 个手指在压痛处稍停片刻（图3-10-10），然后迅速将手抬起，如此时患者疼痛加重，并有痛苦表情或呻吟，称为反跳痛（rebound tenderness），提示炎症已波及腹膜壁层。如炎症未累及腹膜壁层，仅有压痛无反跳痛。上述压痛、反跳痛和肌紧张统称腹膜刺激征（peritoneal irritation sign），它是腹膜炎的可靠体征。

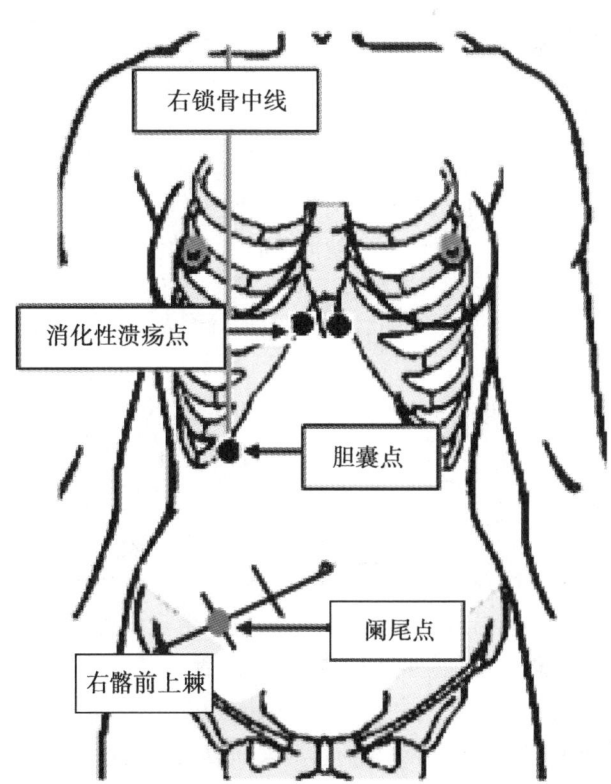

图 3-10-9　腹部常见压痛点示意图

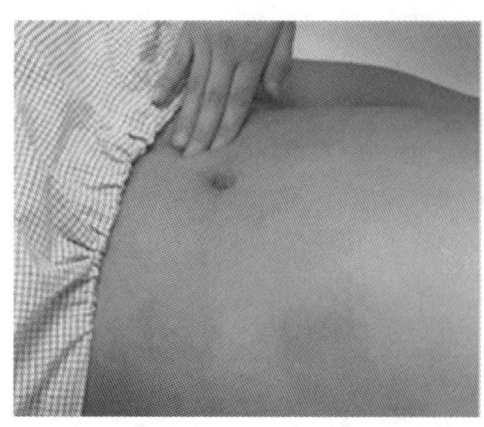 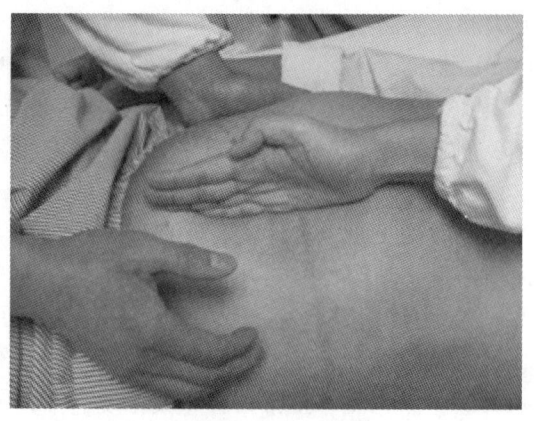

图 3-10-10　压痛检查　　　　　　图 3-10-11　液波震颤

> **温馨提示**
>
> 腹膜刺激征是护士执业资格考试的常见考点。

（3）波动感（fluctuation）：当有大量腹水时，评估者一手掌置于被评估者腹右侧，另一手掌置于腹左侧，然后一手轻拍该侧腹壁，另一手就会感到有液体冲击（图 3-10-11），称为波动感，也称液波震颤（fluid thrill）。提示腹腔内液体达 3000～4000ml。

（4）腹部包块：腹部包块常由某些实质性脏器（如肝、脾）增大或扩大的空腔内脏（如胆囊）、肿瘤、囊肿、炎性组织或增大的淋巴结等引起。腹部触及肿块时，应鉴别其属何种脏器或组织，是炎症性或非炎症性，实质性或囊性，良性或恶性，在腹壁上还是腹腔内等。因此，触诊时应注意：

1）位置：一般在某处触及包块，应想到该区脏器病变的可能。

2）大小：描述其大小，以便于日后观察。常用实物比较或测量包块纵、横径（以 cm 表示）。

3）形态：触及包块时应注意其形态、轮廓和边缘表面情况。如表面光滑的圆形包块，以囊肿多见；形态不规则、表面坚硬、凸凹不平，以恶性肿瘤多见。

4）质地：可用软、韧、硬来描述。

5）压痛：如是炎性包块，则有明显的压痛。如阑尾脓肿，可在右下腹触及明显压痛的肿块；肝大压痛明显，常表示急性肝炎、肝脓肿等。

6）移动度：如肿块随呼吸而上下移动，则考虑肝、胆、脾、肾、胃；如包块可推动，多为胃肠道病变；而腹膜后肿瘤及局部炎性肿块，一般不能移动。

7）与邻近组织的关系：如包块与腹膜有粘连时，捏起该处的皮肤则会有凹陷的现象；如无粘连，则易捏起该处的皮肤。腹前壁的包块因位置表浅，易触及、易推动，尤其是患者仰卧起坐时，更容易触及；而腹后壁的包块由于位置较深，一般不易触及，也不易推动。

总之，如果肿块边界清楚，活动度大，压痛不明显，质地不硬，可能是良性肿瘤；肿块巨大，质地坚硬，边界模糊，表面凸凹不平，推之不动，提示恶性肿瘤；肿块与邻近组织粘连，不易推动，压痛明显，多见于炎性包块。

（5）脏器触诊

1）肝：触诊时患者取仰卧位，双膝屈曲，放松腹肌。可用单手触诊（图 3-10-12）、双手触诊（图 3-10-13）、钩指触诊（图 3-10-14）或冲击触诊法（图 3-10-15）。如触及肝，应描述肝的大小、质地、表面形态、边缘情况、有无压痛等。

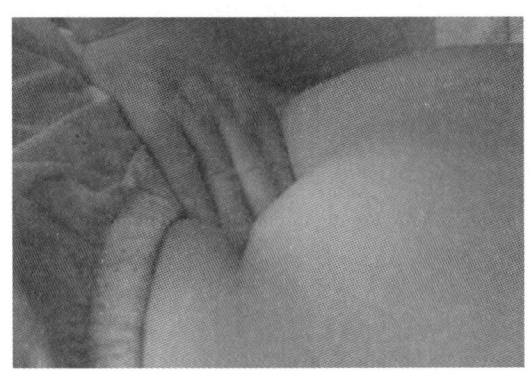
图 3-10-12　单手触诊法

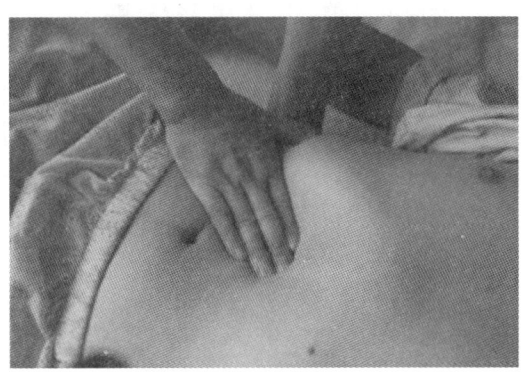
图 3-10-13　双手触诊法

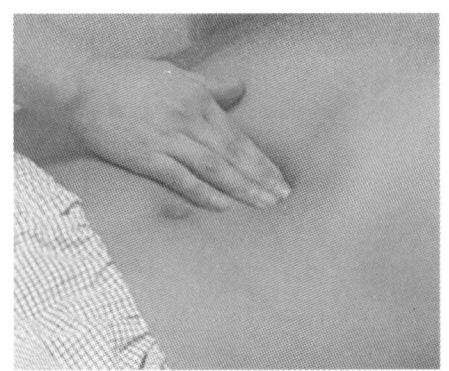
图 3-10-14　钩指触诊法

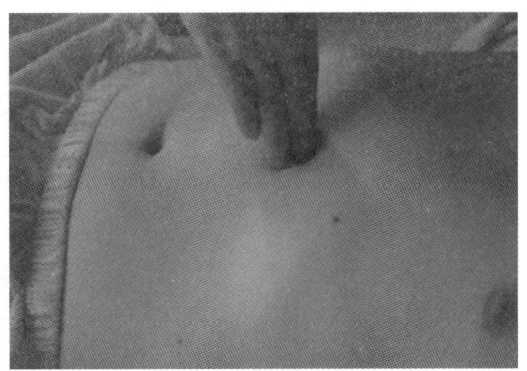
图 3-10-15　冲击触诊法

①大小：正常成人肝一般触不到，但腹壁松软者可在肋下触及 1cm，剑下 3cm 以内，而且表面光滑、质软、边缘整齐、无压痛。如超过上述标准则为肿大，记录时用厘米或横指表示。

②质地：分 3 种，即质软：触之如口唇；质韧：触之如鼻尖；质硬：触之如前额。

③表面状态和边缘：正常肝表面光滑、边缘整齐、稍钝。肝硬化时表面不光滑，呈均匀细小的结节状，边缘不整齐。肝癌时，表面有大小不等的结节，边缘不整齐。

④压痛：正常肝无压痛。肝炎、肝淤血、肝脓肿时常有压痛。

⑤搏动：正常肝或因炎症、肿瘤等引起肿大的肝并不伴有搏动。但三尖瓣关闭不全时，可有肝扩张性搏动，主要是肥大的右室传导所致。

2）胆囊：正常胆囊隐存于肝之后，不能触及，当胆囊肿大超过肝缘及肋缘时，可在右肋缘下、腹直肌外缘触及一个梨形或卵圆形的包块，并随呼吸上下移动。常用的触诊方法有单手滑行触诊法和钩指触诊法。当胆囊肿大时，评估者用右手掌平放在被评估者的右肋缘处（图 3-10-16），拇指放在腹直肌外缘与肋弓交界处（胆囊点），用中等力量压迫腹壁，嘱被评估者深呼吸，在深吸气时拇指就能触及肿大的胆囊，引起疼痛而突然屏气称墨菲

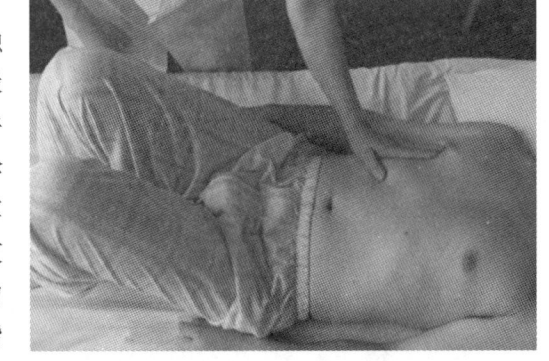
图 3-10-16　Murphy 征评估方法

（Murphy）征阳性，见于急性胆囊炎、胆石症等。

3）脾：

①触诊方法：正常脾不易触及，当肿大明显、位置表浅时，可用浅部触诊法评估；如位置深，则用双手触诊法评估（图3-10-17）。触及脾时，不但要注意形态、质地、有无压痛、表面是否光滑，还要注意其大小。

②大小测量法（图3-10-18）：临床上常用三条线记录其大小，即

甲乙线（Ⅰ线）：左锁中线与左肋弓交点至脾下缘间的距离（cm）。

甲丙线（Ⅱ线）：左锁中线与左肋弓交点至脾最远点的距离（cm）。

丁戊线（Ⅲ线）：脾右缘至正中线的距离。如脾向右肿大超过正中线，以"＋"表示，未超过正中线，以"－"表示。

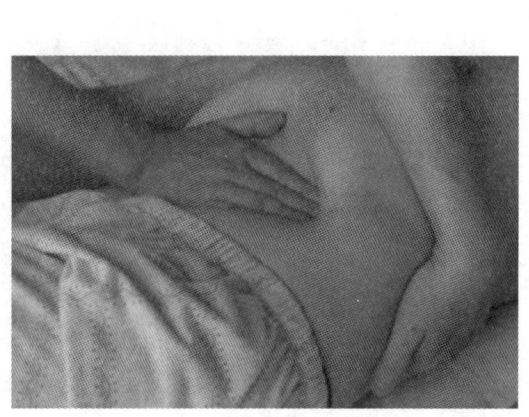
图3-10-17 脾触诊法

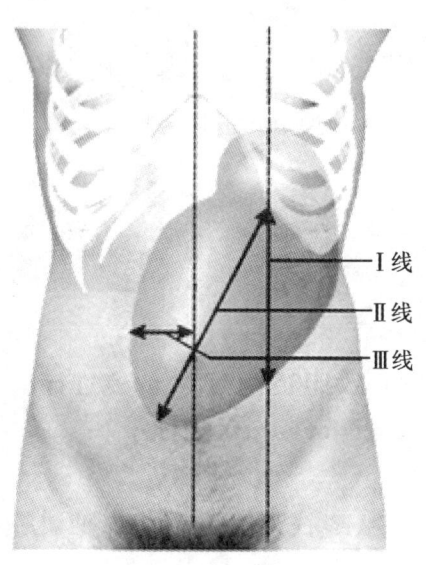
图3-10-18 脾大测量法

此外，临床上常把肿大的脾分为轻、中、重三度。轻度肿大：脾下缘不超过3cm；中度肿大：肋下3cm至脐水平线上；重度肿大：超过脐水平线或前正中线。

4）肾：一般采用双手触诊法（图3-10-19），患者仰卧位，双腿屈曲，评估者左手托住患者后腰部，右手置于腹部随呼吸而逐渐加压至深处进行触摸。正常人一般不能触及，但身材瘦长者可触及右肾下极。触及肿大的肾，多见于肾盂积水、肾脓肿、肾肿瘤、多囊肾等。

当肾和输尿管出现某些疾病时，可在患者某些部位出现压痛点。急性肾盂肾炎可出现肋脊点和肋腰点压痛，输尿管结石、结核可出现肋腰点和中输尿管点压痛。常见压痛点的部位见图3-10-20。

①季肋点：第10肋骨前端。

②上输尿管点：脐水平线上腹直肌外缘。

③中输尿管点：髂前上棘水平腹直肌外缘。

④肋脊点：背部第12肋骨与脊柱夹角的顶点。

⑤肋腰点：第12肋骨与腰肌外缘的夹角顶点。

5）膀胱：可用单手滑行触诊法评估。当膀胱充盈时，可在下腹正中触及圆形或椭圆形压之有尿意感的囊性肿物。导尿后肿物随即消失，即可确诊为膀胱胀大。膀胱胀大常见于脊髓疾病、尿路梗阻所致的尿潴留，以及昏迷、腰骶麻醉的患者。

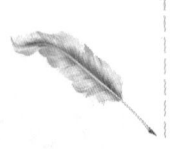

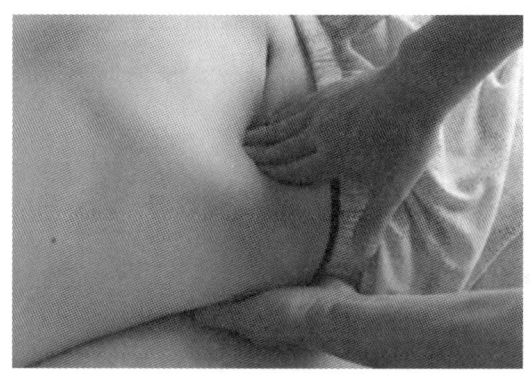
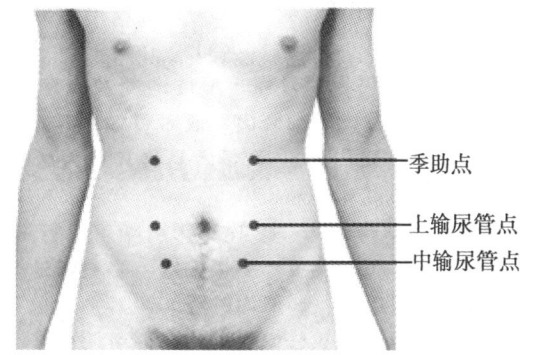

图 3-10-19　肾双手触诊法　　　　　图 3-10-20　输尿管常见压痛点

（三）叩诊

腹部叩诊主要是了解腹腔实质脏器的大小、空腔脏器的充气情况，以及腹腔内有无积气、积液等。直接叩诊法和间接叩诊法均可用于腹部叩诊，但多采用间接叩诊法。

1．腹部叩诊音　正常除肝、脾呈浊音或实音外，其余均为鼓音。如明显鼓音，则要考虑胃肠胀气、胃穿孔、人工气腹等；而肝、脾大，腹腔内肿瘤、大量腹水，则鼓音区缩小。

2．肝浊音界　正常不被肺遮盖部分为实音；肝与肺交界处为浊音，是肝的真正上界。叩诊上界时由肺区向下叩，当清音变为浊音时为肝上界，继续叩为实音，由实音变为鼓音时为肝下界。正常肝上界在右锁中线上第5肋间，下界在右肋弓下缘，两者之间的距离为9～11cm。肝浊音界的改变为：

（1）肝浊音界扩大：见于肝癌、肝炎、肝淤血等。

（2）肝浊音界缩小：见于急性坏死型肝炎、胃肠胀气等。

（3）肝浊音界消失代之鼓音：见于急性胃肠穿孔。

3．肝区叩击痛　护士左手掌平放在患者的肝区所在部位，右手握拳，以轻至中等力量，叩击左手背（图3-10-21）。正常人肝区无叩击痛，急性肝炎、肝脓肿或肝癌时可有叩击痛。

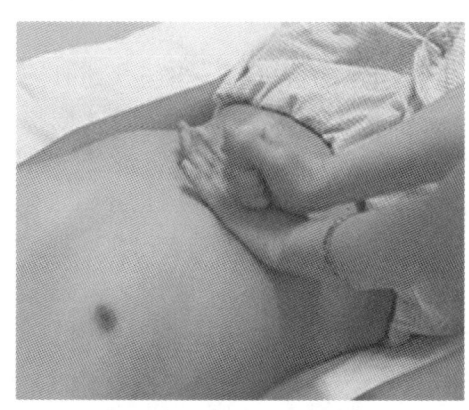
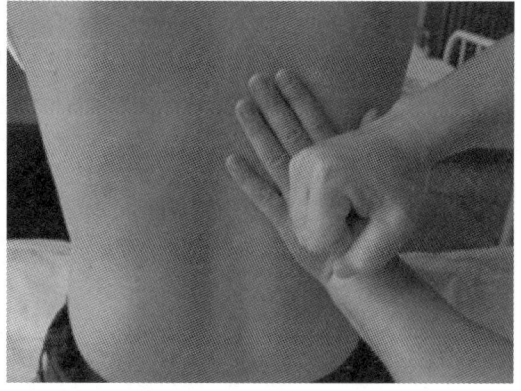

图 3-10-21　肝区叩击痛评估法　　　　图 3-10-22　肾区叩诊评估法

4．脾叩诊　正常为浊音，位于左腋中线上第9～11肋之间，宽为4～7cm。脾大时，其浊音界扩大，如伤寒、肝硬化、慢性粒细胞性白血病等。

5．肾叩诊　评估时患者取坐位或侧卧位，评估者用左手掌平放在患者肾区（肋脊角处），右手握拳叩打左手背（图3-10-22）。正常肾区无叩击痛。当有肾炎、肾结石时，可有不同程度的叩击痛。

6．膀胱叩诊　当膀胱充盈时，在耻骨联合上方叩出浊音，排尿后则为鼓音。

7．移动性浊音（shifting dullness）　腹腔有腹水时叩呈浊音，无腹水时则呈鼓音。当腹水在

1000ml以上时，患者仰卧，腹两侧叩呈浊音，中央呈鼓音；侧卧位时，下部为浊音，上部为鼓音。这种因体位改变而出现浊音区改变的现象，称为移动性浊音（图3-10-23）。它是评估有无腹水的重要方法。

腹水与巨大卵巢囊肿的鉴别（图3-10-24）：①巨大卵巢囊肿的浊音区在中腹部；②巨大卵巢囊肿浊音区不移动；③巨大卵巢囊肿尺压试验（+）。

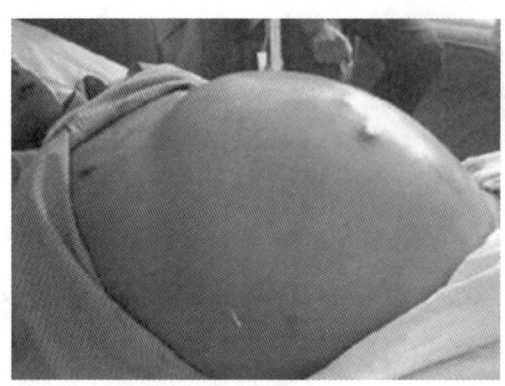

图3-10-23　移动性浊音

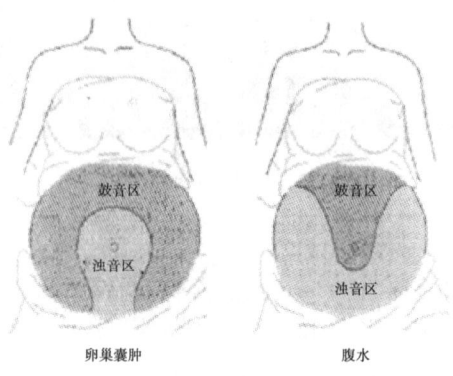

图3-10-24　腹水与巨大卵巢囊肿的鉴别

> **温馨提示**
>
> 移动性浊音是护士执业资格考试的常见考点。

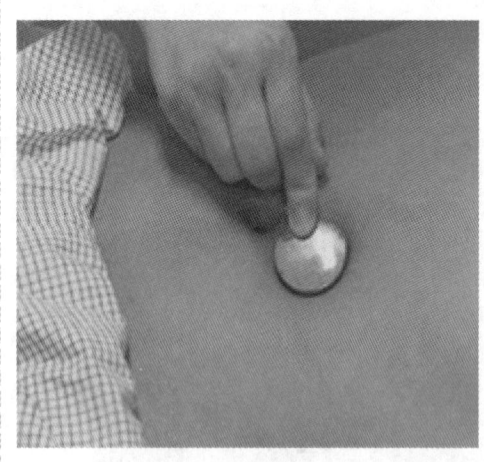

图3-10-25　腹部听诊评估方法

（四）听诊

腹部听诊时应全面听诊腹部各区，尤其注意上腹部和脐部（图3-10-25）。腹部听诊内容主要有肠鸣音、振水音、血管杂音。

1. 肠鸣音（bowel sound）　当肠蠕动时，肠腔内液体和气体流动发出咕噜咕噜的声音称为肠鸣音。正常肠鸣音为4～5次/分，以脐部最清楚。当肠鸣音＞10次/分称为肠鸣音亢进（bowel sounds active，BSA），见于急性胃肠炎、消化道大出血、机械性肠梗阻等。当肠鸣音每3～5min才听到1次，称为肠鸣音减弱（hyperactive bowel sounds），见于便秘、低血钾，胃肠功能低下。如持续3～5min以上都未听到称为肠鸣音消失，见于急性腹膜炎、麻痹性肠梗阻。

> **温馨提示**
>
> 肠鸣音及其变化意义是护士执业资格考试的常见考点。

2. 振水音　患者胃肠内有液体和气体，评估者用手指在其上腹做连续数次冲击时，听到液体和气体相撞的声音称振水音（succession splash）。正常人饮大量液体后，可出现振水音。如进食6～8h后，尤其是清晨未进食时仍然可听到振水音，提示幽门梗阻、胃扩张等。

3. 血管杂音　正常腹部无血管杂音，如在中腹部听到收缩期杂音提示腹主动脉瘤、腹主动脉狭窄；在脐部外侧听到吹风样的收缩期杂音提示肾动脉狭窄；在两侧髂部听到收缩期杂音提示髂动脉狭窄。

护士执业资格考试模拟

1. 腹壁揉面感多见于（　　）
   A. 胃肠穿孔　　B. 肝脾破裂　　C. 急性胆囊炎
   D. 结核性腹膜炎　　　　　　E. 急性胰腺炎

2. 护士以并拢的手指，对仰卧患者上腹部进行连续迅速地冲击性按压，听到胃内气体与液体相撞击而发出的声音是（　　）
   A. 湿啰音　　B. 胸膜摩擦音　　C. 移动性浊音　　D. 肠鸣音　　E. 胃振水音

3. 腹膜炎最主要的体征是（　　）
   A. 腹式呼吸减弱　　　　　B. 腹膜刺激征　　C. 移动性浊音阳性
   D. 肠鸣音消失　　　　　　E. 腹部可见肠型

4. 患者，男，24岁，因饮食不洁致腹泻1天，每天排便10次以上。护理评估时，其肠鸣音（　　）
   A. 正常　　B. 减弱　　C. 消失　　D. 亢进　　E. 以上都不会

5. 患者，男性，38岁，有消化性溃疡病史。因大量喝酒后，突然出现上腹部剧痛3h，伴大汗淋漓、烦躁不安，考虑溃疡穿孔致急性腹膜炎，下列护理评估不可能出现的是（　　）
   A. "板状腹"　　　　　　　B. 叩诊鼓音
   C. 积液较多时可出现移动性浊音　　D. 肠鸣音减弱　　E. 肝浊音界增大

6. 检查肝、脾、肾时，适合使用（　　）
   A. 浅部触诊法　　　　　　B. 滑行触诊法　　C. 双手触诊法
   D. 深压触诊法　　　　　　E. 冲击触诊

7. 当肾和尿路有炎症时，下列哪个部位不会出现压痛（　　）
   A. 两腹直肌外缘与肋弓交点　　B. 脐水平线上腹直肌外缘
   C. 脐与右髂前上棘连线中、外1/3交点
   D. 第12肋与脊柱夹角的顶点　　E. 第12肋与与腰肌外缘的夹角顶点

8. 患者，女，20岁，因腰背部剧痛，并向下腹部放射20min就诊，护理体检时患者弯腰抱膝位，肾区明显叩痛，应考虑为（　　）
   A. 肾炎　　B. 肾结石　　C. 肾结核　　D. 肾盂肾炎　　E. 肾癌

病例分析

患者，男，52岁。因食欲减退、腹胀、双下肢水肿2周入院。查体：双下肢水肿，腹部膨隆，移动性浊音阳性，肝右肋下1cm，质韧，表面有结节。

问：1. 该患者可能患有什么疾病？
　　2. 该患者目前最主要的护理问题是什么？有何依据？
　　3. 估计患者的腹水量至少有多少？

实训四　　腹部评估

【操作流程】

操作准备
- 1. 操作者准备：护士着装整洁，洗手、戴口罩，手要温暖
- 2. 物品准备：听诊器、腹部触诊仪、软尺、毛毯等
- 3. 环境准备：安静、温暖、光线充足，能保护隐私

操作流程

一、嘱患者取仰卧位，充分暴露全腹，双腿弯曲，平静呼吸，放松腹肌。护士站在患者右侧，按一定的顺序进行观察

二、基本方法

1. 视诊
（1）腹部外形：评估时应注意腹部两侧是否对称、有无凹陷或隆起
（2）呼吸运动：是胸式呼吸或是腹式呼吸，有无呼吸运动减弱或增强
（3）腹壁皮肤：评估时注意观察有无皮疹、色素沉着、紫纹、瘢痕、脐疝等，同时还应注意腹部皮肤的弹性
（4）腹壁静脉：有无曲张
（5）有无胃蠕动波及肠型

2. 触诊
（1）体位：嘱患者取仰卧位，头垫低枕，两上肢置躯干两侧，下肢屈曲并稍分开，深呼吸以放松腹肌。评估肝、脾时还可取左、右侧卧位。评估肾时可取坐位或立位
（2）护士站在患者的右侧，面对患者
（3）评估顺序：先评估正常部位，然后逐渐移向患处
（4）评估时动作要轻柔，手要温暖柔和，由浅入深逐渐到达患处
（5）注意有无肌紧张、压痛、反跳痛、波动感
（6）腹部肿块：常用双手触诊法。评估时应注意肿块的部位、大小、表面状态、硬度、压痛、运动度、边缘状态、搏动性、与邻近脏器的关系
（7）肝触诊：评估时患者仰卧位，双膝屈曲，放松腹肌。可用单手滑行触诊、双手触诊或冲击触诊法。如触及肝，应描述肝的大小、质地、表面形态、边缘情况、有无压痛等
（8）胆囊触诊：评估胆囊时可用单手滑行触诊法或钩指触诊法。评估时用右手掌平放在被评估者的右肋缘处，拇指放在腹直肌外缘与肋弓交界处（胆囊点），用中等力量压迫腹壁，嘱被评估者深呼吸，在深吸气时拇指就能触及肿大的胆囊，引起疼痛而突然屏气称墨菲（Murphy）征阳性
（9）脾触诊：常用双手触诊法进行评估。正常人脾不易触及，触及脾时不但要注意形态、质地、有无压痛、表面是否光滑，而且还要注意大小
（10）肾触诊：一般采用双手触诊法，患者仰卧位，双腿屈曲，评估者左手托住患者后腰部，右手置于腹部，随呼吸而逐渐加压至深处进行触摸。正常人一般不能触及

3. 叩诊
（1）腹部叩诊音：正常情况下，腹部叩诊除肝、脾所在部位呈浊音或实音外，其余部位均为鼓音
（2）肝浊音界：正常情况下，肝不被肺遮盖的部分为实音；肝与肺交界处为浊音，是肝的真正上界。叩诊肝上界时由右锁骨中线第2肋间开始向下叩，当清音变为浊音时为肝上界，继续叩为实音，由实音变为鼓音时为肝下界。正常肝上界在右锁中线上第5肋间，下界在右肋弓下缘，两者之间的距离为9~11cm
（3）脾叩诊：正常为浊音，位于左腋中线上第9~11肋之间，宽为4~7cm
（4）肾叩诊：评估时患者取坐位或侧卧位，评估者用左手掌平放在患者肾区（肋脊角处），右手半握拳叩打左手背
（5）膀胱叩诊：当膀胱充盈时，在耻骨联合上方叩呈浊音，排尿后则为鼓音
（6）移动性浊音：腹腔有腹水时叩呈浊音，无腹水时则呈鼓音。当腹水在1000ml以上时患者仰卧，腹两侧呈浊音，中央呈鼓音；侧卧位时，下部为浊音，上部为鼓音。这种因体位改变而出现浊音区改变的现象，称为移动性浊音

4. 听诊
（1）肠鸣音：注意有无肠鸣音亢进、减弱或消失
（2）振水音：注意有无振水音
（3）血管杂音：注意有无血管杂音

三、结束时
整理用物，记录结果，同时对被检查者的配合表示感谢

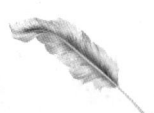

（冉秀瑜　杨　珊）

第十一部分　肛门与外生殖器评估

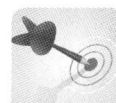

任务目标

通过本章内容的学习，学生应能：
1. 说出肛门与外生殖器评估内容和方法。
2. 联系实际在同学之间完成肛门与外生殖器评估，并判断正常与否。

肛门、直肠和生殖器的评估是全面身体评估不可缺少的一部分，全面正确地评估对临床诊断具有重要意义。但在临床工作中，由于客观环境、条件的限制或非专科护士或评估者对该项评估的认识不足，且有时患者不愿接受，以致造成误诊或漏诊等不良后果。

一、肛门与直肠评估

其评估的方法以视诊、触诊为主，辅以内镜检查。

（一）视诊

用手分开患者臀部，观察肛门及其周围皮肤颜色与皱褶（图 3-11-1），有无皮肤损伤、黏液、脓血、溃疡、脓肿、外痔及瘘管等。

异常发现主要有：

（1）肛门外伤及感染：肛门有创口或瘢痕，多见于外伤与手术；肛门周围有红肿及压痛，见于肛门脓肿（perianal abscess）。

（2）肛裂（anus fissures）：肛门黏膜有狭长裂伤，可伴有梭形或多发性小溃疡，有明显触压痛。

（3）痔疮：为肛门和直肠下部的静脉丛扩大和曲张形成的静脉团。肛门外口（齿状线以下）见紫红色柔软包块，表面为皮肤覆盖者为外痔（external hemorrhoid），为直肠下静脉扩张所致，常感疼痛；肛门内口（齿状线以上）有紫红色包块，表面为黏膜覆盖者为内痔（internal hemorrhoid），为直肠上静脉扩张所致，常随排便突出肛门口外；兼有外痔和内痔者为混合痔（mixed hemorrhoid）。

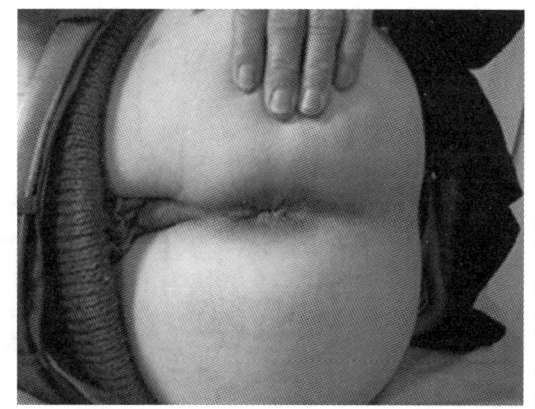

图 3-11-1　肛门视诊

（4）肛门直肠瘘（anorectal fistula）：评估时可见肛门周围皮肤有瘘管开口，有时有脓性分泌物流出，经久不愈多继发于直肠脓肿。

（5）直肠脱垂（rectal prolapse）：又称脱肛。患者蹲位屏气排便时，可见肛门外紫红色球状物突出，为直肠部分脱垂；如突出物呈椭圆形块状物，表面有环形皱褶，为直肠完全脱垂。

（二）触诊

对直肠、肛门的触诊称为直肠指检或肛门指检，是诊断盆腔、直肠、肛门、女性生殖器疾病不可缺少的方法。

1. 体位　根据评估目的和病情，常用 3 种体位。

(1) 膝胸位或肘膝位（genucubital position）：患者背对光原，双肘关节屈曲，胸部俯于床面，两膝关节呈直角屈曲跪于检查台上，臀部抬高（图 3-11-2）。这种体位适于前列腺、精囊腺的疾病的评估以及乙状结肠镜检查。

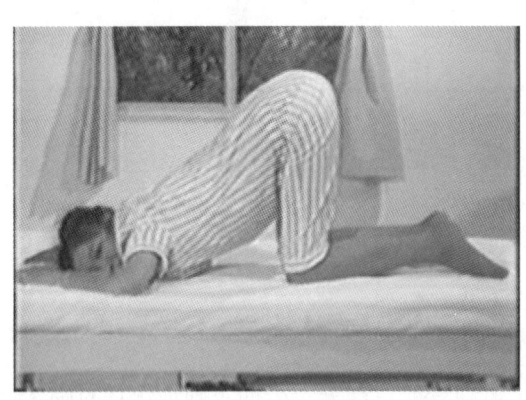
图 3-11-2　膝胸位

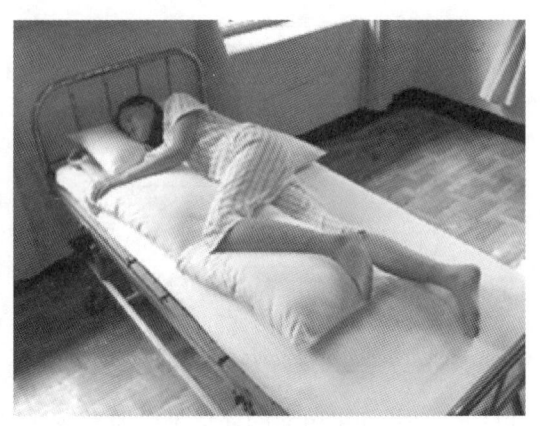
图 3-11-3　左侧卧位

(2) 左侧卧位（left recumbent position）：患者右腿向腹部屈曲，左腿伸直，臀近检查台的边缘（图 3-11-3）。这种体位适于女患者和衰弱的患者。

(3) 仰卧位或截石位（lithotomy position）：患者仰卧，臀部抬高，双膝屈曲（图 3-11-4）。这种体位适于病重体弱、直肠膀胱疾病的评估。

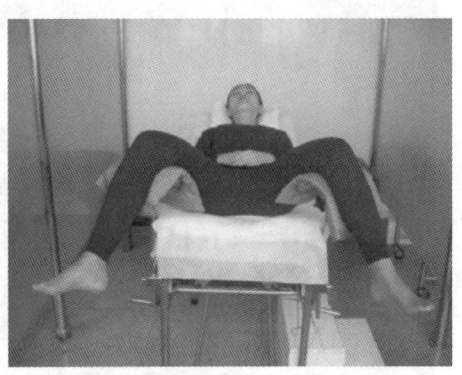
图 3-11-4　截石位

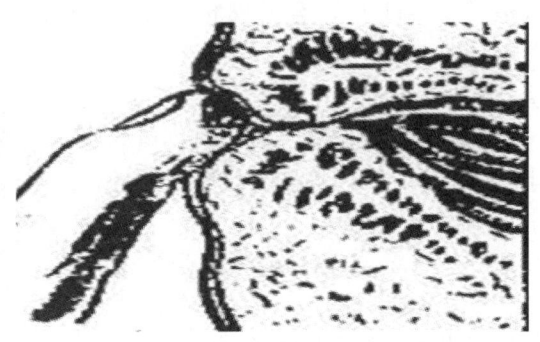
图 3-11-5　肛门触诊

2. 触诊方法　护士戴好指套，抹上石蜡油或肥皂，嘱患者张口呼吸，示指先轻轻按摩肛门，待肛门括约肌放松之后，再把示指慢慢地插入肛门，触摸肛门及直肠（图 3-11-5）。如有剧痛见于肛裂，有波动感见于肛周脓肿，有柔软的弹性包块见于直肠息肉，有凹凸不平的包块应注意直肠癌。指套上有黏液、脓血或血液，提示炎症并有组织破坏，必要时应取其涂片做镜检或细菌学检查，以助诊断。

二、生殖器评估

本节主要讲述男性生殖器的评估，对女性生殖器评估略去。

男性生殖器包括阴茎、阴囊、前列腺、精囊等。患者暴露外阴部，双下肢取外展位，护士先评估外生殖器（阴茎和阴囊），然后用直肠指检法评估内生殖器（前列腺及精囊）。

（一）外生殖器

1. 阴毛　阴毛较头发粗，呈三角形分布，尖端向上。可沿前正中线直达脐部。老年人阴毛稀疏、灰白，内分泌疾病患者的阴毛缺如、稀少或称女性分布。

2. 阴茎　阴茎前端膨大的部分称为阴茎头。阴茎的皮肤在冠状沟前向内翻转覆盖在阴茎头上称为包皮（prepuce）。

（1）阴茎大小：正常成人阴茎长7～10cm。如成人阴茎过小，见于垂体功能或性功能减退；儿童期阴茎过大呈成人型，见于性早熟。

（2）包皮：正常成人阴茎松弛时，包皮不能掩盖尿道口翻起后应露出阴茎头。①如包皮翻起后不能露出阴茎头和尿道外口称为包茎（phimosis），多见于先天性包皮口狭窄或炎症、外伤后粘连。②若包皮超过阴茎头，但翻起后能露出尿道口和阴茎头，称为包皮过长（prepuce redundant）。

（3）阴茎头：正常阴茎头红润、光滑，质地柔软。如阴茎有结节或触及硬结伴暗红色溃疡，易出血或菜花状者应疑为阴茎癌；冠状沟处见单个椭圆形、质硬的溃疡称为下疳，见于梅毒患者；阴茎部出现淡红色小丘疹，融合成蕈状、乳头状，称为尖锐湿疣。

（4）尿道口：正常尿道口黏膜红润、清洁，无分泌物。如尿道口红肿、附着分泌物或有溃疡、伴触痛，多见于淋球菌或其他病原体感染所致的尿道炎。

3. 阴囊　阴囊是腹部的延续部分，由隔膜分为左右两囊，内含精索、睾丸和附睾。评估时患者取立位或仰卧位，两腿稍分开。护士将两手拇指置于阴囊前面，其余四指放在阴囊后面，双手同时触诊比较。

（1）精索：正常呈柔软的索条状，无压痛。如精索呈串珠状改变，见于结核；如有挤压痛且局部皮肤红肿，多为急性精囊炎；近附睾的精索触及硬结，常为丝虫病所致；精索呈蚯蚓团样，为精索静脉曲张。

（2）睾丸：左右各一，呈椭圆形，表面光滑、柔软，评估时应注意睾丸的大小、形状、质地及有无压痛等。如睾丸急性肿痛、压痛明显者，见于急性睾丸炎、外伤、流行性腮腺炎、淋病等；如睾丸慢性肿痛，多由结核引起；一侧睾丸肿大、质硬并有结节，应考虑睾丸肿瘤或白血病细胞浸润；如睾丸过小，常为先天性或内分泌疾病所致；如阴囊内睾丸缺如，或隐藏在腹股沟管内、阴茎根部或会阴等处，称为隐睾。

（3）附睾：评估时应注意附睾的大小、结节和触痛。如附睾肿大，有结节和触痛，见于慢性附睾炎；如附睾肿痛明显，伴有睾丸肿大，见于急性附睾炎；如附睾肿胀而无压痛，有硬结，呈串珠样改变，见于附睾结核。

（4）阴囊：正常阴囊皮肤呈深暗色而多皱褶。阴囊常见的皮肤病变有：

1）阴囊水肿：阴囊皮肤肿胀发亮，可为全身性水肿的一部分，也可为局部因素所致，如局部炎症或过敏反应、静脉血回流受阻等。

2）阴囊象皮肿：阴囊水肿，皮肤粗糙、增厚呈象皮样。见于丝虫病引起的淋巴管炎或淋巴管阻塞。

3）阴囊湿疹：阴囊皮肤增厚呈苔藓样，并有小片鳞屑，或皮肤呈暗红色、糜烂，有大量浆液渗出，有时形成软痂，伴顽固性奇痒，为阴囊湿疹的特征。

（二）内生殖器

1. 前列腺　位于膀胱下方，耻骨联合后约2cm处，椭圆形，左右各一，紧密相连。检查患者时取肘膝位或左侧卧位，护士示指戴好指套，涂适量润滑剂，徐徐插入肛门向腹侧触诊。正常成人前列腺距肛门4cm左右，质韧而有弹性，左右两叶之间有中央沟。①良性前列腺肥大：前列腺肿大，表面光滑、质韧，无压痛及粘连，中央沟变浅或消失；②急性前列腺炎：前列腺肿大且有明显压痛；③前列腺癌：前列腺肿大、质硬、表面有结节。

2. 精囊 精囊位于前列腺上方。正常精囊光滑柔软，直肠指检不易触及。

护士执业资格考试模拟

1. 直肠指检触及坚硬凹凸不平的包块时，应考虑为（　）
   A．肛裂伴感染　　B．直肠息肉　　C．直肠癌　　D．直肠脱垂　　E．直肠脓肿
2. 检查前列腺常用的体位是（　）
   A．右侧卧位　　B．左侧卧位　　C．截石位　　D．仰卧位　　E．膝胸位

（王　君　张友良）

第十二部分　脊柱与四肢评估

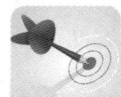
任务目标

通过本章内容的学习，学生应能：
1. 说出脊柱与四肢的评估内容和方法。
2. 联系实际在同学之间完成脊柱与四肢评估，并判断正常与否。

一、脊柱评估

脊柱（spine）的功能是支持体重，保持正常的立位及坐位姿势。脊柱还是躯体活动的枢纽，同时起着保护脊髓的重要作用。脊柱健康状态的改变主要表现为姿势或形态异常、活动度受限及疼痛等。评估方法以视诊为主，结合触诊和叩诊。

（一）脊柱的弯曲度

患者双足并拢站立，双臂自然下垂。从背面观察脊柱有无侧凸畸形，或用示指和中指沿脊柱棘突从上向下划压后，使皮肤出现一条红色充血线，以观察脊柱有无侧弯。正常人直立时脊柱从背面观察无侧弯。侧面观察有四个生理弯曲，其中颈、腰椎向前凸，胸、骶椎向后凸。评估时注意有无前凸、后凸、侧凸。

1. 脊柱后凸（kyphosis）　俗称"驼背"（图3-12-1），多发生于胸椎。小儿要注意佝偻病，儿童及青少年要注意胸椎结核（有成角畸形的特点），成人多见于类风湿关节炎（脊柱强直固定），老年人多见于骨质退行性变。此外，外伤性胸椎骨折，也可出现脊柱后凸。

2. 脊柱前凸（lordosis）　多发生于腰椎。患者腹部明显向前，臀部明显向后突出（图3-13-2）。见于大量腹水、腹腔巨大肿瘤、髋关节结核、先天性髋关节脱位、妊娠晚期等。

3. 脊柱侧凸（scoliosis）　分为姿势性和器质性侧凸两种（图3-12-3）。

（1）姿势性侧凸：改变体位可以纠正，多见于儿童坐立姿势不端正、椎间盘脱出症、一侧下肢明显短于另一侧、脊髓灰质炎后遗症等。

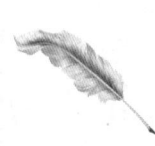

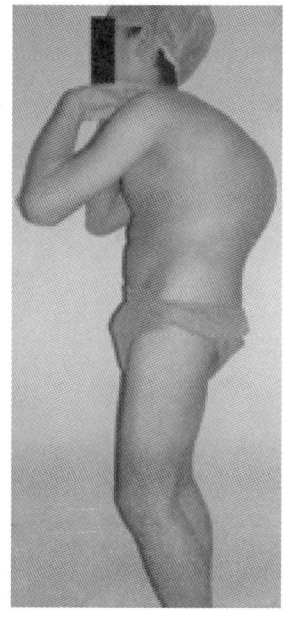

图 3-12-1 脊柱后凸

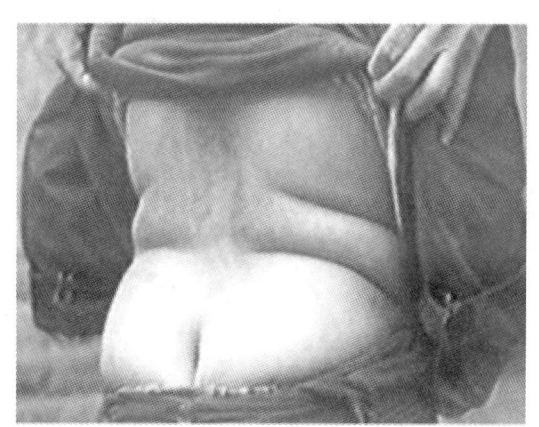

图 3-12-2 脊柱前凸

（2）器质性侧凸：改变体位不能纠正，多见于佝偻病、慢性胸膜粘连增厚、肩部及胸廓畸形等。

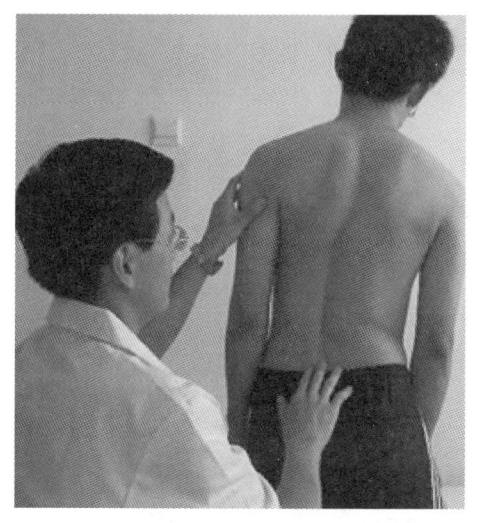

图 3-12-3 脊柱侧凸

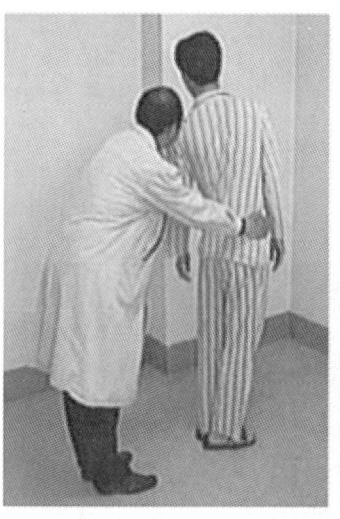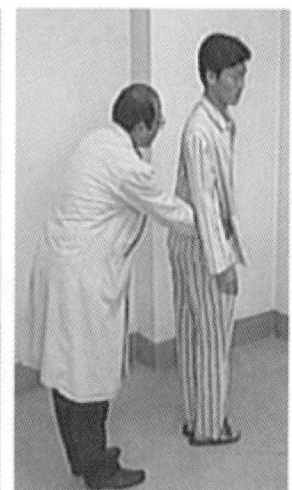

图 3-12-4 脊柱活动度

（二）脊柱活动度

脊柱的运动主要在颈部和腰部（图 3-12-4）。评估颈部时，护士双手固定在被评估者的两肩，头部直立，嘱患者做前后、左右旋转，以观察其运动情况。评估腰部时，护士双手将臀部固定，嘱患者做前后、左右旋转，以观察其运动情况。脊柱活动受限常见于软组织损伤、骨质增生或破坏、椎间盘突出、脊椎骨折或脱位等。

（三）脊柱压痛与叩击痛

评估时患者取坐位，身体伸直，护士用拇指或叩诊锤逐个按压或叩打脊柱棘突；或用左手平放于头顶部，右手半握拳叩击左手背，以观察脊柱有无疼痛。正常人脊柱无压痛、叩痛。当有脊椎结核、椎间盘突出、脊椎外伤或骨折、腰肌劳损等，可有局部疼痛（图 3-12-5）。

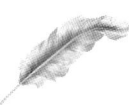

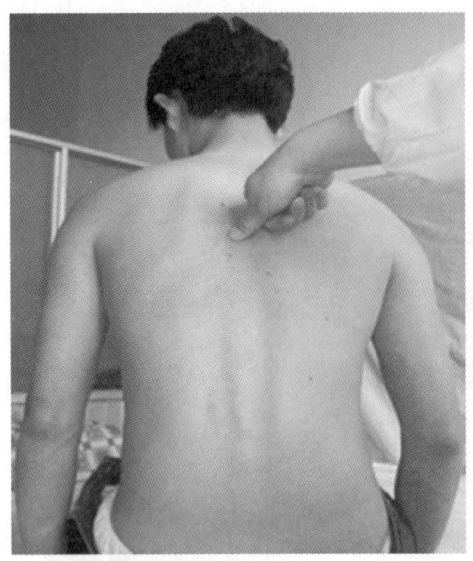 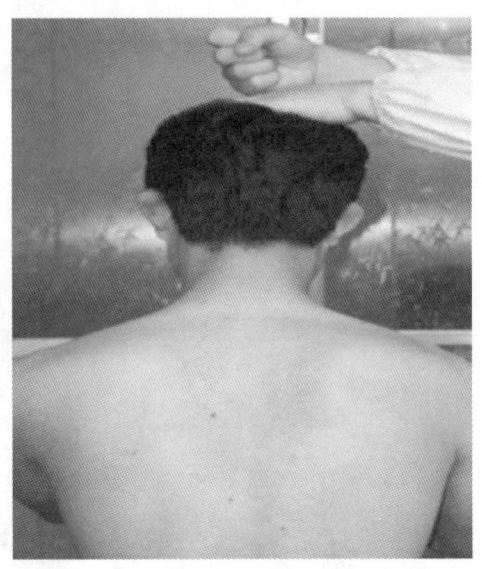

A．脊柱压痛　　　　　　　　　　B．脊柱叩击痛

图 3-12-5　脊柱压痛及叩击痛

二、四肢与关节评估

四肢（four limbs）与关节（articulus）评估以视诊和触诊为主，二者相互结合，评估时注意观察四肢与关节的形态、位置、活动度或运动情况等。

（一）四肢与关节的形态

正常人四肢与关节左右对称，形态正常。直立时双肩对称呈弧形，两脚并拢时双膝和双踝可靠拢，足做内、外翻动作时可达35°，复原时足掌、足跟可着地。四肢与关节形态异常表现为：

1．匙状指（spoon nails）　又称反甲（koilnychias），指甲中部凹陷，边缘翘起，表面粗糙（图3-12-6）。多见于缺铁性贫血，偶见于风湿热、甲癣等。

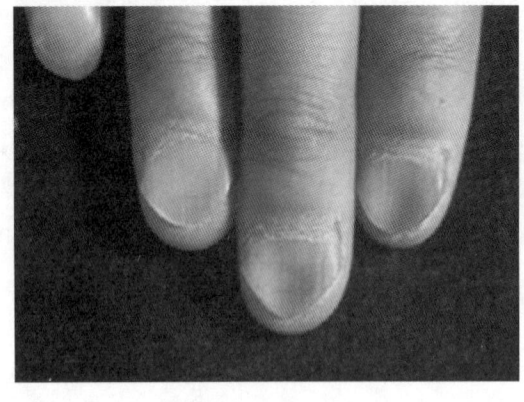 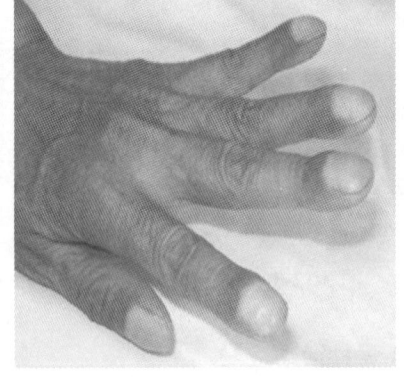

图 3-12-6　匙状指　　　　　　　图 3-12-7　杵状指

2．杵状指（acropachy）　为指（趾）末端呈球状膨大，又称鼓槌状指（图3-12-7）。常见于：

（1）呼吸系统疾病：如支气管扩张、支气管肺癌、慢性肺脓肿、脓胸等。

（2）某些心血管疾病：如发绀型先天性心脏病、亚急性感染性心内膜炎等。

3．指关节变形　最常见于类风湿关节炎。关节呈梭形畸形（图3-12-8），且指间关节或掌指关节活动受限，活动期局部红肿疼痛、晨僵。

4．膝内翻、膝外翻　如站立时，两膝关节并拢，而两踝关节分开为膝外翻（X型腿），见

图3-12-9；如站立时，两踝关节并拢，而两膝关节却分开为膝内翻（O型腿），见图3-12-10。多见于佝偻病、大骨节病等。

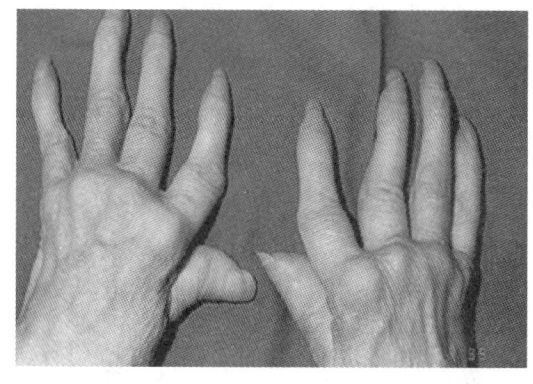

图3-12-8　梭形指

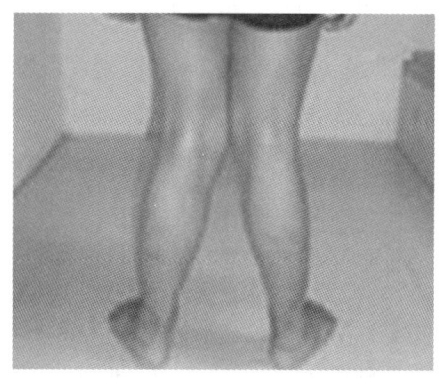

图3-12-9　膝外翻

5．膝关节变形

（1）关节炎：表现为两侧膝关节形态不对称，红、肿、热、痛，活动障碍，如风湿性关节炎活动期。

（2）关节积液：表现为关节明显肿胀，当膝关节屈曲90°时，髌骨两侧的凹陷消失，可有浮髌现象。见于各种原因引起的膝关节腔大量积液。如压下时髌骨与关节面的碰触如同触及绒垫的柔软感，多见于结核性关节炎引起的膝关节积液。

6．足内、外翻　如足掌呈固定内翻、内收畸形为足内翻（图3-12-11），如足掌呈固定外翻、外展畸形为足外翻（图3-12-12）。多见于先天畸形、脊髓灰质炎后遗症。

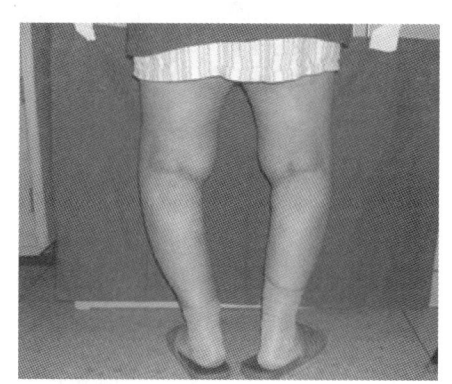

图3-12-10　膝内翻

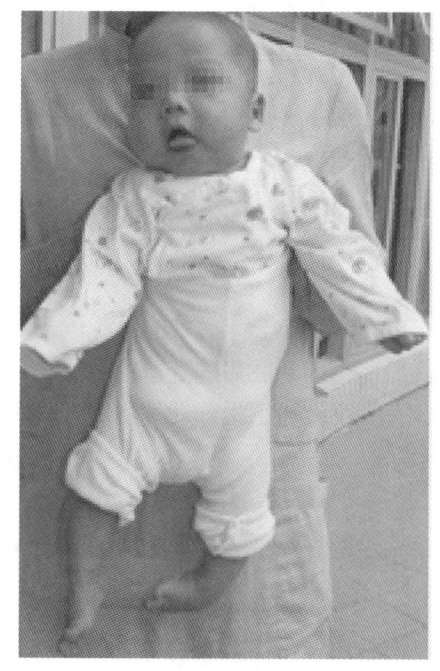

图3-12-11　足内翻

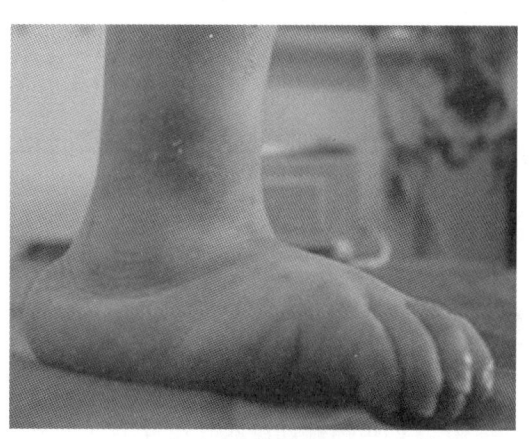

图3-12-12　足外翻

7. 肢端肥大症　其特点为肢体末端异常粗大。见于青春期发育成熟后，腺垂体功能亢进，生长激素分泌过多引起的肢端肥大症（图 3-12-13）。

8. 下肢静脉曲张　常见于持久站立工作者或栓塞性静脉炎等（图 3-12-14）。

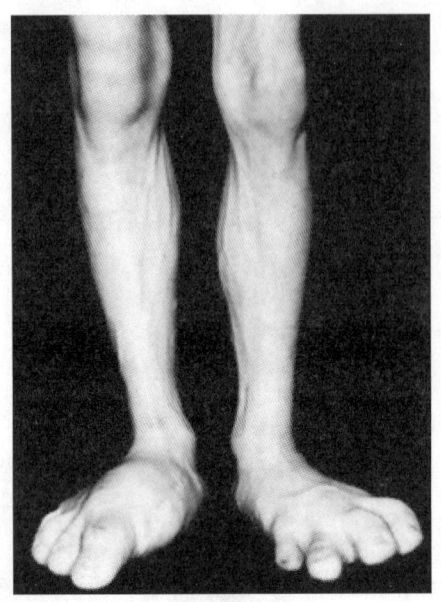
图 3-12-13　肢端肥大症

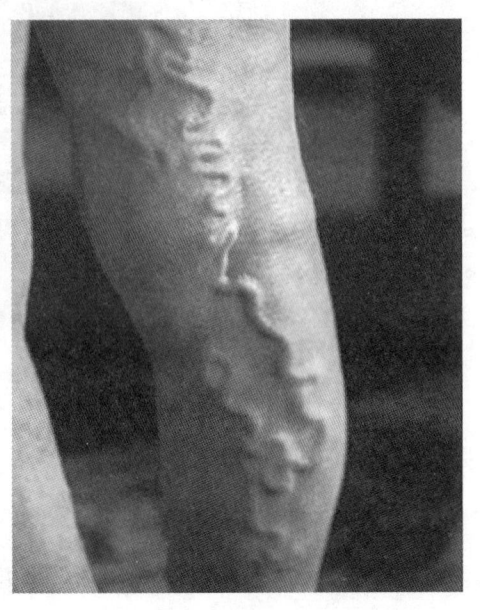
图 3-12-14　下肢静脉曲张

9. 肌肉萎缩　是指某一肢体的部分或全部的体积缩小、松弛无力，为肌肉萎缩现象。见于肌肉疾病、周围神经病变、肢体瘫痪致失用性肌萎缩等（图 3-12-15）。

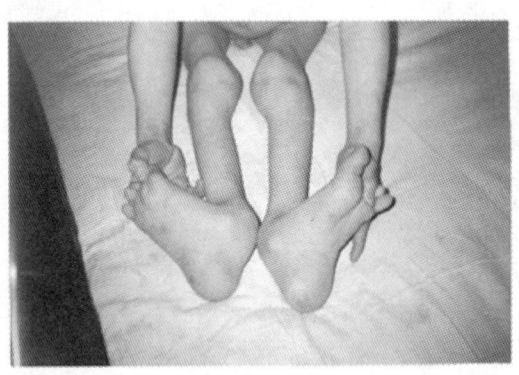
图 3-12-15　肌肉萎缩

（二）运动功能障碍

评估时让患者做屈、伸、收、展、旋转等运动，以观察其运动肢体随意运动有无障碍，如肢体随意运动的肌力障碍称瘫痪。瘫痪多因神经系统或肌病所致。如手指颤动称震颤，多见于慢性中毒、甲状腺功能亢进等。

护士执业资格考试模拟

1. 青少年时期出现脊柱后凸，多见于（　　）
A．佝偻病　　　B．胸椎结核　　　C．类风湿关节炎

D. 骨质退行性变 E. 椎间盘脱出

2. 支气管肺癌患者常出现（　　）

A. 匙状指　　B. 杵状指　　C. 肢端肥大症

D. 膝内、外翻　　E. 指关节变形

3. 患者，女，48岁。2年前无明显诱因出现双腕、双手关节和双膝、踝、足、跖趾关节肿痛，伴晨僵，最近两手指在掌指关节处偏向尺侧，形成梭形畸形改变，影响患者的日常生活，应考虑为（　　）

A. 肢端肥大症　　B. 关节炎　　C. 类风湿关节炎

D. 佝偻病　　E. 风湿热

（熊天山　伍名芳）

第十三部分　神经系统评估

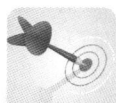

任务目标

通过本章内容的学习，学生应能：

1. 说出脑神经评估的内容和方法。
2. 评估并判断神经的运动功能和感觉功能。
3. 熟练掌握神经反射的评估方法，并能判断病理征、脑膜刺激征反射的特点及临床意义。
4. 联系实际在同学之间完成神经系统评估，并判断正常与否。

神经系统评估概述主要阐述脑神经、运动功能、感觉功能的评估内容及方法。

一、脑神经功能评估

人体共有12对脑神经，评估脑神经对颅脑损害的定位诊断具有重要意义。评估时应按一定顺序进行，以免遗漏。

（一）嗅神经

评估时先检查患者的鼻道是否通畅，然后测试嗅觉。嘱患者闭目，压住一侧鼻孔，选用日常生活中熟悉的醋、酒和水3种不同的物品，分别置于患者一侧鼻孔前，要求患者分辨各种物品的气味，以了解其嗅觉正常与否，有无减退或消失。如患者无法嗅出气味即为嗅觉缺失；能嗅到气味但无法辨别，则为嗅觉不良。嗅觉缺失或不良应考虑嗅神经损害，如颅脑创伤、前颅凹占位性病变等。

（二）视神经

视神经检查包括视力、视野和眼底。

1. 视力　视力检查参见"头颅及器官检查"。
2. 视野　视野是指患者一侧眼睛向前平视时所能看到的最大范围。一般可用手试法粗略测定：患者与护士相对而坐，相距约1m；检查左眼时，患者遮住右眼，护士遮住左眼，相互对视，保持眼球不动；护士用手指自上、下、左、右4个方向从外周向中央移动，嘱患者如发现手指立

即示意。注意手指位置应在护士与患者中间。视野正常者应与护士同时看到手指。如视野变小或异常时，应进一步用视野计做精确检查。视神经损害时可出现视野缺损。

3．眼底 眼底检查需用眼底镜。

（三）动眼神经、滑车神经和展神经

此3对神经共同支配眼球运动。眼球运动检查见"模块三第五部分眼的评估内容"。

（四）三叉神经

三叉神经为混合神经，其感觉纤维分布于面部皮肤及眼、鼻、口腔黏膜；运动纤维主要支配咀嚼肌和颞肌。

检查感觉功能时，用棉签自上而下、由内向外轻轻触前额、鼻部两侧及下颌，两侧对比并随时询问患者有无感觉减退、消失或过敏。

检查运动功能时，将双手置于患者两侧下颌角上面咀嚼肌隆起处，让患者做咀嚼动作，比较两侧咀嚼肌力量的强弱；再将手置于患者的颏下向上用力，嘱患者做张口动作，感触张口时的肌力，观察张口时下颌有无偏斜。

（五）面神经

检查时先观察患者两侧额纹、眼裂、鼻唇沟及口角是否对称，然后嘱患者做皱额、闭目、露齿、鼓腮和吹口哨动作，观察左右两侧是否对称。

周围性面瘫表现为患侧额纹减少、眼裂较大、鼻唇沟变浅，不能皱额、闭目，露齿时口角歪向健侧，鼓腮及吹口哨时病侧漏气。中枢性面瘫表现为健侧下半部分面肌无力、鼻唇沟变浅、口角下垂，而皱额、闭目无明显影响。

（六）位听神经

包括听力和前庭功能评估。

1．听力 参见"模块三第五部分耳的评估内容"。

2．前庭功能 询问患者有无眩晕、平衡失调，检查有无自发性眼球震颤等。如有，则提示前庭神经病变。

（七）舌咽、迷走神经

先询问患者有无声音嘶哑、吞咽困难和饮水呛咳，然后嘱患者张口发"啊"音，观察两侧软腭上抬是否有力、对称，腭垂有无偏斜。一侧神经受损时，该侧软腭上提减弱，腭垂偏向健侧。舌后1/3味觉减退为舌咽神经功能损害。

（八）副神经

观察胸锁乳突肌与斜方肌有无萎缩。护士一手置于患者腮部，嘱患者对抗阻力转颈，以测试胸锁乳突肌的肌力；将两手置于患者双肩向下，嘱患者对抗阻力耸肩，以测试斜方肌肌力。

（九）舌下神经

检查时嘱患者伸舌，观察有无舌偏斜、萎缩及震颤。如伸舌时舌尖偏向一侧，提示该侧舌下神经麻痹，见于脑血管病变；不能伸舌，伴语言、吞咽困难，提示双侧舌下神经麻痹。

二、运动功能评估

运动神经系统由下运动神经元、上运动神经元、锥体外系统和小脑系统四部分组成。运动是指骨骼肌的活动，可分为随意运动和不随意运动两种。随意运动由锥体束管理（上、下运动神经元），不随意运动由锥体外系和小脑管理。

（一）随意运动与肌力

1．概念及评估方法 随意运动（autocinesis）是指受意识支配的动作。肌力（muscle power）是指肌肉运动时的最大收缩力。评估时，嘱患者用力做肢体屈伸运动，护士分别从相反的方向给予阻力，评估患者对抗阻力的抵抗力量，以判断其肌力，注意两侧肢体的对比。

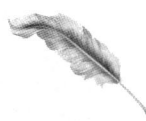

肌力可分为6级：
0级：肌力完全丧失。
1级：可见肌肉轻微收缩，无肢体运动。
2级：肢体可在床上水平移动，但不能抬离床面。
3级：肢体能抬离床面，但不能对抗阻力。
4级：能对抗部分阻力。
5级：正常肌力。

> **温馨提示**
>
> 肌力的分级判断是护士执业资格考试的常见考点。

2．临床意义　肌力减退时称为不完全性瘫痪，表现为随意运动障碍。肌力消失称完全性瘫痪。临床常见的瘫痪形式有：

（1）单瘫（monoplegia）：为单一肢体瘫痪，多见于脊髓灰质炎。

（2）偏瘫（hemiplegia）：为一侧肢体（上、下肢）瘫痪，伴有同侧脑神经损害，多见于脑出血、脑血栓形成、脑栓塞等。

（3）截瘫（paraplegia）：多为双侧下肢瘫痪，见于脊髓横贯性损伤。

（4）交叉瘫（crossed paralysis）：表现为病侧脑神经周围性麻痹与对侧肢体的中枢性瘫痪，见于一侧脑干病变。

（二）肌张力

肌肉静止松弛状态下的紧张度称为肌张力（muscular tone）。可通过触摸肌肉的硬度以及肌肉完全放松时关节被动运动的阻力来判断。

1．肌张力增高　肌肉坚实，做被动运动时阻力增加。见于锥体束或锥体外系损害。

2．肌张力降低　肌肉松软，伸屈肢体时阻力低，关节运动范围大。见于周围神经炎、脊髓前角灰质炎和小脑病变。

（三）不自主运动

不自主运动（abnormal movement）是指患者在意识清楚的情况下，随意肌不自主收缩所产生的一些无目的的异常动作，多为锥体外系损害的表现。

1．震颤（tremole）　为两组拮抗肌交替收缩引起的肢体不自主动作。常见以下几种类型：①静止性震颤（static tremor）：静止时表现明显，而在运动时减轻，睡眠时消失，常伴肌张力增高，见于震颤麻痹。②意向性震颤（intentional tremor）：又称动作性震颤。震颤在休息时消失，动作时发生，越近目的物越明显，见于小脑疾患。

2．舞蹈样运动（choreograhy movement）　为面部肌肉及肢体的快速、不规则、无目的、不对称的不自主运动，表现为作鬼脸、转颈、耸肩、手指间断性伸曲、摆手和伸臂等舞蹈样动作，睡眠时可减轻或消失，多见于儿童期脑风湿性病变。

3．手足徐动（athetosis）　为手指或足趾的一种缓慢持续的伸展扭曲动作，见于脑性瘫痪、肝豆状核变性和脑基底节变性。

（四）共济运动

机体任何动作的完成均依赖于某组肌群协调一致的运动，称共济运动（cordination）。这种

协调依赖小脑、前庭神经、深感觉以及锥体外系共同参与、协调。这些部位任何损伤均可出现共济失调（ataxia）。常见的有：

1．指鼻试验　嘱患者手臂外展伸直，再以示指触摸自己的鼻尖，由慢到快，先睁眼、后闭眼，重复进行。小脑半球病变时，同侧指鼻不准；睁眼时指鼻准确，闭眼时出现障碍则为感觉性共济失调。

2．跟-膝-胫试验　嘱患者仰卧，上抬一侧下肢，将足跟置于另一下肢膝盖下端，再沿胫骨前缘向下移动，先睁眼、后闭眼，重复进行。小脑损害时，动作不稳；感觉性共济失调者，则闭眼时足跟难以寻到膝盖。

3．轮替试验　嘱患者伸直手掌，并以前臂做快速旋前旋后动作。共济失调者动作缓慢、不协调。

4．闭目难立征　又称 Romberg sign，嘱患者足跟并拢站立，闭目，双手向前平伸，若出现身体摇晃或倾斜则为阳性，提示有小脑病变。如睁眼时能站稳而闭眼时站立不稳，则为感觉性共济失调。

三、感觉功能评估

评估感觉功能时，患者必须意识清晰、闭目，以避免主观或暗示作用。评估时要注意左右侧和远近端部位的差别。

（一）浅感觉

1．痛觉　嘱患者闭目，用大头针的针尖轻刺患者皮肤，询问患者是否疼痛。为避免患者将触觉与痛觉混淆，应交替使用别针的针尖和针帽进行检查比较。注意两侧对称比较，同时记录痛觉障碍类型（正常、过敏、减退或消失）与范围。痛觉障碍见于脊髓丘脑侧束损害。

2．触觉　用棉签轻触患者的皮肤或黏膜，询问有无感觉。触觉障碍见于脊髓丘脑前束和后索病损。

3．温度觉　用盛有热水（40～50℃）或冷水（5～10℃）的玻璃试管交替接触患者皮肤，嘱患者辨别冷、热感。温度觉障碍见于脊髓丘脑侧束损害。

（二）深感觉

1．运动觉　评估者轻轻夹住患者的手指或足趾两侧，上或下移动，令患者根据感觉说出"向上"或"向下"。运动觉障碍见于后索病损。

2．位置觉　检查者将患者的肢体摆成某一姿势，请患者描述该姿势或用对侧肢体模仿，位置觉障碍见于后索病损。

3．震动觉　用震动着的音叉（128Hz）柄置于骨突起处（如内、外踝，手指、桡尺骨茎突、胫骨、膝盖等），询问有无震动感觉，判断两侧有无差别，障碍见于后索病损。

（三）复合感觉

复合感觉是大脑综合分析的结果，也称皮质感觉。正常人闭目情况下可正确辨别，皮质病变时可发生障碍。

1．皮肤定位觉　评估者以手指或棉签轻触患者皮肤某处，让患者指出被触部位。该功能障碍见于皮质病变。

2．两点辨别觉　以钝脚分规轻轻刺激皮肤上的两点（小心不要造成疼痛），检测患者辨别两点的能力，再逐渐缩小双脚间距，直到患者感觉为一点时，测其实际间距，两侧比较。正常情况下，手指的辨别间距是 2mm，舌是 1mm，脚趾是 3～8mm，手掌是 8～12mm，后背是 40～60mm。当触觉正常而两点辨别觉障碍时，则为顶叶病变。

3．实体觉　嘱患者用单手触摸熟悉的物体，如钢笔、钥匙、硬币等，并说出物体的名称。先测功能差的一侧，再测另一侧。功能障碍见于皮质病变。

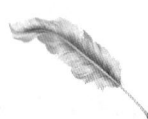

4. 体表图形觉　患者闭目时,在患者的皮肤上画图形(方、圆、三角形等)或写简单的字(一、二、十等),观察其能否识别,须双侧对照。如有障碍,常为丘脑水平以上病变。

四、神经反射评估

神经反射通过反射弧完成,反射弧包括感受器、传入神经元、中枢、传出神经元和效应器等。反射弧中任何环节有病变都可影响反射,使其减弱或消失;反射又受高级神经中枢控制,如锥体束以上病变,可使反射活动失去抑制而出现反射亢进。神经反射包括生理反射、病理反射和脑膜刺激征。

(一)生理反射

生理反射根据刺激的部位不同分为浅反射和深反射两部分。

1. 浅反射　为刺激皮肤、黏膜、角膜等引起的反射。包括:

(1) 角膜反射 (corneal reflex):评估时嘱被评估者睁眼,眼球向内上方注视,护士用细棉签纤维从一侧轻触患者角膜引起迅速闭眼(图3-13-1)。如受刺激侧的眼迅速闭合称为直接角膜反射,未受刺激侧眼也闭合称为间接角膜反射。正常人直接、间接角膜反射均存在。如直接角膜反射消失,间接角膜反射存在,见于该侧面神经麻痹;直接与间接角膜反射均消失,见于三叉神经病变。深昏迷患者角膜反射完全消失。

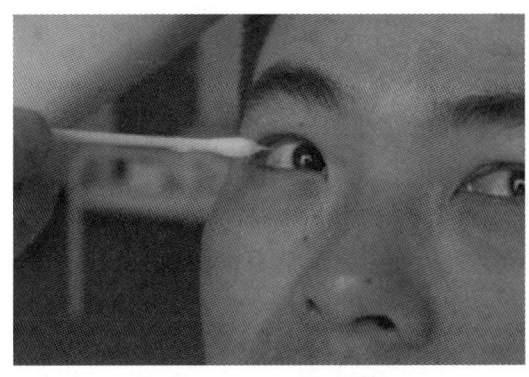
图3-13-1　角膜反射

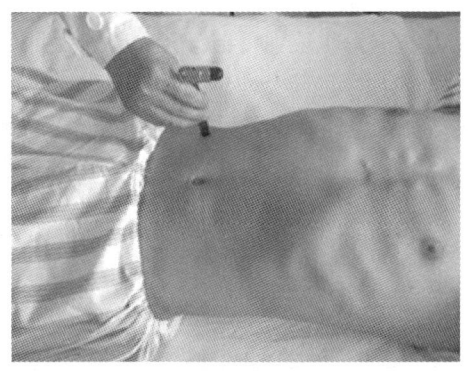
图3-13-2　腹壁反射

(2) 腹壁反射 (abdominal reflex):嘱患者仰卧,下肢稍屈曲以放松腹肌,然后用棉签按上、中、下三个部位由外向内轻划腹壁皮肤(图3-13-2)。正常受刺激的部位可出现腹肌收缩。其反射中枢上腹部为胸髓7～8节,中腹部为胸髓9～10节,下腹部为胸髓11～12节。如上腹部反射消失,见于胸髓7～8节病变;中腹部反射消失,见于胸髓9～10节病变;下腹部反射消失,见于胸髓11～12节病变;双侧上、中、下腹壁反射均消失,见于昏迷或急腹症患者;一侧腹壁反射消失,见于同侧锥体束病变。

(3) 提睾反射 (cremasteric reflex):嘱患者仰卧,用竹签划由下而上轻划患者大腿内侧皮肤,出现同侧提睾肌收缩,睾丸上提(图3-13-3)。其中枢为腰髓1～2节。如双侧反射消失,见于腰髓1～2节病变;一侧反射减弱或消失,见于锥体束病变。

(4) 跖反射 (plantar reflex):嘱患者仰卧,髋、膝关节伸直,护士左手持患者的踝部,右手用钝竹签由后向前划足底外至小趾掌关节处再转向拇趾侧(图3-13-4)。正常表现为足趾向跖面屈曲(巴氏征阴性)。其中枢为骶髓1～2节。

(5) 肛门反射 (anal reflex):用大头针轻划肛门周围皮肤,可出现肛门外括约肌收缩。其中枢为骶髓4～5节。

浅反射减弱或消失见于中枢性或周围性瘫痪、昏迷、麻醉、深睡、1岁以内婴儿。

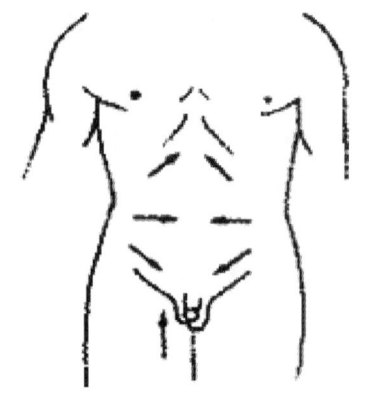

图 3-13-3　提睾反射

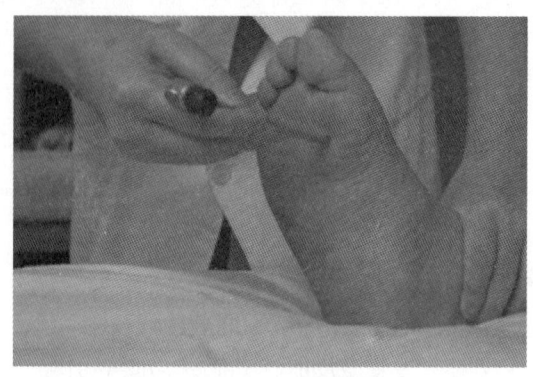

图 3-13-4　跖反射

2. 深反射　是刺激骨膜、肌腱引起的反射。包括：

（1）肱二头肌反射（biceps reflex）：评估时，护士以左手托住患者屈曲的肘部，且拇指置于肱二头肌腱上，然后用叩诊锤叩击拇指（图3-13-5）。正常肱二头肌收缩，前臂快速屈曲。其反射中枢位于脊髓颈段5～6节。

（2）肱三头肌反射（triceps reflex）：评估时，护士以左手托住患者屈曲的肘部，并嘱咐患者前臂置于护士的前臂上，然后用叩诊锤叩击尺骨鹰嘴上方的肱三头肌腱（图3-13-6）。正常肱三头肌收缩，前臂伸展。其反射中枢位于脊髓颈段6～8节。

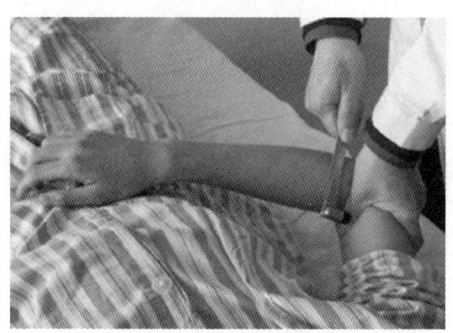

图 3-13-5　肱二头肌反射

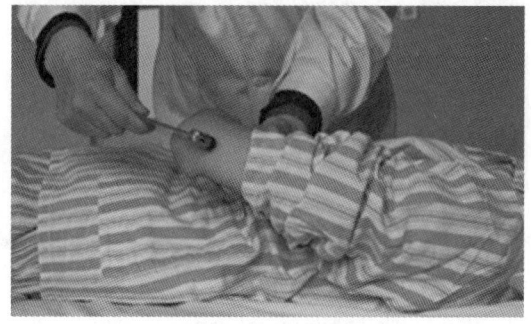

图 3-13-6　肱三头肌反射

（3）桡骨膜反射（radioperiosteal reflex）：护士用左手轻托被评估者的腕部，并使腕关节自然下垂，然后以叩诊锤叩击桡骨茎突上方（图3-13-7）。正常前臂旋前、屈肘。其反射中枢位于脊髓颈段5～8节。

（4）膝腱反射（knee reflex）：评估时患者取坐位，小腿自然下垂，或患者取仰卧位，评估者用左手在患者腘窝部托起下肢，使髋、膝关节稍屈曲，右手用叩诊锤叩击髌骨下方股四头肌腱（图3-13-8）。正常小腿伸展。其反射中枢位于腰髓2～4节。

（5）跟腱反射（ankle refex）：评估时嘱咐患者仰卧膝关节屈曲，下肢稍外展旋外，评估者用左手托住患者的足掌，使其过伸，然后以叩诊锤叩击跟腱（图3-13-9A）。或者双腿跪于床沿，两足自然下垂，然后轻叩击跟腱（图3-13-9B）。或者嘱咐患者俯卧时小腿屈曲90°，评估者用左手托住患者的足掌，使其过伸，然后以叩诊锤叩击跟腱（图3-13-9C）。正常腓肠肌收缩，足向跖面屈曲。其反射中枢位于腰髓5节、骶髓1～2节。

深反射减弱或消失多见于末梢神经炎、神经根炎、脊髓前角灰质炎等，也可见于骨关节病和肌营养不良。深反射亢进常为上运动神经元瘫痪的表现。

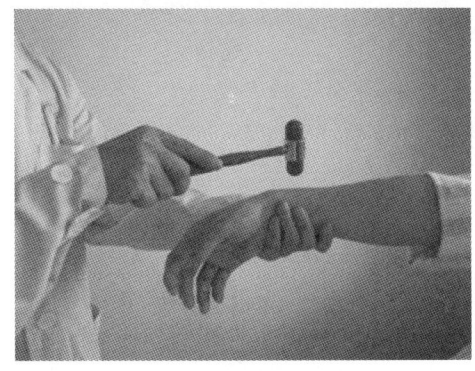
图 3-13-7　桡骨膜反射

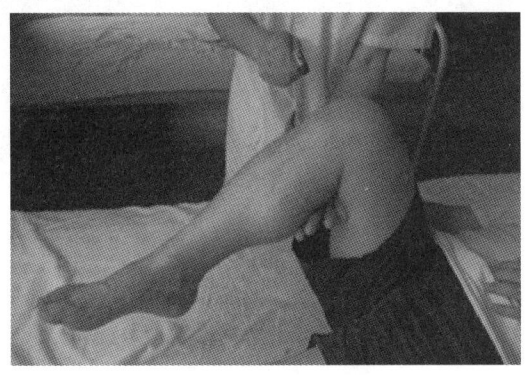
图 3-13-8　膝腱反射

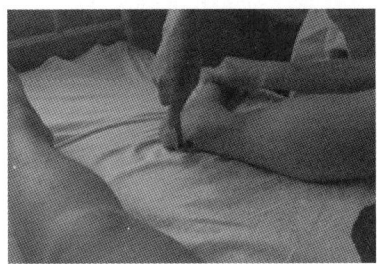
A．仰卧屈膝位

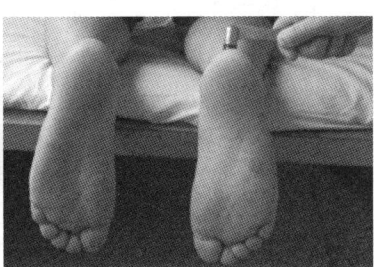
B．跪位

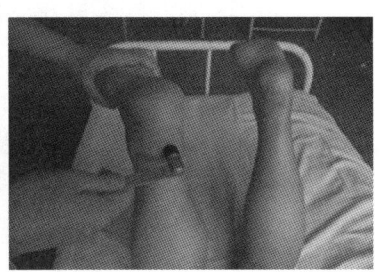
C．俯卧位

图 3-13-9　跟腱反射

> 温馨提示
>
> 注意浅、深反射的评估内容。

（二）病理反射

病理反射是指锥体束病损及休克、昏迷、麻醉时，大脑失去了对脑干和脊髓的抑制作用而出现的异常反射。1 岁半以内的婴幼儿由于神经系统发育未完善，也可出现这种反射，不属于病理性。常见的病理反射有：

1. 巴宾斯基（Babinski）征　其评估方法与跖反射相同。阳性为拇趾背伸，其余四指呈扇形张开向跖面屈曲，见于锥体束损害（图 3-13-10）。

2. 奥本海姆（Oppenheim）征　护士用拇指、示指自上而下按压胫骨前缘（图 3-13-11）。阳性同巴氏征。

3. 戈登（Gordon）征　护士用手指捏压腓肠肌（图 3-13-12）。阳性同巴氏征。

4. 查多克（Chaddock）征　护士用竹签划外踝下方及足背外缘（图 3-13-13）。阳性体征同巴氏征。

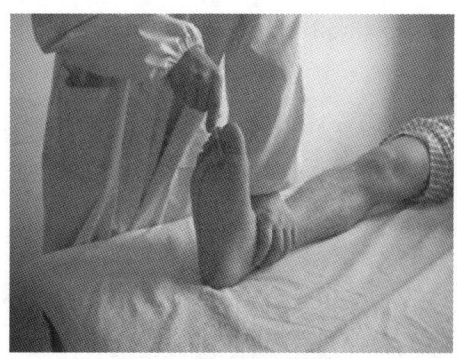
图 3-13-10　巴宾斯基征

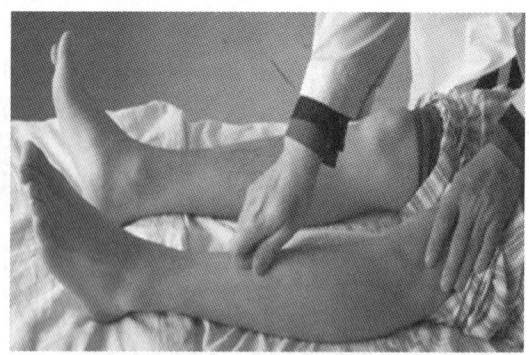
图 3-13-11　奥本海姆征

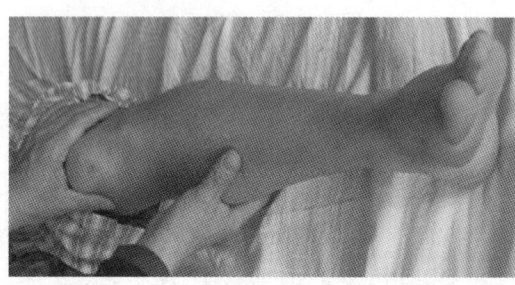
图 3-13-12　戈登征

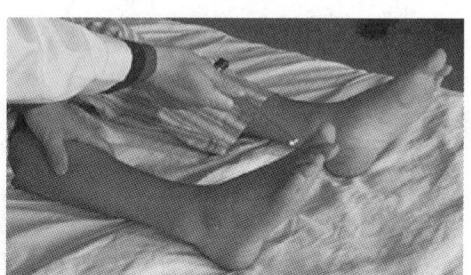
图 3-13-13　查多克征

5．霍夫曼（Hoffmann）征　护士以左手托住患者腕关节上方，右手示指及中指夹住患者左手中指，然后以拇指弹击患者左手中指指甲（图 3-13-14），出现拇指屈曲内收为霍夫曼征阳性。

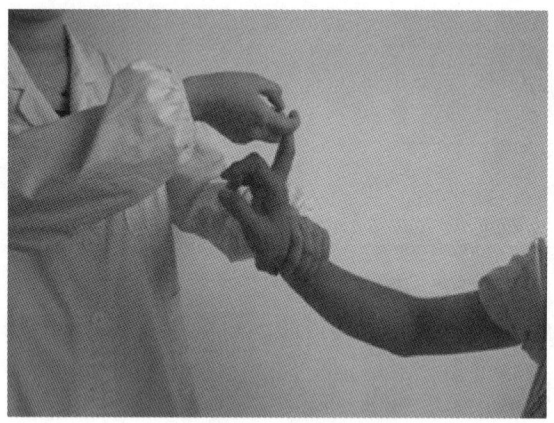
图 3-13-14　霍夫曼征

温 馨 提 示

注意病理反射的评估内容及方法。

(三) 阵挛

牵伸某肌腱后产生一连串有节律的肌肉舒缩运动称为阵挛（clonus）。当它与病理反射同时存在，或仅出现单侧时，才有意义。它包括：

1. **髌阵挛（patella clonus）** 患者仰卧，下肢伸直，护士以拇指和示指按住髌骨上缘，并骤然用力向下急推数次，出现髌骨急速上下运动不止为髌阵挛阳性（图3-13-15）。常见于锥体束损害。

2. **踝阵挛（ankle clonus）** 患者仰卧，护士以左手托起患者小腿，右手握住患者足掌前端，骤然用力使足背屈，出现踝关节有节律的屈伸运动为踝阵挛阳性（图3-13-16）。常见于锥体束损害。

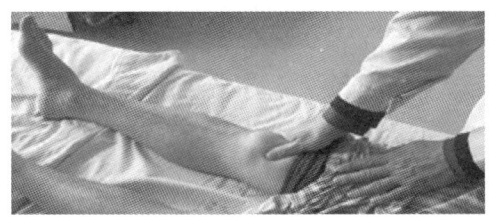
图 3-13-15 髌阵挛

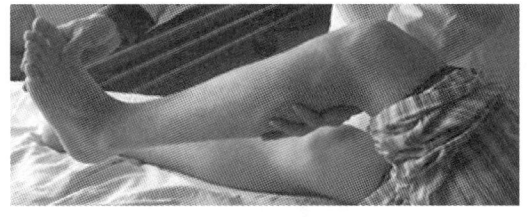
图 3-13-16 踝阵挛

(四) 脑膜刺激征

脑膜刺激征是脑膜、神经根受激惹时，刺激脊神经根，牵拉相应肌群，患者出现防御反应的现象。见于各种脑膜炎、蛛网膜下腔出血等。它包括：

1. **颈强直（neck rigidity）** 嘱患者去枕仰卧，双下肢伸直，护士右手置于患者胸前上部，左手托扶患者枕部做被动屈颈运动（图3-13-17）。颈强直时做被动运动有明显的抵抗力，下颌不能触及胸部。见于各种脑膜炎、蛛网膜下腔出血等。

2. **克尼格（Kernig）征**：嘱患者仰卧位，一腿伸直，另一腿将髋关节屈曲成90°，再用手抬高小腿（图3-13-18）。正常可将膝关节伸达135°以上。如在135°以内有明显的抵抗感，出现疼痛和对侧下肢屈曲为克尼格征阳性。

3. **布鲁津斯基（Brudzinski）征**：嘱患者仰卧，双下肢自然伸直，评估时护士一手托住患者枕部，另一手置于患者胸部，然后使头部被动前屈（图3-13-19）。如出现双膝关节和髋关节屈曲为布鲁津斯基征阳性。

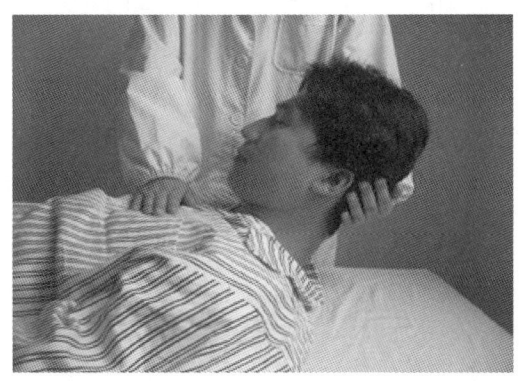
图 3-13-17 颈强直

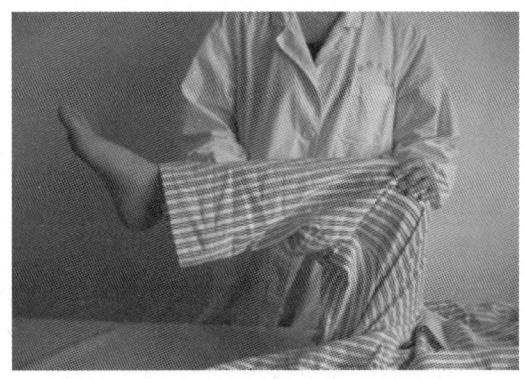
图 3-13-18 克尼格征

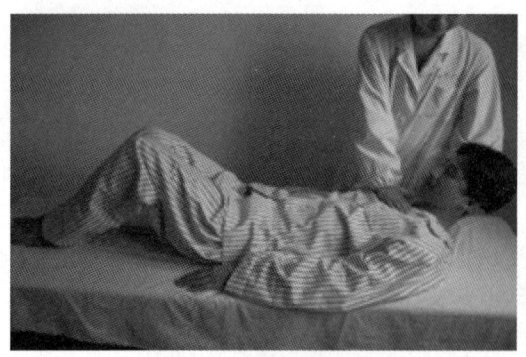 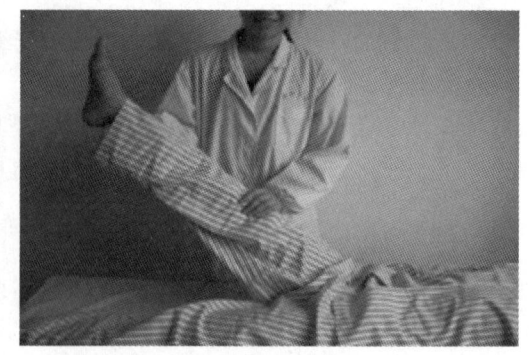

图 3-13-19　布鲁津斯基征　　　　　图 3-13-20　拉塞格征

> **温馨提示**
>
> 注意脑膜刺激征的评估内容及判断方法。

(五) 拉塞格 (Lasegue) 征

拉塞格征是神经根受刺激的表现。评估时,嘱被评估者仰卧,双下肢伸直,护士一手置于膝关节上,使下肢维持伸直,另一手将下肢尽量抬高(图3-13-20)。正常人下肢可抬高达70°以上,如抬高小于30°即出现由上而下的疼痛为阳性。见于神经根受刺激的情况,如坐骨神经痛、腰椎间盘突出或腰骶神经根炎等。

 **护士执业资格考试模拟**

1．患者闭目,护士用大头针轻刺其皮肤,目的是评估患者的(　　)
　A．痛觉　　　B．温度觉　　　C．两点辨别觉　　　D．位置觉　　　E．触觉
2．某瘫痪患者的肢体可在床上水平移动,但不能抬离床面,其肌力为(　　)
　A．0级　　　B．1级　　　C．2级　　　D．3级　　　E．4级
3．患者浅感觉障碍,可能出现的异常是(　　)
　A．关节觉　　　B．痛温觉　　　C．震动觉　　　D．位置觉　　　E．两点辨别觉
4．一侧肢体随意运动丧失,伴同侧中枢性面瘫及舌瘫,称为(　　)
　A．偏瘫　　　B．单瘫　　　C．截瘫　　　D．交叉瘫　　　E．四肢瘫
5．下列哪项评估内容属于病理反射征(　　)
　A．Romberg征　　　B．Lasegue征　　　C．Gordon征
　D．Kernig征　　　E．Brudzinski征
6．Lasegue征属于(　　)
　A．浅反射　　　B．深反射　　　C．病理反射
　D．脑膜刺激征　　　E．神经根受刺激的表现
7．浅反射不包括(　　)
　A．角膜反射　　　B．腹壁反射　　　C．跖反射　　　D．桡骨膜反射　　　E．提睾反射

8. 下列哪个反射属于病理反射（　　）
A．肱二头肌反射　　　　　　B．巴宾斯基征　　　　　　C．桡骨膜反射
D．跖反射　　　　　　　　　E．膝反射

9. 护士在给某新入院患者做体检时，用竹签由足底外侧向前划压时，出现拇趾背伸，其余四指呈扇形张开向跖面屈曲，该反应是（　　）
A．跟腱反射　　B．膝腱反射　　C．霍夫曼征　　D．跖反射　　E．Babinski 征

病例分析

患者，男性，34岁。突发剧烈头痛、呕吐伴右侧肢体无力1小时急诊入院。护理体检：T 36.6℃，P 126次/分，R 26次/分，BP 130/80mmHg，呈浅昏迷状态，双侧瞳孔不等大，对光反射迟钝，右侧肢体无力，肌张力增高，巴宾斯基征阳性，颈强直，Kernig 征阳性。

问：1. 该患者瞳孔不等大的原因是什么？
2. Kernig 征阳性反映有何表现？
3. 脑膜刺激征包括哪些？
4. 怎样判断患者呈浅昏迷状态？

实训五　脊柱、四肢及神经系统评估

【操作流程】

操作准备
1. 操作者准备：护士着装整洁，洗手、戴口罩，手要温暖
2. 物品准备：叩诊锤、棉签、大头针、电筒、毛毯等
3. 环境准备：安静、温暖、光线充足，能保护隐私

操作流程

一、嘱患者取合适卧位，根据评估需要依次暴露被评估部位，护士应站在患者右侧，按一定的顺序进行观察
二、评估内容
1. 脊柱评估：评估者取立位
(1) 从侧面观察4个生理性弯曲，从背面观察脊柱有无侧弯
(2) 观察脊柱有无后凸、前凸、侧凸等
(3) 脊柱活动度：评估颈部时，评估者用手固定被评估者的两肩，头部直立，嘱患者做前后左右旋转，以观察其运动情况。评估腰部时，臀部固定，做前后左右旋转，以观察脊柱的活动情况，注意是否有活动受限现象
(4) 脊椎压痛与叩击痛
1) 脊椎压痛：用右手拇指自上而下逐个按压脊椎棘突，观察有无压痛
2) 脊椎叩击痛：患者取端坐位，评估者左手掌面放在患者头顶，右手半握拳，以小鱼际肌部叩击左手，观察患者有无叩痛。或以叩诊锤或手指直接叩击各个脊椎棘突
2. 四肢与关节评估
(1) 观察手指有无杵状指、反甲，下肢有无足内外翻、静脉曲张、水肿，肌肉有无萎缩等
(2) 评估关节活动时有无运动障碍
3. 神经评估
(1) 运动功能评估：评估者取平卧位或坐位
1) 肌张力：是否正常，有无增高或减弱
2) 肢体活动状况：判定肌力的级别，有无单瘫、偏瘫、截瘫、交叉瘫、四肢瘫等
3) 随意运动：有无不随意运动，如震颤、舞蹈样运动等
4) 共济运动：通过指鼻试验、对指试验、跟-膝-胫试验等评估有无共济运动
(2) 感觉功能评估
1) 浅感觉评估：有无痛觉、触觉、温度觉的减退、消失或过度
2) 深感觉评估：有无位置觉、运动觉、震动觉的减退或丧失
3) 复合感觉评估：有体表图形觉、实体辨别觉、两点辨别觉的减退或丧失
(3) 神经反射评估
1) 生理反射：①浅反射：有无角膜反射、腹壁反射减弱或消失。②深反射：有无肱二头肌腱反射、肱三头肌腱反射、桡骨膜反射、膝腱反射、跟腱反射减弱或消失
2) 病理反射：是否有Babinski征、Oppenhiem征、Gordon征、Chaddock征、Hoffmann征出现
3) 阵挛：有无踝阵挛、髌阵挛
4) 脑膜刺激征：是否存在颈强直、克尼格（Kernig）征、布鲁津斯基（Brudzinski）征
5) 拉塞格（Lasegue）征：是否存在
三、结束时
整理用物，记录结果，同时对被检查者的配合表示感谢

（陈旭鸿　童　芳）

第十四部分　心理与社会评估

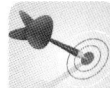

任务目标

通过本章内容的学习，学生应能：
1. 解释心理评估和社会评估的概念。
2. 理解心理因素给人们造成的影响，与疾病的联系；社会因素对疾病发生发展的影响。
3. 陈述心理评估的主要内容及常用评估方法，社会评估的主要内容及常用评估方法。
4. 联系实际在同学之间完成心理与社会评估。

随着整体护理在现代护理领域的逐步实施，护理人员应认识到护理对象不仅仅是生理上的个体，同时还是心理上、社会上的个体，人的身心是密切联系、互相影响的。为了对服务对象的健康状况进行更加全面、科学、有效地评估，护理人员不仅要从生理方面，更要从心理、社会等方面了解服务对象。

项目一　心理评估

心理评估是应用多种方法所获得的信息，对个体某一心理现象做全面、系统和深入的客观描述。通过评估服务对象的心理活动、个性心理特征、压力反应以及应对方式，从而来判断心理方面现存或潜在的健康问题、选择护患沟通方式、指导护理干预计划的制订。

一、自我概念评估

（一）基础知识

1. 自我概念的概念　自我概念是人们通过对自己的内在、外在特征以及别人对其反应的感知与体验而形成的对自我的认识和评价。
2. 自我概念的组成　自我概念包括体像、社会认同、自我认同和自尊四部分。
（1）体像：是对自己身体外形及身体功能的认识与评价。具有不稳定性，易受外界影响。
（2）社会认同：是个体对自己的社会人口特征，如年龄、性别、职业、政治学术团体会员资格及社会名誉、地位的认识与评估。
（3）自我认同：是个体对自己智慧、能力、性格等的认识与判断。
（4）自尊：是人们尊重自己、维护自己的尊严和人格，不容他人任意歧视、侮辱的一种心理意识和情感体验。
3. 自我概念的形成与变化　自我概念并非与生俱来，而是个体与他人在相互交往中产生的，并且会受个体的生活经历、健康状况、环境和他人等多种因素的影响。事实上，在婴儿期，个体就有了对身体的感受。随着年龄的增长，在与周围人的交往中，逐渐把自己观察和感知到的自我和他人对自己的态度与反应内化到自己的判断中形成自我概念。

（二）评估方法与内容

1. **交谈与观察**　交谈主要是通过问诊对个体体像、社会认同、自我认同和自尊等方面评估，主要的问诊内容如下：①体像，对于你来说最喜欢身体的哪一部分？身体哪一部分最重要？②社会认同，你从事什么职业？家庭、工作情况如何？③自尊与自我认同，你觉得你是个什么样的人？你对自己满意吗？你的同事、朋友怎么评价你？

我们常通过观察以下几方面：外表是否整洁？衣着是否得体？与人交谈时是否有目光的交流？面部表情与其主诉是否一致？是否不愿与其他人交往？是否有一些"我真没用"等语言的流露等，对体像进行进一步的评估。

2. **画人法**　请患者画幅人像并对其进行解释，从中了解患者对体像改变的内心体验。通常用来评估无法完整表述的儿童。

3. **量表评价**　常用量表有 Pieer-Harries 儿童自我概念量表、Sears 自我概念48项目量表、Rosenberg 自尊量表（表3-14-1）等。每个量表有其特定的适用范围，应用时需全面考虑。

表3-14-1　Rosenberg 自尊量表

自尊项目	应答反应			
1. 总的来说我对自己满意	SA	A	D*	SD*
2. 有时，我觉得自己一点都不好	SA*	A*	D	SD
3. 我觉得我有不少优点	SA	A	D*	SD*
4. 我和绝大多数人一样能干	SA	A	D*	SD*
5. 我觉得我没有什么值得骄傲的	SA*	A*	D	SD
6. 有时，我真觉得自己没用	SA*	A*	D	SD
7. 我觉得我是个有价值的人	SA	A	D*	SD*
8. 我能多一点自尊就好了	SA*	A*	D*	SD
9. 无论如何我都觉得自己是个失败者	SA*	A*	D	SD
10. 我总以积极的态度看待自己	SA	A	D*	SD*

使用指南：该量表含有10个有关测评自尊的项目，回答方式为非常同意（SA）、同意（A）、不同意（D）、很不同意（SD）。凡选择标有*号的答案表示自尊低下。

二、认知评估

（一）基础知识

认知是通过知觉、判断、想象等心理活动形成的对客观事物的判断。认知活动主要包括思维、语言和定向。

1. **思维**　思维是人脑对客观现实的概括和间接的反映，它反映的是事物的本质和事物间规律性的联系。人的思维能力主要通过三方面反映：抽象思维、洞察力和判断力。①抽象思维是以注意、记忆、理解、概念、判断、推理的形式反映事物的本质与内在联系；②洞察力是指深入事物或问题的能力，通俗地说就是透过现象看本质；③判断力是指人类面对是非问题时所做出的合理判断。

2. **语言**　语言是人类最重要的交际工具，是思维的物质外壳。词的意义是语言的概括，语法规则是思维逻辑的表现，思维的抽象与概括总是借助语言得以实现。所以，思维和语言不可分割，没有语言就不可能有理性的思维，而没有思维就不需要语言作为承担工具和手段。

3. **定向**　定向是个体对现实的感受，对自我存在的意识，对过去、现在、未来的察觉。包括时间、地点、空间、人物定向等。

(二)评估方法与内容

1. **思维能力** 通过对抽象思维、洞察力和判断力三方面评估。

(1) 抽象思维:涉及个体的注意与记忆、理解、概念、判断、推理五方面的评估,评估内容与方法见表3-14-2。

(2) 洞察力:请患者描述所处环境,再看其与现实是否相符。如请患者描述其对病房环境的观察等。

(3) 判断力:判断可为现实的基础,亦可以超离现实。评估的时候可请患者说出实际情况,也可通过评价患者对未来的打算的可行性进行评估,如问患者:"出院后有什么打算?""遇到困难该怎么办?"等。

2. **语言能力** 可通过提问、复述、自发性语言、命名、阅读、书写等方法,检查患者的语言表达和理解能力。

3. **定向力** 包括对时间、空间、地点和人物的定向力。评估时可通过询问"现在是几月几日?""你在病床的左边还是右边?""你现在在哪个地方?""你叫什么名字?"等对患者进行评估。

表3-14-2 抽象思维能力评估内容与方法

评估内容	分类	评估方法
记忆	短时记忆	让患者重复一句话或一组5~7位数字组成的字符串
	长时记忆	让患者说出其家人的名字,当天进食的物品或儿时记忆
注意力	无注意力	观察患者对周围环境的变化,如病室有无新来患者、开关灯有无反应
	有注意力	指派任务让患者完成,如填写入院记录,叙述治疗过程等
概念化能力		在护理活动过程中评估,如进行数次健康教育后,让患者总结其所患疾病的特征、所需的自理知识,从中判断其对这些知识进行概念化的能力
理解力		请患者按指示做一些从简单到复杂的动作,如关上门、坐上床,然后将右手放在左手的手心里按顺时针擦手心,观察其能否理解完全
推理能力		根据患者的年龄特征提问,如针对儿童可问他:"木头做的东西丢到水里会浮起来,现在有个东西丢到水里不浮起来,这个东西是什么做的?"如果回答"不是木头做的",表明他初具演绎推理能力;如果回答"是铁做的",表明他尚不具备演绎推理能力

三、情绪和情感的评估

(一)基础知识

1. **情绪和情感的概念** 情绪和情感是人的需要是否得到满足时所产生的一种对客观事物和内心的体验。

2. **情绪和情感的区别和联系** 情绪和情感既有联系,又有区别。情感是在情绪的基础上建立发展起来的,而它又通过情绪来表达,具有较强的稳定性、深刻性和持久性。而情绪具有较大的情境性、激动性和短暂性,往往随着情景的改变和需要的满足而减弱或消失,情绪离不开情感,情绪的变化反映情感的深度,在情绪中蕴含着情感。

3. **情绪和情感的分类** 情绪和情感复杂多样。心理学家将其分为五类:①基本情绪,如满意、高兴、紧张、焦虑等;②与接近事物有关的情绪和情感,如兴趣、烟雾、惊奇等;③与自我评价有关的情绪和情感,如自信、自卑等;与他人有关的情感体验,如爱与恨;④正情绪情感,如提高工作效率的喜悦、自信等;⑤负情绪情感,如降低人的工作效能的痛苦、绝望等。春秋时期分为好、恶、喜、怒、哀、乐六大类,中医又有喜、怒、忧、思、悲、恐、惊的七情说法。

(二)评估方法与内容

1. **交谈法** 描述一下最近有什么事让你高兴、忧虑的吗?这样持续多长时间了?

2. 观察法　情绪情感的变化可以使机体外在表现和内部生理发生相应的变化，注意评估有无呼吸、循环、内分泌功能的改变，重点注意有无面色苍白、呼吸心率增快、出汗、血压升高等表现。

3. 量表评定　较为客观的方法，常用的有 Avillo 情绪情感形容词检表（表 3-14-3），Zung 的焦虑状态量表（表 3-14-4）和 Zung 的抑郁状态量表（表 3-14-5）。

表 3-14-3　Avillo 情绪情感形容词检表

	1	2	3	4	5	6	7	
变化的								稳定的
举棋不定								自信的
沮丧的								高兴的
孤立的								合群的
混乱的								有条理的
漠不关心的								关切的
冷淡的								热情的
被动的								主动的
淡漠的								有兴趣的
孤僻的								友好的
不适的								舒适的
神经质的								冷静的

使用指南：该表共有 12 对意思相反的形容词，让被评估者从每一组形容词中选出符合其目前情绪与情感的词，并给予相应得分。总分在 84 分以上，提示情绪情感积极；否则，提示情绪情感消极。该表特别适合于不能用语言表达自己情绪情感或对自己的情绪情感定位不明者。

表 3-14-4　Zung 的焦虑状态量表

评估内容	偶尔	有时	经常	持续
	1	2	3	4
1. 你觉得最近比平常容易紧张、着急吗？				
2. 你无缘无故地感到害怕吗？				
3. 你是否感到心烦意乱或觉得惊慌？				
4. 你是否有要发疯的感觉？				
5. 你是否感到不如意或觉得其他糟糕的事将要发生在你身上？				
6. 你是否感到自己发抖？				
7. 你是否感到头痛、胃痛？				
8. 你是否感到疲乏无力？				
9. 你是否发现自己无法静坐？				
10. 你是否感到心跳得很厉害？				
11. 你是否感到头晕？				
12. 你是否有过晕厥或觉得要晕倒似的？				
13. 你是否感到气不够用？				
14. 你是否感到四肢或唇周发麻？				
15. 你是否感到心里难受、想吐？				
16. 你是否经常要小便？				
17. 你手心是否容易出汗？				
18. 你是否感到脸红发烫？				
19. 你是否感到无法入睡？				
20. 你是否常做噩梦？				

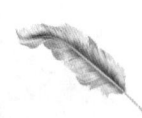

使用指南：请被评估者仔细阅读每一个项目，将意思理解后根据最近一周的实际情况在相应的地方打"√"。如被评估者看不懂问题内容，可由评估者逐项念给被评估者听，然后由被评估者自己作出评定。每一项目按1、2、3、4四级评分。评定完后将20项评分相加得总分，然后乘以1.25，取其整数部分，即得到标准总分。正常总分值为50分以下。50～59分，轻度焦虑；60～69分，中度焦虑；70～79分，重度焦虑。

表3-14-5　Zung的抑郁状态量表

评估内容	偶尔	有时	经常	持续
	1	2	3	4

1. 你感到情绪沮丧、郁闷吗？
2. 你要哭或想哭吗？
3. 你早晨醒来心情好吗？
4. 你入睡困难吗？经常早醒吗？
5. 你最近饭量减少了吗？
6. 你感到体重减轻了吗？
7. 你是否对异性感兴趣？
8. 你的排便习惯有何改变？常为便秘烦恼吗？
9. 你感到心跳得很厉害吗？
10. 你容易感到疲劳吗？
11. 你是不是总感到无法平静？
12. 你是否感到你做事的动作越来越慢了？
13. 你是否感到思路混乱无法思考？
14. 你是否感到内心空荡荡？
15. 你对未来充满希望吗？
16. 你是否感到难以作出决定？
17. 你容易发脾气吗？
18. 你对以往感兴趣的事还感兴趣吗？
19. 你是否感到自己是无用之辈？
20. 你是否有轻生的念头？

使用指南：每一项目按1、2、3、4四级评分。正常总分值为50分以下。50～59分，轻度焦虑；60～69分，中度焦虑；70～79分，重度焦虑。

四、个性评估

（一）基础知识

个性是指一个人比较稳定的心理倾向和心理特征的总和。一个人在行为中偶然表现出来的心理倾向和心理特征并不能表示他的个性，只有比较稳定的、在行为中经常表现出来的心理倾向和心理特征，才能表明他的个性。例如，一个平时处事谨慎稳重的人，在特定的情况下表现出冒险举动，能由此说他具有轻率的个性特征。俗话说："江山易改，本性难移"，就很形象地说明了个性的定性。

（二）评估方法与内容

个性的评估通常采用会谈、观察、问卷和投射等方法综合评估。主要评估的内容有：①通过与患者交流，注意其态度和行为表现；②观察个性的外在表现，如开朗还是活泼，做事依赖别人还是能独立完成等；③个性测评量表，如艾森克个性问卷。

五、压力与压力应对评估

（一）基础知识

1. **压力**　心理行为学中的压力，是指内外环境中的各种刺激作用于机体时所产生的非特异性反应。压力是机体对刺激的反应状态，而不是刺激本身。压力存在于所有的个体，对其成长和发展起重要作用，有助于提高机体的适应能力。

续表

2. **压力源** 一切使机体产生压力反应的刺激因素均称为压力源。包括：①生理因素：如饥饿、疼痛、失眠、衰老等；②心理因素：如恐惧、孤独等；③环境因素：如寒冷、噪声等；④社会文化因素：如职业压力、经济困难、文化差异等。

3. **压力应对** 指个体的内部或外部特定的需求难以满足或超过个体所能承担的范围时，个体采用持续性的认知和行为改变来处理这一特点需求的过程。压力应对的方式主要有两种：情感式应对和问题式应对。情感式应对倾向于采用心理防御的方式，如否认、独处、幻想、转移、回避、过度进食等；问题式应对倾向于采取行动，如客观看待问题、接受现实、努力控制局面、将问题化解等。

（二）评估方法与内容

1. **问诊** 通过询问了解患者面临的压力源、压力应对方式、感知和压力缓解的情况。

2. **评价量表测评** 常用的评估应对方式的量表为 Jaloviee 应对方式量表（表3-14-6）。使用时，仔细阅读选出各种应对方式的使用频率。

表3-14-6　Jaloviee 应对方式量表

应对方式	从不	偶尔	有时	经常	总是
1. 担心					
2. 哭泣					
3. 干体力活					
4. 相信事情会变好					
5. 一笑了之					
6. 寻求其他解决问题的办法					
7. 从事情中学会更多东西					
8. 祈祷					
9. 努力控制局面					
10. 紧张、有些神经质					
11. 客观、全面地看待问题					
12. 寻找解决问题的最佳方法					
13. 向家人或朋友寻求安慰或帮助					
14. 独处					
15. 回想以往解决问题的办法并分析是否仍有用					
16. 吃食物，如瓜子、口香糖					
17. 努力从事情中发现新的含义					
18. 将问题暂时放在一边					
19. 将问题化解					
20. 幻想					
21. 设立解决问题的具体目标					
22. 做最坏的打算					
23. 接受事实					
24. 疯狂、大喊大叫					
25. 与相同处境的人商讨解决问题的办法					
26. 睡一觉，相信第二天事情就会变好					
27. 不担心，凡事终会有好结果					
28. 主动寻求改变处境的方式					
29. 回避					
30. 能做什么就做什么，即使并无效果					
31. 让其他人来处理这件事					
32. 将注意力转移至他人或他处					
33. 饮酒					
34. 认为事情无望而听之任之					
35. 认为自己命该如此而顺从					

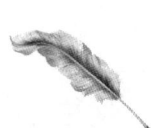

续表

应对方式	从不	偶尔	有时	经常	总是
36．埋怨他人使你陷入此困境					
37．静思					
38．服用药物					
39．绝望、放弃					
40．将注意力转移到其他想做的事情上					
41．吸烟					

项目二　社会评估

社会评估是通过评估服务对象的角色功能，了解其有无角色功能紊乱和角色适应不良；评估服务对象的文化，对其文化特征形成印象，以便提供符合对象文化需求的护理照顾，避免在护理过程中发生文化强加；评估服务对象的家庭，找出影响其健康的家庭因素，制订有针对性的家庭护理计划；评估服务对象的环境，明确现存或潜在的环境危险因素，制订环境干预措施。

一、角色与角色适应评估

（一）基础知识

1．角色的概念　角色是指在特定的社会关系中的身份及由此而规定的行为模式的总和。具体地说，就是个体在特定的社会环境中相应的社会身份和社会地位，并按照一定的社会期望，运用一定权力来履行相应社会职责的行为。

2．角色的分类　通常人们把角色分为三类。第一角色，又称基本角色，如儿童角色、妇女角色等；第二角色，又称一般角色，如母亲角色、护士角色等；第三角色，又称独立角色，如患者角色、护理学会成员角色等。

3．角色的形成　角色形成经历两个阶段，角色认知阶段和角色表现阶段。角色认知是个体认识自己和他人的位置、身份、地位及各种社会角色的区别和联系的过程。角色表现则是个体为达到自己所认识的角色的要求而采取行为的过程。

4．患者角色适应不良　患者角色的合理转变对恢复健康有很重要的意义，但在角色转变的过程中常发生角色适应不良，常见的患者角色适应不良有：患者角色冲突、患者角色缺如、患者角色消退、患者角色强化。

（1）患者角色冲突：患者在角色转换中，不愿或不能放弃原有的角色行为，与患者角色行为冲突。原有的社会角色心理定势、行为习惯强烈地干扰患者对患者角色的选择与认同，多见于承担较多社会或家庭责任，而且事业心、责任心较强的人。

（2）患者角色缺如：个体患病后不承认或没有意识到自己是个患者，没有或拒绝认同患者角色。多见于缺乏医疗知识、经济紧张及因社会文化的原因而没有进入患者角色的人。

（3）患者角色消退：已经进入患者角色后，由于家庭、工作环境的变化对其提出新的角色要求，而使患者从患者角色中退出。如家属突发急病，工作单位发生事故等均可导致患者角色减退。

（4）患者角色强化：与角色消退相反，患者表现为进入角色并接受一点治疗后，过分认同基本状态，出现行为固执，对康复后要承担的其他社会角色感到恐惧不安。主要表现为对疾病过分关心，过度依赖医院环境，不愿承认病情好转或治愈，不愿脱离医护人员的帮助等。

（二）评估方法与内容

1．交谈法　重点了解患者所承担的角色，以及对该角色的适应程度。交谈的内容如：你从事何种职业？是否清楚所承担角色的权利和义务？对自己所承担的角色是否满意？有没有紧张的表现？

2. 观察法 观察患者有没有角色适应不良的行为表现，如头痛、焦虑、抑郁等。

二、家庭、文化、环境评估

（一）家庭评估

1. 家庭结构 包括家庭人口结构、权利结构、角色结构、沟通过程和家庭价值观。

（1）人口结构：即家庭类型。按家庭的人口规模和人口特征可分为8类（表3-14-7）。

（2）权利结构：家庭中夫妻间、父母与子女间在影响力、控制权和支配权方面的相互关系。

（3）角色结构：家庭角色指家庭对每个占有特定位置的家庭成员所期待的行为和规定的家庭权力、责任和义务。如父母有抚养未成年子女的义务，也有要求成年子女赡养的权利。良好的家庭角色结构具有以下特征：①每个家庭成员都能认同和适应自己的角色范围；②家庭成员的角色期望一致，并符合社会规范；③角色期待能满足家庭成员的心身社会发展需要。

表3-14-7 家庭人口结构类型

类型	人口特征
核心家庭	夫妻及其婚生或领养子女
主干家庭（扩散家庭）	核心家庭成员加上夫妻任一方的直系亲属，如祖父母、外祖父母
单亲家庭	夫妻任何一方及其婚生或领养子女
重组家庭	再婚夫妻与前夫和（或）前妻的子女以及其婚生或领养子女
无子女家庭	仅夫妻俩无子女
同居家庭	无婚姻关系而长期居住在一起的夫妻及其婚生或领养子女
老年家庭	仅老年夫妇
丁克家庭	只在周末或假期居住在一起的夫妻

（4）沟通过程：沟通是人们相互传递信息的过程，其形式最能反映家庭成员间的相互作用与关系，也是家庭和睦、功能正常的保证。家庭内部沟通良好的特征为：①家庭成员对家庭沟通充满自信，能进行广泛的情感交流；②沟通过程中尊重对方的感受与信念；③家庭成员能坦诚地讨论个人与社会问题；④不宜沟通的领域极少。

（5）家庭价值观：指家庭成员判断是非的标准以及对特定事物的价值所持的信念与态度。它决定家庭成员的行为方式，并可影响家庭的权利结构、角色结构和沟通方式。

2. 家庭生活周期 家庭生活周期是指从家庭单位的产生、发展到解体的整个过程。根据Duvall模式，家庭生活周期分为八个阶段（表3-14-8），每个阶段都有特定的任务需要家庭成员协同完成，否则将对其产生不良影响。

表3-14-8 Duvall家庭生活周期表

周期	定义	主要任务
新婚	男女结合	沟通与彼此适应，性生活协调及计划生育
第一个孩子出生	最大孩子0～30个月	适应父母角色，应对经济及照顾初生孩子的压力
有学龄前儿童	最大孩子30个月至6岁	孩子入托、上幼儿园、小学等；培育孩子有效的社会化技能
有学龄儿童	最大孩子6～13岁	儿童身心发展，孩子上学及教育问题
有青少年	最大孩子13～20岁	与青少年沟通，青少年责任与义务、性、与异性交往方面的教育
有孩子离家创业	最大孩子至最小孩子离家	接纳和适应孩子离家，发展夫妻共同兴趣，继续给孩子提供支持
空巢期	父母独处至退休	适应仅夫妻俩生活，巩固婚姻关系，保持与新家庭成员的接触
老年期	退休至死亡	正确对待和适应退休、衰老、丧偶、孤独、生病、死亡等

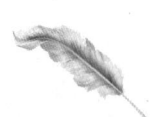

3. 家庭功能　家庭的主要功能是保持家庭的完整性，满足家庭及其成员的需要，实现社会对家庭的期望等。即生儿育女使家族得以延续、社会持续存在，满足家庭成员衣、食、住、行等方面的基本生活需求，建立和谐的家庭气氛，培养家庭成员的社会责任感，维持家庭成员的安全，为健康状态不良的成员提供良好的支持与照顾。

4. 家庭危机　指当家庭压力超过家庭资源，导致家庭功能失衡的状态。家庭内的主要压力源有：①家庭经济收入的改变，如失业、破产等；②家庭成员关系的改变与终结，如离婚、分居、丧偶；③家庭成员角色的改变，如初为人父（妇）、人夫（母）、收养子女、退休；④家庭成员的行为违背家庭期望，如酗酒、赌博、吸毒、乱伦等；⑤家庭成员生病、残障、无能等。

5. 评估方法与内容

（1）交谈法：通过询问被评估者，"你家有几口人，都有什么人？家里的事谁做主？你的家庭和睦吗？家庭最主要的日常生活规范有哪些？是否主张预防为主，有病及时就医？对孩子培养与成才是否满意？家庭成员之间能否彼此照应，尤其对患病的家庭成员？"等问题，了解被评估者的家庭人口角色、权力结构以及沟通过程、家庭价值观、家庭功能情况。

（2）观察法：观察的内容包括家庭居住条件、家庭成员衣着、饮食、家庭氛围、家庭成员间的亲密程度等。在与家庭接触过程中，应观察谁是家庭的主心骨，谁作决定，而谁一直保持沉默，以及各成员的情绪。如果被评估者为家庭中某一成员，应重点观察其是否积极地表达自己的想法，是否允许他人发表意见等。

（3）评定量表法：以 Smilkstein 的家庭功能量表（表 3-14-9）以及 Procidano 和 Heller 的家庭支持量表（表 3-14-10）较常用。

表 3-14-9　Smilkstein 的家庭功能量表

家庭功能	经常	有时	很少
1. 当我遇到困难时，可从家人得到满意帮助			
2. 我很满意家人与我讨论与分担问题的方式			
3. 当我从事新活动或希望发展时，家人能接受并给我支持			
4. 我很满意家人对我表达感情的方式以及对我情绪的反应			
5. 我很满意家人与我共度时光的方式			

评分方法：经常 =3 分，有时 =2 分，很少 =1 分。评价标准：总分在 7～10 分表示家庭功能良好；4～6 分表示家庭功能中度障碍；0～3 分表示家庭功能严重障碍。

表 3-14-10　Procidano 和 Heller 的家庭支持量表

家庭支持度	是	否
1. 我的家人给予我所需的精神支持		
2. 遇到棘手的事时，我的家人帮我出主意		
3. 我的家人愿意倾听我的想法		
4. 我的家人给予我情感支持		
5. 我和我的家人能开诚布公地交谈		
6. 我的家人分享我的爱好与兴趣		
7. 我的家人能时时察觉到我的需求		
8. 我的家人善于帮助我解决问题		
9. 我和我的家人感情很深		

评分方法：是 =1 分，否 =0 分。总分越高，家庭支持度越高。

（二）文化评估

1. **文化要素** 文化的要素有价值观、意义体系、信念与信仰、规范、习俗等，其中以价值观、信念与信仰、习俗为文化的核心要素，并与健康密切相关。

（1）价值观：是个体对生活方式与生活目标、价值的看法或思想体系，是个体在长期的社会化过程中，经后天学习逐步形成的，一般包括生活目标以及相关的行为方式。不同的个体、不同的文化有不同的价值观。价值观能帮助个体认识自己的健康问题，左右个体决策健康问题的轻重缓急，影响个体对健康问题的认识、对治疗手段的选择以及对疾病和治疗、护理的态度。

（2）信念与信仰：信念是指个体认为可以确信的看法，是个人在自身经历中积累起来的认识原则，是与个性和价值观念相联系的一种稳固的生活理想。信仰则是人们对某种事物或思想、主义的极度尊崇与信服，并把它作为自己的精神寄托和行为准则。

与个体健康密切相关的信念是人的健康信念。不同社会、文化的人，对健康和疾病的理解与观点大相径庭。受传统观念和世俗文化的影响，我国多数人长期以来把有无疾病作为健康与不健康的界限，将健康单纯理解为"无病、无残、无伤"，很少从心理、社会等方面综合、全面地衡量自己的健康水平。因此，当人们从主观上判断其有病还是无病时，很大程度上受到文化的影响。

另一个与个体健康，尤其精神健康关系较为密切是宗教信仰。宗教是指统治人们的那些自然力量和社会力量在人们头脑中虚幻的反映，是由对超自然神灵的信仰和崇拜来支配人们命运的一种社会意识形式。宗教信仰与活动是宗教信仰者精神生活的一部分，虽然带有唯心色彩，但在使人们精神有所寄托方面有一定的作用。

（3）习俗：指一个民族的人们在生产、居住、饮食、沟通、婚姻与家庭、医药、节日、庆典、礼仪等物质文化生活上的共同喜好、禁忌。习俗很多，但和健康相关的主要是沟通方式、饮食习惯、家庭关系和生活方式，以及求医用药习俗等。

2. **评估方法与内容**

（1）交谈法：可以通过询问被评估者：①"你本人的人生观如何？生活信念有哪些？患者角色对你价值观的实现有何影响？"等问题，了解其价值观；②可通过询问"对你来说，健康、不健康分别指什么？你通常在什么情况下才就医？你认为导致你健康问题的原因是什么？你希望达到怎样的治疗效果？"等问题，了解被评估者对健康问题到认识和看法，以及所处文化对其健康信念的影响；③通过询问"你有宗教信仰吗，平日你参加哪些宗教活动？你平常进食哪些食物？喜欢的食物又有哪些？有何饮食禁忌？你认为哪些食物对健康有益？"等问题，了解其语言沟通中的文化和饮食习俗。

（2）观察法：通过观察被评估者与他人交流时的表情、眼神、手势、坐姿等，对其非语言沟通文化进行评估。也可通过观察是否偏食，是否定时、定量进餐，有无暴饮暴食、嗜烟酒和辛辣食物，是否经常洗手，餐具是否清洁等行为来了解其饮食习俗。还可观察评估者的外表、服饰，有无宗教信仰活动及其宗教信仰的改变，来获取个体有关宗教信仰的信息。

（三）环境评估

1. **环境的分类** 环境是影响人们生存与发展的所有外界条件的总和。环境分为内环境与外环境。人体的内环境又称生理环境，包括人体所有的组织器官和系统，以及人的内心世界；人体外环境包括物理环境、社会环境、文化环境和政治环境。

2. **评估方法与内容**

（1）交谈法：通过交谈收集相关资料。特别注意社会环境的评估，因为社会是庞大的系统，其中以民族、职业、经济、文化、教育、生活方式、社会关系、社会支持等都与健康直接相关，为社会环境评估的重点。①可以询问被评估者："居住环境是否整洁明亮？有无灰尘？室内有无噪声？工作的地方有无粉尘、烟雾、石棉等刺激物？是否存在强噪声等危害因素？"等问题，评

估其家庭、工作环境情况；②可通过询问："你的经济来源有哪些？你觉得你的收入够用吗？医疗费用支付的形式是自费还是公费？"等问题，对其经济能力进行评估；③可通过询问："你是什么学历？以前有没有接触过医学的相关知识？喜不喜欢看关于医学的电视节目？"等问题，了解其教育水平；④可通过询问："家庭成员是否彼此尊重？与同事关系如何？家庭成员及同事是否能提供你所需的支持与帮助？你与病友、医生、护士的关系如何？是否得到应有的尊重与关怀？"等问题，了解其社会支持情况；⑤可以与患者或其家属交谈，询问饮食、睡眠、娱乐等方面的习惯与爱好，以及有无吸烟、酗酒等不良嗜好来了解其生活方式。

（2）观察法：通过实地观察：①家庭居住环境有无灰尘，有无潜在污染物质存在，家庭中清洁剂、杀虫剂、汽油等化学物品储藏是否妥当，有无其他安全妨碍因素存在，如楼梯窄小、墙面剥落、开裂、光线昏暗等；②工作场所有无污染源，是否存在强噪声、放射线、重型机器、高压电、裸露电源等危害因素；③病室是否干净、整洁、无尘、无异味，温度、湿度是否适宜，有无空调或其他取暖设备，地面是否干燥、平整、防滑，电源是否妥善安置及使用安全与否，药物储藏是否安全、可靠等方面对其物理环境进行评估。

也可以直接观察被评估者及其亲朋好友同事的饮食、睡眠、活动、娱乐方式与习惯，有无吸烟、酗酒等。若家人、同事、朋友有不良生活方式，应进一步了解其对被评估者的影响，真正做到"一切以患者为中心"。

护士执业资格考试模拟

1. 下列不属于心理评估内容的是（　　）
   A．自我概念评估　　　　　B．认知评估　　　　　C．个性评估
   D．家庭评估　　　　　　　E．情绪情感评估
2. 下列哪项不是对定向力的评估（　　）
   A．出院后有什么打算　　　B．你叫什么名字
   C．你在病床的左边还是右边　D．现在是哪年哪月哪日
   E．你现在在哪个地方
3. 下列不是对家庭和居住环境评估的是（　　）
   A．居住环境是否整洁明亮　　B．有无灰尘
   C．室内空气是否流通，有无取暖设施
   D．室内有无噪声　　　　　　E．喜不喜欢看关于医学的电视节目
4. 下列哪项不是社会构成的四大要素（　　）
   A．环境　　B．人口　　C．素质　　D．文化　　E．语言
5. 下列不属于情绪特征的是（　　）
   A．情境性　　B．深刻性　　C．激动性　　D．暂时性　　E．短暂性

（李蓉山　代芳兰）

模块四　基本辅助检查

第一部分　实验室检查

实验室检查（laboratory examination）是运用物理学、化学、生物学等学科的实验技术，对患者的血液、体液、分泌物、排泄物以及组织细胞等标本进行检验，其结果可直接或间接地反映机体功能状态或病理变化，在协助疾病诊断、推测疾病预后、制订治疗护理措施、观察病情与疗效等方面具有重要作用。因此，实验室检查是健康评估的重要组成部分。其主要内容包括临床一般检查、临床血液学检查、临床生物化学检查、临床病原生物学检查、临床免疫学检查、临床遗传学检查。

随着医学科学的迅速发展，临床检测方法、技术及设备的不断更新和完善，实验室检查所测定结果的准确性和可重复性不断提高。但由于影响实验的因素较多，某些实验灵敏度、特异性有限，因此，对实验结果的认识不能绝对化，必须结合患者的其他临床资料进行具体分析，才能做出合理的判断。

项目一　标本采集与处理

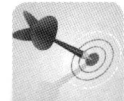

任务目标

通过本章内容的学习，学生应能：
1. 说出实验室检查在健康评估中的重要作用和方法。
2. 会采集和处理血液、尿液、粪便、痰液、脑脊液及浆膜腔标本。
3. 阐述血液、尿液、粪便、痰液、脑脊液及浆膜腔标本采集的注意事项。

高质量的检验标本是获得准确而可靠的检验结果的首要环节。要获得高质量的标本，直接的责任人除患者本人和检验人员外，还包括护士。

一、标本采集的基本要求

1. 完整　尽可能保持离体标本在被检查者体内当时的生理或病理固有状态，从而保持各种细胞、虫卵等有形成分和蛋白质、葡萄糖等无形成分的质与量基本不变。但事实上任何一标本一旦离开人体即会发生细胞溶解破坏、蛋白质分解、细菌污染等改变。因此，在标本采集当时或采集后，常需按检验项目的特点对标本进行各种处理，以达到保持标本完整性的目的。

2. 新鲜　任何检验标本都要求新鲜，这是保持标本完整性的主要方法。衡量标本是否新鲜的尺度，是从标本采集到检验完毕所间隔的时间。间隔时间越短，检验结果越可靠。各种标本允许间隔的最长时间，因不同的检验项目和标本来源而不同。

二、各类标本采集的要求

（一）血液标本的采集

1. 采集前准备

（1）受检者准备：观察患者的情绪变化，如检验前紧张、焦虑等可使血液内多种物质尤其是激素水平发生变化，影响检验结果。此外，饮食、运动、吸烟、药物、体位姿势，以及饮酒、茶或咖啡等均可影响检验结果。因此，采血前应就检验的项目、过程、临床意义及注意事项向受检者做必要的说明。住院患者静脉血标本原则上应在晨间起床前空腹采集；门诊患者应避免疾走、跑步等剧烈运动，静坐半小时以上再采血。

（2）填写检验申请单：必须完整、正确地填写检验申请单，包括患者姓名、性别、年龄、入院日期、住院号或门诊号、病区号与床号、申请医师、日期等，在有条件的地方还可通过计算机网络来传输这些信息。

（3）采血前核对：采血前认真核对患者姓名、年龄、性别、住院号或门诊号、病区号以及贴于试管或容器上的检验申请单号码，避免误采他人血液。

2. 血液标本的分类　临床检验采用的血液标本种类有全血、血浆和血清。全血主要用于对血细胞成分的检查，血浆用于测定纤维蛋白原、游离血红蛋白等，血清适用于大部分临床生化检测和免疫学检测。

3. 采血部位与方法

（1）皮肤穿刺采血：又称毛细血管或末梢采血。一般使用采血针，在消毒后的指端或耳垂等部位采集血液，成人以环指指端为宜，婴幼儿可用拇指或足跟，烧伤患者可选择皮肤完整处采血。皮肤穿刺采血的主要缺点是易发生溶血、凝血和混入组织液。

（2）静脉采血：是目前最常用的采血方法。通常在肘部静脉、腕部或手背静脉处采血，婴幼儿在颈外静脉采血。采集标本时应注意尽可能无痛、适量，避免采用手臂下垂位，不拍打手臂，止血带结扎时间不宜超过1min，采血针头进入静脉的同时应立即松开止血带，否则会使血液成分的浓度增高或减低。血液标本注入试管时不宜用力或过快，以免溶血。采集抗凝标本时应注意血液与抗凝剂的比例要适当，并立即轻轻颠倒混匀。

（3）动脉采血：常用于血气分析。多经股动脉，也可经肱动脉或桡动脉采血。采集的血液标本必须与空气隔绝，立即送检。

4. 采血时间　通常采血时间以上午7~9时较为适宜。静脉标本最好于起床后1h内采集。此外，不同的血液测定项目对血液标本的采集时间有不同要求，主要有：

（1）空腹采血：是指禁食8h后，或晚餐后次日晨空腹采血，常用于临床生化检查。

（2）定时采血：即在规定的时间段内采集标本，如口服葡萄糖耐量试验、药物血浓度监测、激素测定等。

（3）急诊采血：不受时间限制，但在化验单上必须注明"急诊"字样和时间。

5. 采血容器　传统的采血容器有血清管、各种抗凝试管或其他特殊试管。目前普遍采用标准真空采血管。标准真空采血管包括穿刺针和真空试管两部分，试管帽颜色与内含的添加剂亦有统一规定（表4-1-1）。

表 4-1-1　真空采血管试管帽颜色、添加剂和用途

试管帽颜色	抗凝剂	促凝剂	分离胶	用途
红	-	-	-	常规临床化学和血清学测定
黄	-	+	+	常规临床化学和血清学测定
橘	-	+	-	常规临床化学和血清学测定
绿	肝素钠	-	+	除钾、钠外的急诊生化学测定
浅绿	肝素锂	-	+	急诊临床化学各种项目测定
深蓝	-	-	-	血药浓度和微量元素测定
蓝	枸橼酸钠	-	-	出血和血栓学检验
黑	枸橼酸钠	-	-	红细胞沉降率测定
紫	EDTA	-	-	全血细胞计数和血细胞形态学检验

6．血液标本的处理

（1）抗凝：根据检验项目的要求不同，有需要抗凝和不抗凝两种。采用全血或血浆标本时，采集的血液应注入含有抗凝剂的试管中，并立即混匀。常用的抗凝剂有枸橼酸盐、草酸盐、肝素、乙二胺四乙酸（EDTA）等。

（2）冰浴（ice bath）：将血标本置于冰浴水中，可减缓血液中各种成分的代谢改变，主要用于血氨测定、血气测定、凝血试验等标本的采集。

（3）保温（incubation）：将标本保持于室温或37℃环境中，如冷凝集试验测定。

（4）避光（away from light）：用于胆红素、维生素B_{12}测定的血标本要用锡纸包裹或容器采集，以避免血中某些成分遇光分解，引起测定值的降低。

7．采血注意事项

（1）应辨识高脂肪血液标本。离心后的血清或血浆看上去呈云雾状混浊，表明血中含有高浓度的脂肪物质，多因患者进食后不久采集所致。含脂肪标本会干扰多种生化物质的检验，有效的预防措施为空腹采血。

（2）严禁自输液针头或输液的同一血管抽血，否则所测得的结果不准确。

（3）应缩短止血带压迫时间，止血带的压迫时间过长，可使局部静脉扩张、淤血。

（4）避免人为溶血。采血所用注射器及容器必须洁净干燥，止血带不要束缚太紧，采血时穿刺深度要适当，切忌用手挤压局部组织迫使血液抽出。抽血时避免产生大量气泡，抽血后应先拔出针头，将血液沿管壁缓缓注入容器。

（二）尿液标本采集

1．容器　容器要干净，最好使用一次性专用的有盖塑料容器。如使用药瓶等其他容器，需洗净、晾干后才能使用，否则各种非标本物质可干扰测定的结果。

2．避免污染　不可混有粪便；女性避免混入阴道分泌物或经血，男性避免混入前列腺液或精液。

3．时间　室温下，尿液在30min内开始分解；冷藏条件下，4h开始分解。因此，从标本收集到检验完成所间隔的时间，夏天不应超过1h，冬天不应超过2h，以免细菌污染和原有各种成分的改变。

4．标本种类

（1）首次晨尿：指留取晨起后第一次尿。尿液在膀胱内存留时间较长（6～8h以上），各种成分浓缩，形态完整，有利于尿液有形成分的检出。

（2）随机尿：即任何时间内自然排出的尿液标本。此类标本最适合门诊、急诊患者，但易受

温度、饮食、药物、运动等多种因素影响,有时结果不够准确。

(3)餐后尿:指餐后2h留取尿液。主要用于尿中尿胆原等的检验。

(4)12h尿:指前一天晚上8时排净余尿后再开始留尿,收集直至第二天早晨8时之内的全部尿液。主要用于尿中有形成分的计数。

(5)24h尿:指留取24h内排出的全部尿液。主要用于尿蛋白、尿糖、肌酐等化学物质的定量检验。

(6)中段尿:是指用0.1%苯扎溴铵消毒外阴和尿道口,留取中段尿于消毒容器中。主要用于细菌培养和药物敏感试验。

5.尿液标本的保存　尿标本如不能及时检验,需适当保存,否则各种物质易遭受微生物等的孳生破坏。常用方法有:

(1)冷藏:以4℃为宜,注意避免结冰,否则会干扰检验。

(2)化学保存法:根据检验内容于尿液中加用防腐剂。

1)甲醛:按(37%~40%)0.5ml/100ml尿加入,用于Addis计数检验。

2)甲苯或二甲苯:按甲苯或二甲苯2ml/100ml尿加入,用于尿糖、尿蛋白、丙酮、乙酰乙酸的检验。

3)浓盐酸:按盐酸10ml/24h尿加入,用于尿17-强皮质类固醇、尿17-酮类固醇、肾上腺素或去甲肾上腺素、儿茶酚胺等化学成分的定量测定。

4)冰乙酸:用于醛固酮的测定。

尿色加深、混浊度增加或尿臭味加重,提示尿标本由于保存不当已发生分解或腐败。

6.注意事项

(1)尿液的一般检验:通常留取新鲜中段尿液10~100ml不等,应避免经血、白带、精液、粪便等混入。标本要在1h内送检。如不能及时送检,可在2~8℃冷藏,但也必须在6h内完成检验。

(2)尿液的细菌培养:留尿前应停用抗生素5天,留尿时用0.1%苯扎溴铵消毒外阴部及尿道口,留取中段尿于无菌瓶中及时送检。禁用防腐剂。

(3)尿液所含物质的定量检验:多用12h尿或24h尿。测定开始的当天,午餐与晚餐应限制液体摄入量在200ml以下,晚餐后不再饮水;次晨8时排空膀胱并计时,收集此后12h或24h内的所有尿液,包括粪便排出时的尿液以及第2天上午8时最后排出的尿液。留尿时适当加防腐剂,尤其在气温高的季节与地区。

(4)婴幼儿尿液检验:先给婴幼儿做外阴冲洗,然后将容器紧贴于尿道口外或直接套住阴茎适当固定后留尿,否则不易获得满意的尿液标本。

(5)送检单:送检时,应仔细核查瓶签并注明标本的种类、留取的准确时间、所加防腐剂的种类等。

(三)粪便标本的采集

1.标本量　一般检验,需至少留取5~10g的粪便量或半匙量稀液便。做血吸虫毛蚴孵化、寄生虫虫卵计数或成虫等应留取全部或24h粪便。

2.标本来源　宜采用自然排便法。必要时可经肛门指诊采集粪便,灌肠或服油类泻剂的粪便因过稀或混有油滴而不宜作标本。

3.取样部位　关键是采集病理性粪便成分,应选取含有脓液、血液或黏液处的粪便;外观无异常的粪便,则应在粪便的多个部位各取一点后混合取材。

4.容器　必须用干净、不透水的一次性容器。做细菌学检查时,则使用经灭菌处理后封口的容器。

5.无污染　粪便标本不可混有尿液、消毒剂或污水,以免有形成分破坏、病原菌死亡,影

响检验结果。

6．避免干扰因素　如用化学法做粪便隐血试验，试验前3日禁食肉类、动物血、铁剂或维生素C等。

7．送检时间　采集标本后应尽早送检，一般不应超过1h。检查阿米巴滋养体时，排便后应立即送检，寒冷季节应保温（25℃）送检。

（四）痰液标本采集

1．采集方法　一般采用自然咳痰法，要求患者于晨起床后先漱口，然后再用力从呼吸道深部咳出1～2口痰，用内壁无吸水性的洁净容器存放后，室温下2h内，冷藏24h内送检。用于特殊检验痰标本的收集方法包括：①细胞学检查：取上午9～10时新鲜痰液；②细菌学检查：做漂浮或浓集法检查结核杆菌应留取24h痰液，痰应咳于无色广口瓶中，并加入少许石碳酸防腐；③取痰困难者：可用喉拭子、化痰药物等法取痰，必要时可用支气管镜抽取。

2．注意事项　标本采集前应停用抗生素，避免标本中混入唾液或鼻腔分泌物。痰液要求新鲜，应及时送检；不能及时送检时可暂时冷藏保存，但不宜超过24h。

（五）脑脊液标本采集

1．物品准备　腰椎穿刺包、3支无菌试管、酒精灯、火柴及必要的麻醉用品。

2．体位　患者侧卧于硬板床上，背部与床面垂直，头向前胸屈曲，双手抱膝紧贴腹部。

3．方法　穿刺成功后，将脑脊液收集于3个无菌试管内，每管1～2ml。第一管做细菌学检查，第二管做化学和免疫学检查，第三管做细胞计数和分类，并做好标记，立即送检，一般不超过1h，以免放置过久细胞破坏、葡萄糖分解、形成凝块等影响检查结果。

4．注意事项

（1）穿刺过程中出现瞳孔扩大或不等大、意识不清、脉搏细速、呼吸深慢等脑疝症状时，应立即停止放液，并迅速向椎管内回注生理盐水10～20ml，必要时采取有关的紧急措施进行抢救。

（2）术后应去枕俯卧或仰卧4～6h，以免引起术后低颅压的头痛。

（3）标本采集后必须立即送检，一般不能超过1h。

（六）浆膜腔积液标本采集

浆膜腔积液的标本由医生在常规无菌操作下行浆膜腔穿刺抽取术，采集的标本分置于3～4个无菌试管中，每管1～2ml，第一管做细菌学检查，第二管做化学和免疫学检查，第三管做细胞检查，第四管不加抗凝剂以观察有无凝集现象，并做好标记，及时送检。如做生化检查，应同时采血做相应项目测定，以便对照。采集关节滑膜液前，嘱患者应禁食6h，使血液与滑膜液之间葡萄糖成分得以平衡。比重测定，标本量应在60ml以上，结核杆菌培养标本量以10ml为宜。

（七）精液标本采集

精液标本于被检者禁欲（即无性交、手淫、遗精）4～7天后经手淫法采集，一般在第一次采集后间隔1～2周，再复查2～3次，方能做出正确判断。采集后应立即保温（20～40℃）送检，不可超过2h，否则精子活力可减低。

（八）前列腺液标本采集

前列腺液标本由医生经按摩前列腺采集，做微生物培养的标本须无菌操作。

（九）阴道分泌物标本采集

阴道分泌物标本由妇产科医生采集。患者在标本采集前24h内无性交、盆浴或阴道灌洗、局部用药（停用外用药2～3天）。标本应及时送检，特别是检查阴道滴虫，时间延长会致滴虫死亡而影响检查结果。

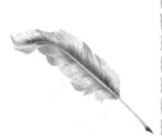

温馨提示

血、尿、便及痰标本的采集方法是护士执业资格考试的常见考点。

护士执业资格考试模拟

1. 关于血液标本采集，描述不正确的是（　　）
   A．住院患者应在晨间起床前空腹采集　　　B．使用止血带时间不宜超过 1min
   C．采用全血标本，不需用抗凝剂试管　　　D．动脉血液标本必须与空气隔绝
   E．抽血后应先拔出针头，将血液沿管壁缓缓注入容器

2. 某护士在指导患者留取清洁中段尿液做尿培养时，错误的是（　　）
   A．留尿前应停用抗生素 5 天　　　B．宜取在膀胱内停留 6～8h 的晨尿
   C．留取尿液时用 0.1% 苯扎溴铵消毒外阴部及尿道口
   D．留取中段尿于无菌瓶中及时送检　　E．尿标本如不能立即送检，应加防腐剂

3. 关于痰液标本采集，不正确的是（　　）
   A．收集清晨第一口痰送检　　B．应由气管深处咳出　　C．采集前应清洁口腔
   D．留于清洁容器 24h 内送检　　E．取痰困难者可用喉拭子、化痰药物等法取痰

4. 有关大便标本采集，错误的是（　　）
   A．留取少许新鲜大便　　　B．勿混外界杂质和尿液
   C．置于不吸水的小盒或小瓶　　D．采取有脓血的部分
   E．查阿米巴原虫应预先留置

5. 关于脑脊液标本采集，描述错误的是（　　）
   A．患者侧卧于硬板床上，背部与床面垂直，头向前胸屈曲，双手抱膝紧贴腹部
   B．穿刺成功后将脑脊液分别收集于 3 个无菌试管内
   C．第一管用于化学和免疫学检查
   D．术后嘱患者去枕仰卧 4～6h　　E．标本应在 1h 内送检

项目二　血液检查

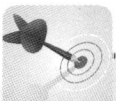

任务目标

通过本章内容的学习，学生应能：
1. 说出血液一般检查的内容，牢记红细胞及血红蛋白、白细胞及白细胞分类、血小板的正常参考值范围。
2. 阐述红细胞计数及血红蛋白测定、白细胞计数及白细胞分类计数、血小板计数、红细胞比容测定、网织红细胞计数、红细胞沉降率检测的临床意义。
3. 明白血栓与止血常用的筛检试验内容及其临床意义。

一、血液的一般检查

血液一般检查是临床最常用的实验项目之一,通常能筛检临床血液系统和其他系统的疾病。其内容包括红细胞、白细胞和血小板的数量及其相关参数的检查。

(一)红细胞计数(red blood cells,RBC)和血红蛋白(hemoglobin,Hb)测定

【标本采集】

非空腹采血。血液分析仪法:抗凝静脉血 1ml;手工法:非抗凝末梢采血 1 滴。

【注意事项】

一般以上午采血为宜。静脉采血时,止血带结扎时间小于 1min。

【参考范围】

健康人群红细胞数和血红蛋白参考范围见表 4-1-2。

表 4-1-2 红细胞数和血红蛋白参考范围

人群	RBC($\times 10^{12}$/L)	Hb(g/L)
成年男性	4.0~5.5	120~160
成年女性	3.5~5.0	110~150
新生儿	6.0~7.0	170~200

【临床意义】

1. 红细胞和血红蛋白减少

(1)生理性:见于婴幼儿、老年人、妊娠中后期的孕妇。

(2)病理性:见于各种原因所致贫血:①造血原料的不足,如缺铁性贫血;②骨髓造血功能障碍,如再生障碍性贫血;③红细胞丢失过多,如急、慢性失血;④红细胞破坏过多,如溶血性贫血等。

(3)药物干扰:抗生素、抗肿瘤药、阿司匹林、磺胺药、利福平等。

2. 红细胞和血红蛋白的增多

(1)相对性增多:见于剧烈呕吐、严重腹泻、出汗过多、大面积烧伤、高热、多尿等因素造成暂时性的血液浓缩。

(2)绝对性增多:①生理性增多:见于高原居民、新生儿、剧烈运动、冷水浴等;②病理性增多:见于阻塞性肺气肿、慢性肺源性心脏病、真性红细胞增多症等。

(二)血细胞比容测定

血细胞比容(hematocrit,Hct)又称红细胞压积(packed cell volume,PCV)是指在一定条件下经离心后测得红细胞占全血容积的百分比。

【标本采集】

血液分析仪法:EDTA 抗凝血;微量毛细血管法:末梢采血或抗凝血 0.5ml;温氏法:双草酸盐抗凝血 2ml。

【注意事项】

静脉采血时,止血带结扎时间小于 1min,防止标本溶血,避免于大量输液后立即采血。

【参考范围】

温氏法:成年男性 0.40~0.50L/L(40~50 容积%),平均 0.45L/L
　　　　成年女性 0.37~0.48L/L(37~48 容积%),平均 0.40L/L
　　　　新生儿 0.47~0.67L/L(47~67 容积%),平均 0.54L/L

微量法:男性(0.467±0.039)L/L,女性(0.421±0.054)L/L

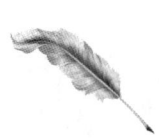

【临床意义】

1. 血细胞比容增高　相对性增高常见于各种原因所致的血液浓缩，如脱水、腹泻、烧伤等；绝对性增高主要见于真性红细胞增多症。

2. 血细胞比容降低　见于各种贫血。但由于贫血的类型不同，其血细胞比容减少的程度与红细胞计数不一定成平行关系。

（三）网织红细胞计数

网织红细胞（reticulocyte，Ret）是晚幼红细胞脱核后到完全成熟的红细胞之间的过渡阶段细胞。其量的增减可直接反映骨髓造血功能的盛衰。

【标本采集】

非空腹采血。

【注意事项】

同红细胞计数。

【参考范围】

百分率：成人 0.5%～1.5%，绝对值：（24～84）×10^9/L，新生儿 2%～6%。

【临床意义】

1. 网织红细胞增多　提示骨髓造血功能旺盛，常见于溶血性贫血、急性失血性贫血、缺铁性贫血或巨幼细胞性贫血，经有效治疗 3～5 天后可见网织红细胞增高。

2. 网织红细胞减少　提示骨髓造血功能低下，常见于再生障碍性贫血、溶血性贫血再生危象时等。

（四）红细胞沉降率

红细胞沉降率（erthrocyte sedimentation rate，ESR）简称血沉，是指在一定条件下红细胞离体后自然沉降的速率。它受多种因素的影响，主要与血浆中各种蛋白的比例及红细胞的形态、数量有关。

【标本采集】

魏氏法：静脉采血 1.6ml，注入含有 3.8% 枸橼酸钠 0.4ml 充分混匀，用橡皮塞塞好瓶口，立即送检。

【注意事项】

采集的静脉血量必须准确。

【参考范围】

魏氏法：成人男性 0～15mm/h，女性 0～20mm/h，儿童 0～10 mm/h，新生儿 0～2 mm/h。

【临床意义】

血沉是一项灵敏但缺乏特异性的指标，不能用于疾病的诊断，也不能作为健康人群的筛检指标。临床上，血沉主要用于观察病情的动态变化、区别功能性与器质性病变、鉴别良性和恶性肿瘤等。

1. 血沉增快

（1）生理性增快：见于 12 岁以下儿童、60 岁以上的老年人、妇女的月经期或妊娠期 3 个月以上、剧烈运动等。

（2）病理性增快：①各种炎症：是血沉加快最常见的原因。如急性细菌性炎症、结核病活动期、风湿热、心肌炎等。②严重的组织损伤及坏死：如大手术、急性心肌梗死等。③恶性肿瘤、白血病等。④血浆球蛋白增高的疾病：如慢性肾炎、肝硬化、系统性红斑狼疮、淋巴瘤等。⑤其他疾病：贫血、动脉粥样硬化、糖尿病、肾病综合征等。

2. 血沉减慢　临床意义较小。可见于红细胞明显增多、球形红细胞增多症等。

（五）白细胞计数和白细胞分类计数

白细胞计数（white blood cells count，WBC）是反映周围循环血液中白细胞的总数，白细胞

分类计数（white blood cells differential，DC）则反映各类白细胞的相对百分率或绝对数量。二者的测定有助于诊断感染、肿瘤、过敏或免疫抑制状态等。

【标本采集】

同红细胞计数。

【注意事项】

避免使用肝素抗凝剂采集血液，因其可引起白细胞聚集。剧烈运动、饮酒、情绪突然变化可使白细胞计数增高，采集标本时应注意。

【参考范围】

1. 白细胞计数　成人 $(4\sim10)\times10^9/L$，新生儿 $(15\sim20)\times10^9/L$，6个月～2岁 $(11\sim12)\times10^9/L$。

2. 白细胞分类计数　见表4-1-3。

表4-1-3　正常成人白细胞分类参考范围

细胞名称	百分率（%）	绝对值（$\times10^9/L$）
中性粒细胞（N）		
杆状核（Nst）	0～5	0.04～0.05
分叶核（Nsg）	50～70	2～7
嗜酸性粒细胞（E）	0.5～5	0.05～0.5
嗜碱性粒细胞（B）	0～1	0～0.1
淋巴细胞（L）	20～40	0.8～4
单核细胞（M）	3～8	0.12～0.8

【临床意义】

通常白细胞计数高于 $10\times10^9/L$ 称为白细胞增多，低于 $4\times10^9/L$ 称为白细胞减少。因白细胞计数的增多或减少主要受中性粒细胞数量的影响，其临床意义与白细胞分类基本一致。

1. 中性粒细胞（neutrophil，N）

（1）中性粒细胞增多：生理性增多见于新生儿、妊娠、分娩、情绪激动、剧烈运动、高温、严寒、饱餐等，多为暂时性。病理性增多见于：①急性感染：是引起中性粒细胞病理性增多最常见的原因，尤其是急性化脓性感染。②严重的组织损伤或坏死：如严重外伤、大面积烧伤、大手术后、心肌梗死等。③急性失血：急性大出血时，1～2h 即可导致白细胞主要是中性粒细胞明显增高，内出血者较外出血者明显。因此，白细胞计数可作为内出血早期诊断的重要指标。④急性中毒：如急性铅、汞、安眠药中毒，糖尿病酮症酸中毒、尿毒症等。⑤其他：如急性溶血、恶性肿瘤、白血病以及应用皮质激素、肾上腺素、阿司匹林等药物也可引起白细胞的增高。

（2）中性粒细胞减少：①感染性疾病：伤寒、副伤寒、流感、病毒性肝炎、风疹等。②血液系统的疾病：常见于再生障碍性贫血、巨幼细胞性贫血、粒细胞减少症、粒细胞缺乏症等。③慢性理化损伤：是引起中性粒细胞减少的常见原因。物理因素如放射线，化学物质如苯、铅、汞等，以及药物如氯霉素、磺胺类药、抗肿瘤药、抗甲状腺药、免疫抑制剂等。④其他：如脾功能亢进、系统性红斑狼疮等疾病可引起中性粒细胞的减少。

温　馨　提　示

注意白细胞总数及中性粒细胞变化的意义。

2．嗜酸性粒细胞（eosinophil，E）

（1）嗜酸性粒细胞增多：①寄生虫病：为临床上最常见的引起嗜酸性粒细胞增多的病因，如血吸虫、肺吸虫、丝虫、钩虫、蛲虫等感染时。②变态反应性疾病：支气管哮喘、药物过敏反应、荨麻疹等。③皮肤病：如湿疹、银屑病等。④血液病：如慢性粒细胞白血病、淋巴瘤等。⑤恶性肿瘤：如肺癌。⑥传染病：一般传染病的恢复期及猩红热的早期。

（2）嗜酸性粒细胞减少：临床意义较小。见于伤寒、副伤寒初期、大手术、烧伤等应激状态，或长期使用肾上腺皮质激素后。

3．嗜碱性粒细胞（basophil，B）

（1）嗜碱性粒细胞增多：①变态反应性疾病：药物、食物等所致的超敏反应、类风湿关节炎等。②血液病：慢性粒细胞白血病、骨髓纤维化等。③恶性肿瘤：尤其是转移癌时。④其他：糖尿病、水痘、流感、结核病等。

（2）嗜碱性粒细胞减少：临床意义较小。

4．淋巴细胞（lymphocyte，L）

（1）淋巴细胞增多：生理性增多见于出生后4～6天的婴儿至6～7岁的儿童。病理性增多见于：①感染性疾病：主要为病毒性感染，如风疹、麻疹、传染性单核细胞白血病、病毒性肝炎及流行性出血热等。某些杆菌感染，如结核杆菌、布氏杆菌等。梅毒螺旋体感染及弓形体感染。②血液病：急、慢性淋巴细胞白血病及淋巴瘤等。③其他疾病：自身免疫性疾病、肿瘤、慢性炎症、移植排斥反应等。

（2）淋巴细胞减少：主要见于免疫缺陷综合征、应用肾上腺皮质激素、烷化剂及其接触放射线后。

5．单核细胞（monocytosis，M）

（1）单核细胞增多：生理性增多常见于幼儿及儿童；病理性增多见于：①某些感染：如感染性心内膜炎、疟疾、黑热病、急性感染的恢复期、活动性肺结核等。②某些血液病：如单核细胞性白血病、恶性组织细胞病、骨髓增生异常综合征。

（2）单核细胞减少：一般无临床意义。

二、血栓与止血常用的筛检试验

正常止血机制基于血管壁、血小板、凝血因子、抗凝血因子、纤维蛋白溶解系统的完整，以及系统间的生理性调节和平衡。常用的初筛检查包括：毛细血管脆性试验、出血时间、血小板计数、凝血酶原时间、纤维蛋白溶解试验等。

（一）毛细血管脆性试验

毛细血管脆性试验（capillary fragility test，CFT）又称束臂试验（tourniquet test）。在患者上臂加压脉带，维持压力约100mmHg，持续5min，观察患者前臂肘下4cm处直径5cm圈内新出血点的数目，以判断血管壁的脆性。

【检测方法】

将血压计袖带束缚于上臂，先测量血压，然后使血压维持在收缩压与舒张压之间，压迫8min。试验前应标记原有的出血点，选择良好的光线和角度观察新出血点并计数。

【参考范围】

新鲜出血点：男性＜5个，女性及儿童＜10个。

【临床意义】

脆性增加，见于：①毛细血管壁结构或功能异常：如遗传性出血性毛细血管扩张症、过敏性紫癜、血管性紫癜、维生素C缺乏等。②血小板数量及功能异常：如特发性血小板减少性紫癜、再生障碍性贫血、原发性血小板增多症、先天性和获得性血小板功能缺陷症等。③血管性血友病。④其他：严重肝病、服用血小板药物等。

（二）血小板计数

血小板计数（platelet count 或 blood platelet count，PC or BPC，PLT）是指测定单位容积的外周循环血液中血小板的数量，主要了解血小板生成与消耗之间的平衡变化。

【标本采集】

非空腹采血。血液分析仪法：EDTA 抗凝静脉血 1ml；手工法：非抗凝末梢采血 1 滴。

【注意事项】

患者应避免服用阿司匹林及其他抗血小板药物。采血时应使用塑料试管，并特别注意避免组织液混入血液标本，防止标本溶血或血块形成。

【参考范围】

成人（100～300）×10^9/L。

【临床意义】

1. 血小板减少　指血小板数低于 $100×10^9$/L。若血小板低于 $50×10^9$/L，可发生自发性出血。主要见于：

（1）血小板生成障碍：如再生障碍性贫血、急性白血病、骨髓纤维化、恶性肿瘤化疗等。

（2）血小板破坏及消耗增多：如特发性血小板减少性紫癜、免疫性血小板减少性紫癜、弥散性血管内凝血、系统性红斑狼疮、脾功能亢进、出血性疾病、溶血性贫血。

（3）血小板分布异常：如肝硬化等。

（4）感染：细菌、病毒、立克次体感染性疾病，如艾滋病等。

2. 血小板增多　指血小板数超过 $400×10^9$/L。主要见于：

（1）骨髓增生性疾病和恶性肿瘤：如慢性粒细胞白血病、真性红细胞增多症、淋巴瘤、结肠癌、脾切除。

（2）反应性增多：如急性感染、急性大出血、急性溶血、大手术后等应激状态。

（三）出血时间

出血时间（bleeding time，BT）是指皮肤刺破后，血液自然流出到自然停止所需的时间。

【检测方法】

应告知患者试验的目的。无需采血，仅在前臂做一个浅小皮肤穿刺或切口。试验后个别患者可能留有瘢痕。

【注意事项】

试验前患者需停用阿司匹林等抗血小板药物。

【参考范围】

Ivy 法（现已少用）：2～6min，超过 7min 为异常；测定器法：(6.9±2.1) min，超过 9min 为异常。

【临床意义】

1. BT 延长　①血小板数量减少：如特发性或继发性血小板减少性紫癜。②血小板功能异常：如血小板无力症、巨大血小板综合征等。③血管壁异常：如遗传性出血性毛细血管扩张症、过敏性紫癜等。④凝血因子缺乏或功能异常：如血管性血友病、弥散性血管内凝血等。⑤药物影响：如服用阿司匹林、双嘧达莫、青霉素、头孢菌素等。

2. BT 缩短　见于血栓前状态或血栓性疾病等。

（四）凝血时间

凝血时间（clotting time，CT）是指离体血液发生凝固所需要的时间，是反映内源性凝血系统有无异常的一项筛选试验。

【标本采集】

试管法：抽取静脉血 3ml，等量注入 3 支玻璃试管内，记录血液离开血管进入注射器的时间

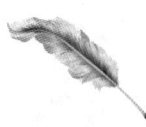

后送检。

【参考范围】

玻璃管法：6～12min；硅管法：15～32min。

【临床意义】

1. CT 延长　主要见于血友病、严重肝损害、弥散性血管内凝血、口服抗凝剂等。

2. CT 缩短　主要见于血液高凝状态、血栓性疾病等。

（五）活化部分凝血活酶时间

活化部分凝血活酶时间（activated partial thromboplasting time，APTT）是内源性凝血系统最常用的筛选试验，也是监测肝素治疗的首选指标。此试验灵敏简便，结果更准确。APTT 检查的适应证：①筛选有出血倾向或潜在的出血性疾病。②手术前出血风险评价。③疑诊的血友病或血管性血友病。④监测与调整肝素的治疗。⑤监测可疑的抑制物，如狼疮抗凝物等。

【标本采集】

手工或血液凝固仪法：枸橼酸钠抗凝静脉血 2ml。

【注意事项】

间歇性使用肝素的患者，应在下一次肝素剂量 30～60min 前采血。必须使用塑料或硅化玻璃采血器材和标本容器，应顺利采血，避免反复穿刺，血液与抗凝剂必须充分而轻轻颠倒混匀 3 次以上。防止标本溶血、凝血。应在 1h 内尽快送检。

【参考范围】

32～43s，较正常对照延长 10s 以上为异常。

【临床意义】

同 CT，但较玻璃管法 CT 灵敏。

（六）血浆凝血酶原时间

凝血酶原时间（prothrombin time，PT）是外源性凝血系统较为灵敏和最常用的筛选试验。PT 检查的适应证：①筛查外源性凝血因子缺陷。②监测和调节维生素 K 的拮抗剂，如双香豆素类抗凝药物治疗。③检查维生素 K 缺乏症和肝病。④手术前出血倾向的评价。⑤筛查弥散性血管内凝血。

【标本采集】

同 APTT。

【注意事项】

如为口服抗凝剂华法林患者，应在口服日剂量前采血。其余同 APTT 测定。

【参考范围】

1. PT 正常为 11～13s，超过正常对照 3s 以上为异常。

2. 凝血酶原时间比值（prothrombin time ratio，PTR），指受检者血浆凝血酶原时间（s）与正常人凝血酶原时间（s）之比，参考范围为 0.85～1.15。

3. 国际标准化比值（international normalized ratio，INR）即 PTRISI，参考范围是 1.0±0.1。ISI 为国际灵敏度指数，ISI 越小，组织凝血活酶的灵敏度越高。

【临床意义】

1. PT 延长　①先天性凝血因子Ⅰ、Ⅱ、Ⅴ、Ⅶ、Ⅹ缺乏。②后天性凝血因子缺乏，如严重肝病、维生素 K 缺乏、纤溶亢进、DIC、接受大量输血、使用抗凝药物等。③其他，饮酒者、痢疾、吸收不良者，应用抗生素、甲基多巴、磺胺药物等。

2. PT 缩短　主要见于血液高凝状态，如 DIC 早期、心肌梗死、脑血栓形成、高脂或叶类蔬菜饮食、口服避孕药、维生素 K 等。

3. 口服抗凝剂监测　PT 及 INR 是临床上的首选指标。一般以维持 PT 值在正常参考范围的 2 倍左右，即 25～30s，INR 为 2.0～3.0 为宜。

（七）血浆凝血酶时间

凝血酶时间（thrombin time，TT）是用于检查纤维蛋白原转变为纤维蛋白这一过程是否异常。TT检查的适应证：①监测溶栓治疗。②监测肝素治疗。③纤溶亢进的诊断。④出血倾向的分类。

【标本采集】

同APTT。

【注意事项】

不可使用肝素抗凝剂采血。

【参考范围】

16～18s，超过正常对照3s以上为异常。

【临床意义】

TT延长见于低（无）纤维蛋白原血症、异常纤维蛋白原血症、严重肝病、DIC等。

护士执业资格考试模拟

1. 红细胞计数和血红蛋白测定均降低应考虑（　　）
   A．高心病　　　　　　　　B．甲状腺功能亢进　　　　　　C．冠心病
   D．贫血　　　　　　　　　E．风心病
2. 引起中性粒细胞增多的病因是（　　）
   A．化脓性感染　　　　　　B．革兰阴性杆菌感染　　　　　C．病毒感染
   D．药物或放射线损害　　　E．脾功能亢进
3. 下列正常值中描述错误的是（　　）
   A．成人女性红细胞（3.5～5.0）×10^{12}/L　　　B．白细胞计数（4.0～10.0）×10^9/L
   C．嗜酸性粒细胞0.5%～5%　　　　　　　　　　D．血小板数（100～300）×10^9/L
   E．嗜中性粒细胞20%～40%
4. 网织红细胞减少常见于（　　）
   A．溶血性贫血　　　　　　B．急性出血　　　　　　　　　C．急性中毒
   D．脾切除术后　　　　　　E．再生障碍性贫血
5. 病理性血沉增快，不见于下列哪项（　　）
   A．动脉粥样硬化　　　　　B．心绞痛　　　　　　　　　　C．恶性肿瘤
   D．大手术后　　　　　　　E．活动性肺结核

项目三　尿液检查

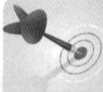

任务目标

通过本章内容的学习，学生应能：
1. 说出尿液一般性状检查的内容，并能概述其临床意义。
2. 阐述尿液化学检查内容及临床意义。
3. 概述尿液显微镜检查内容及临床意义。

尿液是血液中部分成分经肾小球滤过、肾小管重吸收和排泄后所形成的排泄物。尿液检查是临床最常用的检查项目之一。主要用于泌尿系统疾病及其他系统疾病的诊断与疗效观察，并作为临床安全用药的监测手段之一。其检查内容主要包括：尿液一般检查、尿液有形成分计数、尿液特殊化学检查等。

一、尿液的一般检查

尿液的一般检查包括尿液理学检查、尿液化学检查和尿液显微镜检查。尿液一般检查的部分内容在传统的手工检查基础上，已发展为自动或半自动尿液干化学分析仪和尿液有形成分分析仪的检测，极大地提高了尿液分析的精密度和准确性，为临床及时诊断提供了方便。

（一）尿液理学检查

1．尿量

【参考范围】

正常成人：1000～2000ml/24h。

【临床意义】

（1）多尿：成人尿量＞2500 ml/24h 称为多尿。生理性多尿见于习惯性多饮、精神紧张、输液或应用利尿剂、脱水剂后等；②病理性多尿见于糖尿病、尿崩症、慢性肾炎和急性肾衰竭后期等。

（2）少尿：成人尿量＜400 ml/24h 或＜17 ml/h 称为少尿。生理性少尿见于出汗过多、水分摄入不足等。病理性少尿主要有：①肾前性少尿：见于呕吐、腹泻、烧伤等原因引起的脱水、大出血、休克、心功能不全等引起的肾缺血。②肾性少尿：见于急、慢性肾小球肾炎、肾衰竭、肾移植后急性排斥反应、间质性肾炎等。③肾后性少尿：见于输尿管结石、膀胱癌等原因引起的尿路梗阻。

（3）无尿：尿量＜100 ml/24h 或 12h 内完全无尿称为无尿。主要见于严重的急性肾功能不全及肾移植术后发生排斥反应时。

2．外观　正常新鲜尿液多呈淡黄色、清澈、透明。尿色的改变易受食物、药物、尿液浓缩程度、pH、疾病的影响。久置尿可出现轻微混浊甚至沉淀。

（1）血尿：尿中含有一定量的红细胞时，称为血尿；每升尿液中含血量超过1ml 即可呈现洗肉水样或血样，称肉眼血尿；如尿外观变化不明显，离心沉淀后，镜检时平均每高倍视野下红细胞数≥3个，称镜下血尿。血尿多见于泌尿系统的炎症、结核、结石及肿瘤等，也可见于出血性疾病等。

（2）血红蛋白尿：尿中含有游离血红蛋白时，可呈浓茶色或酱油色，隐血试验阳性。见于急性溶血性贫血、血型不合的输血反应、蚕豆病等。

（3）胆红素尿：尿内含大量结合胆红素，呈深黄色，振荡后出现黄色泡沫且不易消失。常见于阻塞性和肝细胞性黄疸等。

（4）脓尿或菌尿：尿内含有大量白细胞或细菌等炎性渗出物，尿液呈云雾状混浊。主要见于泌尿系感染如肾盂肾炎、膀胱炎等。

（5）乳糜尿：因尿内含有大量脂肪微粒、蛋白质所致，外观呈乳白色。主要见于丝虫病或肾周围淋巴管阻塞等。

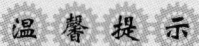

注意尿液颜色改变的临床意义。

3. 气味　尿液气味来自挥发性酸和酯类。尿液长时间放置后，尿素分解出现氨臭味。若刚排出的尿即有氨味，见于慢性膀胱炎或尿潴留等；烂苹果味见于糖尿病酮症酸中毒；蒜臭味见于有机磷农药中毒；鼠臭味见于苯丙酮酸尿。

4. 尿比重（SG）　是指在4℃时，同体积尿与纯水的重量比。

【参考范围】

成人尿比重为1.015～1.025。

【临床意义】

（1）尿比重增高：尿少而比重增高主要见于高热、脱水、出汗过多、周围循环衰竭等致血容量不足的肾前性少尿，尿多而比重增高见于糖尿病。

（2）尿比重减低：主要见于慢性肾衰竭、尿崩症等。如尿液比重持续固定在1.010左右，称为等张尿，提示肾实质严重损害。

（二）尿液化学检查

1. 尿酸碱度（pH）测定　肉食为主者尿液偏酸，素食者尿液则偏碱。久置的尿可变碱性。

【参考范围】

普通饮食时正常尿液多呈弱酸性，pH约为6.5，波动在4.5～8.0之间。

【临床意义】

（1）病理性酸性尿：见于酸中毒、高热、脱水、痛风，服用氯化铵、维生素C等，低钾性代谢性碱中毒。

（2）病理性碱性尿：见于碱中毒、尿潴留，应用噻嗪类或碳酸氢钠等药物，肾小管性酸中毒。

2. 尿蛋白（PRO）测定　正常人尿液中含有极少量的蛋白质，当尿中蛋白质含量＞150mg/24h，蛋白质定性试验呈阳性，称为蛋白尿。

【参考范围】

定性试验：阴性；定量试验：30～80mg/24h。

【临床意义】

（1）生理性蛋白尿：如剧烈运动、发热、紧张、寒冷、直立较久、高温环境下，可出现暂时性蛋白尿，尿蛋白定性一般不超过（+）。

（2）病理性蛋白尿：①肾小球性蛋白尿：见于肾小球肾炎、肾病综合征等原发性肾小球疾病；糖尿病、高血压、系统性红斑狼疮、缺氧等。②肾小管性蛋白尿：见于肾盂肾炎、急性肾小管坏死、间质性肾炎、药物影响（解热镇痛药、氨基糖苷类抗生素）等。③混合性蛋白尿：见于慢性肾炎、肾小管间质病、糖尿病、肾病综合征、系统性红斑狼疮等。④溢出性蛋白尿：见于急性溶血、多发性骨髓瘤等。

3. 尿糖（GLU）测定　正常人尿液中可有微量葡萄糖，定性试验呈阴性。当血糖＞8.88mmol/L，超过肾小管重吸收能力的最大限度即肾糖阈，或近端肾小管重吸收功能障碍时，尿糖增加，糖定性试验呈阳性，称糖尿。

【参考范围】

定性试验：阴性；定量试验：0.6～5.0mmol/24h。

【临床意义】

（1）生理性糖尿：①饮食性糖尿：是由于食糖过多或输注葡萄糖溶液过快过多所致的糖尿。②精神性糖尿：是由于精神过度紧张、情绪激动，使交感神经兴奋，肾上腺素分泌过多引起的一过性高血糖而致的糖尿。③妊娠糖尿：是指正常孕妇在妊娠晚期，由于细胞外液容量增加，近曲小管的重吸收功能受到抑制，肾糖阈下降而出现的糖尿。

（2）病理性糖尿：①暂时性糖尿：又称应激性糖尿，见于颅脑外伤、脑血管病等。②血糖正常性糖尿：也称肾性糖尿。见于慢性肾小球肾炎、肾病综合征、间质性肾炎等。③血糖增高性糖

尿：见于糖尿病、甲状腺功能亢进、肢端肥大症、巨人症、嗜铬细胞瘤等。④其他：肝功能不全、胰腺炎等。

4. 尿酮体（KET）测定　酮体是β-羟丁酸、乙酰乙酸和丙酮的总称。尿中出现酮体称为酮体尿，简称酮尿。

【参考范围】

定性试验：阴性；定量试验：0.34～0.85mmol/24h。

【临床意义】

（1）糖尿病性酮尿：尿酮体测定是糖尿病酮症酸中毒昏迷的早期指标，酮尿多伴有高糖血症和糖尿。

（2）非糖尿病性酮尿：见于高热、严重呕吐、腹泻长期饥饿、禁食、妊娠呕吐、酒精性肝炎、肝硬化等。

5. 胆红素（BIL）与尿胆原（UBG）测定　用新鲜晨尿检查，不使用防腐剂，需避光冷藏。尿胆红素和尿胆原检查在黄疸鉴别诊断中有较大价值，尿胆红素阳性见于肝细胞性黄疸或阻塞性黄疸。尿胆原阳性见于肝细胞性黄疸。

（三）尿液显微镜检查

尿显微镜检查是对尿液离心沉淀物细胞、管型、结晶等有形成分的检查。

1. 红细胞

【参考范围】

偶见或不见/HP。

【临床意义】

离心后的尿液中如果每高倍镜视野下（HP）平均可见红细胞＞3个，尿外观正常，称镜下血尿。常见于急、慢性肾小球肾炎、急性肾盂肾炎、肾结石、肾结核、肾肿瘤、急性出血性膀胱炎或出血性疾病等。

2. 白细胞和脓细胞　尿白细胞主要是中性粒细胞，不染色标本显微镜下变性的中性粒细胞称为脓细胞。

【参考范围】

0～5/HP。

【临床意义】

若尿内白细胞或脓细胞在每高倍镜视野下（HP）平均见到＞5个，称镜下脓尿。主要见于泌尿系统感染如急性肾盂肾炎、膀胱炎、尿道炎等，也可见于各种肾病、肾移植后等。

3. 肾小管上皮细胞

【参考范围】

正常尿中可见少量移行上皮细胞和鳞状上皮细胞，无肾小管上皮细胞。

【临床意义】

尿中出现肾小管上皮细胞常提示肾小管病变。如成团出现，则多见肾小管坏死性病变，如急性肾小管坏死、肾病综合征、肾小管间质性炎症等；肾小管上皮细胞中出现含铁黄素颗粒，见于心力衰竭、肾梗死；移行上皮细胞成片脱落见于肾盂、输尿管或膀胱颈部炎症；大量出现鳞状上皮细胞且伴白细胞、脓细胞者见于尿道炎。

4. 管型　管型是蛋白质、细胞或细胞碎片等在肾小管、集合管中凝固而成的圆柱状聚体。清蛋白、肾小管上皮细胞分泌的Tamm-Horsfall糖蛋白（T-H糖蛋白）是形成管型的基质，当已形成管型的肾单位有尿液重新通过时，管型随尿液排出体外。

【参考范围】

正常人尿中无管型或偶见少量透明管型。

【临床意义】

(1) 透明管型：当肾有轻度或暂时性功能改变时，如剧烈运动、高热、全身麻醉及心功能不全等，尿中可见少量透明管型。在肾实质病变，如肾小球肾炎、肾病综合征、长期应用氨基糖苷类抗生素，可使透明管型明显增多。

(2) 细胞管型：管型内细胞量超过管型体积的 1/3 时称为细胞管型。细胞管型的出现，提示病变在急性期。①红细胞管型：见于急性肾炎、慢性肾炎的急性发作、肾小管坏死等；②白细胞管型：常见于肾盂肾炎、间质性肾炎等；③上皮细胞管型：提示肾小管有病变，见于急性肾小管坏死、急性肾炎等。

(3) 颗粒管型：管型中崩解产物颗粒量超过管型体积的 1/3 时称为颗粒管型。粗颗粒主要为白细胞碎片，细颗粒则多为上皮细胞碎片。少量细颗粒管型可见于运动后、发热、脱水时；大量出现见于肾小球肾炎、肾病综合征及药物毒性等所致肾病，并提示病变较重。

(4) 蜡样管型：尿中出现此类管型多提示有严重的肾小管变性坏死，预后较差。见于慢性肾小球肾炎晚期、慢性肾衰竭等。

(5) 脂肪管型：其基质中含有脂肪变性的肾小管上皮细胞，多见于肾病综合征、中毒性肾病等。

5. 尿结晶　尿结晶的形成与各种物质的溶解度、尿 pH、温度及黏蛋白浓度有关。常见的有尿酸结晶、草酸钙结晶和磷酸盐类结晶，一般无临床意义。但当结晶伴随较多红细胞出现于新鲜尿液时，多为尿路结石所致。酪氨酸和亮氨酸结晶尚少见，分别见于严重的肝实质损害和氨基酸代谢障碍。

二、尿沉渣定量检查

尿沉渣定量检查是通过采集一段时间内的尿液总量，用标准化定量计数的方法，比较准确地反映患者一定时间内尿细胞和管型的绝对数量，有利于临床对疾病程度的判断。传统的 Addis 计数需收集 12 小时尿，既费时又容易致有形成分破坏而影响准确性，现已少用，多采用"1 小时尿有形成分计数"法，适合门诊和住院患者。

【标本采集】

可在正常饮食下留取尿液。1 小时尿有形成分计数通常需准确留取早晨 6～9 时 3 个小时内全部尿液，也可留取任意而固定的时间段内的尿液，及时送检。

【注意事项】

不能大量饮水。尿中不必加防腐剂。

【参考范围】

成人男性：红细胞＜ 30000/h，白细胞＜ 70000/h，管型＜ 3400 个 / 小时。

成人女性：红细胞＜ 40000/h，白细胞＜ 140000/h，管型＜ 3400 个 / 小时。

儿童（2～7 岁）：红细胞＜ 82000/h，白细胞＜ 87000/h，透明管型＜ 2000 个 / 小时。

【临床意义】

白细胞增高为主者，主要见于泌尿系统感染，如急性肾盂肾炎；红细胞、管型增高为主者，主要见于急、慢性肾小球肾炎。

三、尿液自动化检查

是利用尿液自动化分析仪器测定尿中某些化学成分的自动化检查方法，此种仪器具有操作简单、快速、多项联检、重复性好等优点，在健康筛检上可代替传统的手工法尿液一般检查。但是疾病时对尿液的有形成分的鉴定，仪器不能完全代替显微镜检查。一般规定，凡尿液自动化仪器结果异常，必须用显微镜和其他检查方法进行复查，以提高尿液检查结果的可靠性和准确性。

（一）尿液干化学分析仪

1. **检测项目** 分为尿8联、尿9联、尿10联和尿11联。8联检测项目有：酸碱度（pH）、蛋白（PRO）、葡萄糖（GLU）酮体（KET）、胆红素（BIL）、尿胆原（UBG）、隐血（BLD）和亚硝酸盐（NIT），9联检测项目增加白细胞（WBC），10联检测项目增加比重（SG），11联检测项目增加维生素C（vitC）。

2. **参考范围** 参见本节尿液一般检查。

（二）尿沉渣分析仪

目前有两大类尿沉渣分析仪器：一类是图像分析技术，另一类是流式细胞术和电阻抗术。报告形式有两种，即个/μl或个/HP。

四、尿液的特殊检查

（一）尿淀粉酶测定（AMY）

尿液淀粉酶主要由胰腺分泌，进入十二指肠参与食物的消化。

【标本收集】

收集1小时或24小时尿。

【注意事项】

避免唾液污染尿标本。

【参考范围】

酶速率法：100～1200U/L；EPS法（37℃）：≤1200U/L。

【临床意义】

尿淀粉酶升高主要见于：①急性胰腺炎：尿淀粉酶在急性胰腺炎发病后升高维持2周左右，但由于尿淀粉酶受肾浓缩稀释功能的影响较大，临床应用价值不如血淀粉酶的测定。②腮腺炎、肠梗阻、胰腺癌、胆石症等。

（二）24小时尿蛋白定量

【标本收集】

试验前1日上午8时先排尿弃去，然后收集自8时后至次日清晨8时的所有尿液。每1000ml尿加入4～6ml甲苯防腐，加盖于4℃冷藏，及时送检。

【注意事项】

应确保留尿时间准确，防腐剂添加适当。

【参考范围】

成人：＜0.15g/24h，或＜0.1g/L；青少年＜0.3g/24h。

【临床意义】

1. **蛋白尿程度分级** ①轻度：尿蛋白＞0.15～1.0 g/24h；②中度：尿蛋白＞1.0～3.5g/24h；③重度：尿蛋白＞3.5 g/24h。对判断肾病程度有意义。

2. 检测肾病的疗效，尤其是对住院患者有意义。

护士执业资格考试模拟

1. 少尿是成人24小时的尿量少于（　　）
A．800ml　　　B．500ml　　　C．400ml　　　D．200ml　　　E．100ml

2. 患者，男性，40岁。因胆道梗阻出现黄疸，尿中有胆红素，其尿液颜色为（　　）

A．淡黄色　　　B．红色　　　C．乳白色　　　D．酱油色　　　E．黄褐色

3．尿蛋白定量标本瓶内应加（　　）

A．甲苯 5ml　　　B．甲醛 5ml　　　C．浓盐酸 5ml

D．稀盐酸 5ml　　　E．石碳酸 5ml

4．患者，女性，32 岁，发热、腰痛、尿频、尿痛 2 天，尿液外观浑浊，镜检可见白细胞（++++），有白细胞管型。最可能的是（　　）

A．急性肾小球肾炎　　　　B．急性肾盂肾炎　　　　C．急性膀胱炎

D．急性尿道炎　　　　　　E．肾病综合征

5．蛋白尿是指 24 小时尿液蛋白含量超过（　　）

A．50mg　　　B．100mg　　　C．150mg　　　D．200mg　　　E．250mg

项目四　粪便检查

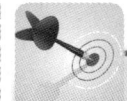

任务目标

通过本章内容的学习，学生应能：

1．说出粪便一般性状检查的内容，并能概述其临床意义。

2．阐述粪便显微镜检查内容及临床意义。

3．概述粪便隐血试验检查方法、注意事项及临床意义。

粪便由未消化的食物残渣、胃肠道分泌物、脱落物、细菌、无机盐和水分等组成。粪便检查是临床最常用的检查项目之一，主要目的有：①了解消化系统有无炎症、出血、寄生虫、肿瘤等疾病。②根据粪便的性状和组成，间接了解消化道、胰腺、肝胆的功能状况以及肠道菌群是否合理。③检查有无致病菌，以协助诊断肠道传染病。

一、粪便常规检查

粪便检查包括常规检查（一般性状检查及显微镜检查）和粪便化学检查。

（一）一般性状检查

1．量　健康成人每天的粪便量为 100～300g，可随进食量、食物种类及消化器官功能状态而变化。如大量进食粗纤维食物，粪便量相对较多。

2．颜色和性状　正常成人的粪便为成形、黄褐色软便，婴儿呈黄色或金黄色糊状。病理情况下，粪便颜色和性状可有以下改变：

（1）稀汁样或水样便：见于各种感染性和非感染性腹泻，特别是急性肠炎。小儿肠炎为绿色稀汁样；伪膜性肠炎为大量黄色稀汁样便，并含有膜状物；艾滋病伴发肠道隐孢子虫感染时为大量稀水样便。

（2）黏液便：正常粪便可含有少量黏液，因与粪便均匀混合而不易被发现。黏液量增多常见于肠道炎症或痢疾，如各种肠炎、细菌性痢疾、阿米巴痢疾等。

（3）鲜血便：见于肠道下部出血，如直肠癌、肛裂、痔疮等。

(4) 脓便及脓血便：常见于痢疾、溃疡性结肠炎、结肠癌或直肠癌。其中阿米巴痢疾以血为主，血中带脓；细菌性痢疾则以黏液和脓为主，脓中带血。

(5) 柏油样便：粪便呈黑色、质软、有光泽状如柏油。见于上消化道出血，且出血量已达50ml以上，隐血试验阳性；服用活性炭、铋剂、铁剂时粪便也可呈黑色，但隐血试验阴性。

(6) 米泔水样便：粪便呈白色淘米水状，见于霍乱和副霍乱。

(7) 白陶土样便：见于各种原因引起的阻塞性黄疸、钡餐造影术后。

(8) 胶冻状便：多见于肠易激综合征、过敏性肠炎，以及某些慢性细菌性痢疾。

(9) 异常形状便：球形硬便见于便秘；扁平带状便见于直肠或肛门狭窄，如直肠癌、肛裂。

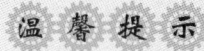

> 注意大便颜色改变的意义。

3．气味　正常粪便中含有蛋白质分解产物如吲哚、粪臭素、硫化氢等，因而有臭味。一般食肉者味重，素食者为轻。恶臭味见于慢性肠炎、胰腺疾病、结肠或直肠恶性肿瘤溃烂等。鱼腥味见于阿米巴痢疾。酸臭味见于消化不良。

4．寄生虫体　肉眼可见蛔虫、蛲虫、绦虫等。钩虫虫体常需将粪便冲洗过筛后才能看到。应特别注意患者服用驱虫剂后所排粪便中有无虫体。

（二）显微镜检查

1．细胞

(1) 红细胞：正常粪便中无红细胞。肠道下段炎症或出血时可见到，如息肉、细菌性痢疾、肠炎、结肠癌等。

(2) 白细胞：正常粪便中无或偶见白细胞，主要为中性粒细胞。白细胞增多见于溃疡性结肠炎和细菌性痢疾，嗜酸性粒细胞的增多可见于过敏性肠炎、肠道寄生虫病。

(3) 巨噬细胞：正常粪便中少见巨噬细胞。增多见于细菌性痢疾和溃疡性结肠炎等。

(4) 上皮细胞：正常粪便中很难发现有肠道上皮细胞。增多见于伪膜性肠炎等。

(5) 肿瘤细胞：正常粪便中无肿瘤细胞。主要见于大肠癌，以直肠部位最为多见。

2．细菌　粪便中正常菌群约占干重的1/3。婴幼儿粪便中菌群主要有双歧杆菌、肠杆菌、肠球菌、少量芽胞菌及葡萄球菌等，成人粪便中主要有双歧杆菌、大肠埃希菌、厌氧菌及葡萄球菌等。正常菌群约占80%，其量和菌谱处于相对稳定状态，保持着细菌与宿主间的生态平衡。

正常菌群突然消失或比例失调称为肠道菌群失调症，主要见于长期使用广谱抗生素、免疫抑制剂、慢性消耗性疾病及伪膜性肠炎等。

3．寄生虫卵和原虫

(1) 寄生虫卵：常见的寄生虫卵有蛔虫卵、钩虫卵、鞭虫卵、蛲虫卵等。粪便中检查到寄生虫卵是诊断肠道寄生虫感染最可靠、最直接的依据。

(2) 原虫：主要有阿米巴滋养体和包囊、隐孢子原虫等。

二、隐血试验（occult blood test，OBT）

隐血是指消化道出血时，粪便外观无出血改变，且显微镜下也未见红细胞的微量出血。检查隐血的方法称为隐血试验。目前检查的方法主要有：①化学法：如联苯胺法，虽然简单易行，但

特异性、敏感性较差，为避免出现假阳性，患者3天前应禁食动物血、瘦肉、肝、铁剂以及大量绿叶蔬菜等，然后再留取标本送检。②免疫学法：灵敏度高、特异性好，不需限制饮食，主要用于检测下消化道出血。

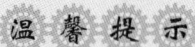

温 馨 提 示

注意隐血试验检查前的准备事项。

【参考范围】

阴性。

【临床意义】

隐血试验阳性见于消化道溃疡、消化道恶性肿瘤、急性胃黏膜病变、肠结核、溃疡性结肠炎、钩虫病、血友病、急性白血病等。

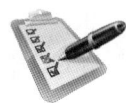

护士执业资格考试模拟

1. 白陶土样便可见于（　　）
   A．细菌性痢疾　　　　B．慢性溃疡性结肠炎　　　　C．结肠癌
   D．胃溃疡　　　　　　E．胆道梗阻
2. 黏液脓血便最常见于（　　）
   A．霍乱　　　　　　　B．直肠癌　　　　　　　　　C．细菌性痢疾
   D．阿米巴痢疾　　　　E．溃疡性结肠炎
3. 护士在指导某患者做大便隐血试验时，应嘱患者试验前避免摄入（　　）
   A．鸡蛋　　B．牛奶　　C．卷心菜　　D．瘦肉　　E．咸菜
4. 患者，男性，32岁，因上吐下泻入院，入院后确诊为霍乱，其大便为（　　）
   A．柏油样　　B．白陶土样　　C．米泔样　　D．黏液脓血样　　E．洗肉水样

项目五　肾功能检查

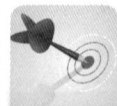

任务目标

通过本章内容的学习，学生应能：

1. 说出内生肌酐清除率、血清肌酐测定及血清尿素氮测定的临床意义。
2. 知晓肾小管功能试验的临床意义。

肾的主要功能是生成尿液、维持体内水、电解质、蛋白质和酸碱等代谢平衡，同时也兼有内分泌功能，可产生肾素、活性维生素 D、红细胞生成素等，调节血压、钙磷代谢和红细胞生成。肾功能检查是判断肾脏疾病严重程度和估计预后、制订治疗方案、观察疗效的重要依据。本节重点介绍肾小球滤过功能和肾小管功能试验。

一、肾小球功能检查

（一）内生肌酐清除率（endogenous creatinine clearance rate，Ccr）测定

肌酐是肌酸的代谢产物。血液中肌酐的生成有两种：①外源性肌酐：进食鱼、肉等食物后，肌酐由肠道吸收入血。②内源性肌酐：人体肌肉中的磷酸肌酸释放能量、脱水后转变为肌酐，绝大部分肌酐由肾小球滤过，不被肾小管重吸收，最后完全从终尿中排出。由于内源性肌酐生成相当恒定，因此，Ccr 试验在控制饮食、排除外源性肌酐来源的情况下，能可靠反映肾小球的滤过功能，是目前临床上监测肾小球滤过功能最常用的试验。

【标本采集】

1. 限制含肌酐物质的摄入，要求患者连续 3 天低蛋白质饮食（蛋白质＜40g/d），禁食鱼、肉，禁饮咖啡、茶，避免剧烈运动。

2. 在限制进食的第 4 天晨 8 时，让患者排尽余尿后，收集并记录 24 小时尿量，并加入甲苯 4～5ml 以防腐。在同一天的任何时间，采静脉血 2～3ml，与 24 小时尿液同时送检，测定尿液及血液中的肌酐浓度。

【注意事项】

1. 患者充分饮水，使尿量＞2ml/min。

2. 禁用含高肌酐的药物，如试验前停用促肾上腺皮质激素、可的松、甲状腺素等。

3. 完全、准确地收集和测量尿液，避免粪便污染并避光冷藏。

【参考范围】

以 1.73cm^2 体表面积计，成人 Ccr 为 80～120ml/min。

【临床意义】

1. 判断肾小球滤过功能损害的敏感指标　当肾小球滤过功能减低的初期，血清肌酐、血清尿素测定结果还在正常范围内时，即可低于参考范围的 80%。

2. 评估肾功能损害程度　Ccr 在 70～51ml/（min·1.73m^2）为轻度损害，Ccr 在 50～30ml/（min·1.73m^2）为中度损害，Ccr 在＜30 ml（min·1.73m^2）为重度损害（肾衰竭）。

3. 指导临床治疗　当 Ccr＜40 ml/（min·1.73m^2）时，应限制蛋白质的摄入；当 Ccr＜30 ml（min.1.73m^2）时，应用使用噻嗪类利尿剂无效；当 Ccr＜10 ml（min.1.73m^2）时，可作为血液透析治疗的指征，此时速尿等利尿药物对患者的疗效明显降低。

4. 动态观察肾移植术是否成功　肾移植术后 Ccr 应回升，若回升后又下降，提示可能有急性排斥反应。

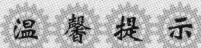

注意肾小球功能检查的标本采集、准备事项及临床意义。

（二）血清肌酐（creatinine，Cr）测定

血清肌酐是体内蛋白质代谢产物，是了解肾小球滤过功能的指标，但其敏感性、可靠性较差。

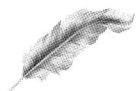

【标本采集】

不抗凝的空腹静脉血 2ml。

【注意事项】

大剂量他巴唑、抗坏血酸和 α-甲基多巴可影响检查结果。

【参考范围】

男性：53～106μmmol，女性：44～97μmmol。

【临床意义】

血肌酐增高见于各种原因所致的肾小球功能减退。慢性肾衰竭时，血肌酐升高的程度与病变严重性一致，即肾储备能力下降期血肌酐＜178μmol/L，氮质血症期为 178～445μmol/L，肾衰竭期为 445～707μmol/L，尿毒症期＞707μmol/L。

（三）血清尿素氮（BUN）测定

尿素是体内蛋白质分解代谢的终产物，主要经肾小球滤过而随尿液排出。

【标本采集】

不抗凝的空腹静脉血 2ml。

【注意事项】

高蛋白质饮食及其应用解热镇痛类药、头孢类或氨基糖苷类抗生素等可影响检查结果。

【参考范围】

成人：3.2～7.1mmol/L，儿童：1.8～6.5mmol/L。

【临床意义】

血尿素氮增高见于：

1. 判断肾功能损害的程度　见于器质性肾功能损害，尤其是慢性肾衰竭时 BUN 明显升高：① BUN＜9mmol/L 为肾衰竭代偿期；② BUN＞9mmol/L 为肾衰竭失代偿期；③ BUN＞20mmol/L 为肾衰竭期。

2. 蛋白质分解代谢旺盛或蛋白质摄入过多　如上消化道出血、甲状腺功能亢进、大面积烧伤、高热、应用大剂量肾上腺皮质激素、高蛋白质饮食等。而此时，血肌酐一般可正常。

（四）血尿酸（uric acid，UA）测定

尿酸是体内嘌呤代谢终产物，大部分经肾小球滤过，但 98% 经近曲小管重吸收回到血液中。因此，血尿酸浓度受肾小球滤过功能和肾小管重吸收功能的影响。

【标本采集】

采血前严格禁食含嘌呤丰富的食物 3 天，避免过度肌肉运动。采集后的血标本避免暴露于强光下。

【参考范围】

酶法：男性 150～416μmol/L，女性 89～357μmol/L。

【临床意义】

1. 血尿酸增高　①肾小球滤过功能损害；②体内尿酸异常增多，如痛风、血液病、恶性肿瘤等，以及长期使用利尿剂、慢性铅中毒和长期禁食者。

2. 尿酸减低　①各种原因所致肾小管重吸收尿酸功能损害；②尿中丢失过多；③肝功能损害所致尿酸生成减少；④其他，如慢性镉中毒、应用磺胺类药物及大剂量肾上腺糖皮质激素等。

二、肾小管功能检查

（一）酚红排泄试验

酚红（PSP）是一种对机体无害的指示剂，静脉注射后大部分与蛋白质结合并经近端肾小管排泄，很少一部分呈游离状态经肾小球滤过或通过肝排出。故测定尿中酚红含量的变化，可以反

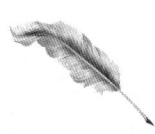

映近端肾小管排泄功能。

【标本采集】

1. 检验前避免使用阿司匹林、青霉素、酚酞、大黄等药物。
2. 检验前 2h 开始至检验结束，禁止吸烟、饮茶或咖啡等。
3. 检验开始时嘱患者一次性饮水 300～500ml，20min 后排尽尿液。
4. 静脉注入 0.6% 酚红 1ml 后，分别收集在 15、30、60、120min 患者的尿液，将标本置于 4 个贴有编号的干燥清洁容器中送检。

【参考范围】

15min 排泄量≥25%，2h 排泄量≥55%。

【临床意义】

1. 酚红排泄量减少 见于慢性肾盂肾炎、慢性肾小球肾炎、肾动脉硬化症等，也可见于各种原因引起的肾血流量减少和尿路梗阻时。
2. 酚红排泄量增高 见于甲状腺功能亢进、低蛋白血症等。

（二）肾浓缩和稀释功能试验（CDT）

在日常或特定的饮食条件下，通过观察患者尿量和尿比重的变化，借以判断肾浓缩与稀释功能的方法，称为肾浓缩和稀释功能试验。

【标本采集】

1. 3h 尿比重试验 又称季氏试验。试验当日患者照常饮食和活动，晨 8 时排尿弃去，以后每隔 3h 留尿一次，直至次晨 8 时，分装 8 个容器，分别测定尿量和比重。
2. 昼夜尿比重试验 又称莫氏试验。试验当日患者照常进食，但每餐含水量不宜超过 500～600ml，此外不再进餐、饮水。晨 8 时完全排空膀胱后至晚 8 时止，每 2h 收集尿 1 次，分置于 6 个容器内，测定每次尿量及比重。晚 8 时至次晨 8 时的夜尿收集在一个容器内为夜尿，同样测定尿量及比重。

【注意事项】

排尿间隔时间必须准确，尿应排尽。

【参考范围】

正常成人尿量 1000～2000 ml/24h；昼尿量与夜尿量之比为（3～4）：1；12h 夜尿量不应超过 750 ml；尿液最高比重应在 1.020 以上；最高尿比重与最低尿比重之差不应小于 0.009，超出以上范围为异常结果。

【临床意义】

1. 多尿、夜尿增多、低比重尿，或比重固定在 1.010，表明肾小管浓缩功能差。见于慢性肾小球肾炎、慢性肾衰竭、慢性肾盂肾炎、急性肾衰竭的多尿期等。
2. 少尿伴高比重，见于血容量不足引起的肾前性少尿。

（三）尿渗量测定

尿渗量（urine osmolality，Uosm）是反映尿中具有渗透活性粒子数量的一项指标，单位为 mOsm/（kg·H_2O）。

【标本采集】

晚餐后禁止饮水 8～12h。留取晨尿 100ml（不加防腐剂），同时采集肝素抗凝静脉血用于检测血浆渗量（plasma osmolality，Posm）。

【注意事项】

肌肉运动或饥饿可使尿渗量测定降低。

【参考范围】

Uosm：600～1000mOsm/（kg·H_2O）；Posm：275～305mOsm/（kg·H_2O）；Uosm/Posm

(3~4.5):1。

【临床意义】

尿渗量高于血浆渗量时称为高渗尿，表示尿液浓缩；若尿渗量低于血浆渗量时称为低渗尿，表示尿液稀释；若尿渗量等于血浆渗量时称为等渗尿，提示肾浓缩功能受损，见于慢性肾小球肾炎、慢性肾盂肾炎晚期等。

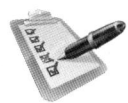
护士执业资格考试模拟

1. 判断肾功能最简便的方法是做（　　）
   A. 尿比重测定　　　　B. 尿细胞学检查　　　　C. 血肌酐测定
   D. 血尿素氮测定　　　E. 内生肌酐清除率测定
2. 主要反映肾小球滤过功能的检查是（　　）
   A. 酚红排泄试验　　　B. 尿液常规检查　　　　C. 尿浓缩稀释试验
   D. 内生肌酐清除率检查　E. 1h尿细胞排泄率检查
3. 做内生肌酐清除率检查，试验前三日的饮食是（　　）
   A. 高热量饮食　　　　B. 高蛋白质饮食　　　　C. 无肌酐饮食
   D. 多纤维素饮食　　　E. 正常饮食
4. 某肾病患者，血内生肌酐清除率为40ml/min，此时护士该指导患者（　　）
   A. 低蛋白质饮食　　　B. 进行血液透析　　　　C. 肾移植
   D. 使用利尿剂治疗　　E. 腹膜透析
5. 肾功能检查时护士采集的标本是（　　）
   A. 尿液　　B. 抗凝静脉血　　C. 不抗凝静脉血　　D. 动脉血
   E. 毛细血管采血

项目六　肝功能检查

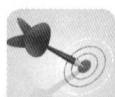
任务目标

通过本章内容的学习，学生应能：
1. 说出肝功能检查内容，并阐述血清蛋白测定以及血氨测定的临床意义。
2. 阐述血清胆红素检查的内容及其临床意义。
3. 概述血清酶学检查的内容及其临床意义。

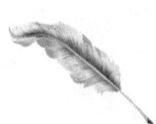

　　肝是人体重要的器官，具有对蛋白质、糖、脂肪及胆红素的代谢、维生素的活化和贮藏、激素的灭活、凝血和纤溶因子的生成等功能。肝功能检查即是对肝各种功能状态进行了解所采用的实验室检查方法。

一、血清蛋白质测定

肝是合成蛋白质的重要器官。90%以上的血清总蛋白和全部的血清白蛋白由肝合成。因此，血清总蛋白和白蛋白含量是反映肝功能的重要指标。

（一）血清蛋白测定

血清总蛋白（serum total protein，TP）为血清各种蛋白质的总称，包括白蛋白（albumin，A）和球蛋白（globulin，G）。白蛋白与球蛋白比值是A/G。

【标本采集】

空腹静脉血2ml，不抗凝。

【注意事项】

剧烈运动、溶血、使用激素等可影响检查结果。

【参考范围】

1. 血清总蛋白（TP） 成人60～80g/L，新生儿46～70g/L。
2. 白蛋白（A） 成人40～55g/L，新生儿28～44g/L。
3. 球蛋白（G） 20～30g/L。
4. 白蛋白与球蛋白比值（A/G）（1.5～2.5）∶1。

【临床意义】

1. 血清总蛋白增高 血清总蛋白＞80 g/L，称为高蛋白血症或高球蛋白血症，主要是球蛋白增高。常见原因有：①血液浓缩、各种原因引起的严重脱水、体液丢失过多（如腹泻、呕吐）等。②自身免疫性肝炎、慢性病毒性肝炎、肝硬化等慢性肝病。③多发性骨髓瘤、淋巴瘤、原发性巨球蛋白血症等。④类风湿关节炎、风湿热、系统性红斑狼疮等自身免疫性疾病。⑤结核病、疟疾、黑热病等慢性感染性疾病。

2. 血清总蛋白减低 血清总蛋白＜60 g/L，称为低蛋白血症，此时总蛋白减低主要是白蛋白减低。常见原因有：①蛋白质摄入不足：如营养不良、长期饥饿、消化吸收不良等。②蛋白合成障碍：如各种肝炎、肝硬化引起肝细胞损伤。③蛋白质丢失过多：如严重烧伤、肾病综合征、急性大失血等。④蛋白质消耗增加：如恶性肿瘤、甲状腺功能亢进、重症结核等慢性消耗性疾病。⑤其他：如水钠潴留、胸腔积液、腹水等。

3. 白蛋白增高 见于血液浓缩、Addison病等。

4. 球蛋白减低 见于肾上腺皮质功能亢进、长期使用肾上腺皮质激素和使用免疫抑制剂所致的免疫功能抑制。

5. A/G减低或倒置 见于严重肝功能损害，如慢性持续性肝炎、肝硬化、原发性肝癌、多发性骨髓瘤及其原发性巨球蛋白血症等。

（二）血清蛋白电泳（serum protein electrophoresis）

【标本采集】

空腹静脉血2ml，注入干燥试管内送检，不抗凝。

【注意事项】

必须采用血清样本，不可溶血。

【参考范围】

醋酸纤维素薄膜法：白蛋白0.62～0.71（62%～71%）；α_1球蛋白0.03～0.04（3%～4%）；α_2球蛋白0.06～0.10（6%～10%）；β球蛋白0.07～0.11（7%～11%）；γ球蛋白0.09～0.18（9%～18%）。

【临床意义】

1. 肝病型 清蛋白减低，α_1、α_2及β球蛋白有减少倾向，γ球蛋白增高，见于慢性肝炎、

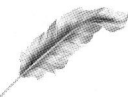

肝硬化、肝癌等。

2. M蛋白血症型　清蛋白轻度减低，单克隆γ球蛋白明显增高，在γ区带或γ与β区带之间出现明显M蛋白区带，见于多发性骨髓瘤、原发性巨球蛋白血症等。

3. 肾病型　清蛋白及γ球蛋白减低，α_2及β球蛋白增高，见于肾病综合征和糖尿病肾病。

4. 炎症型　α_1、α_2及β球蛋白均增高，见于各种急、慢性炎症或应激反应。

5. 其他型　结缔组织并常伴有增高；先天性低γ球蛋白血症时，γ球蛋白减低。

（三）血氨测定

【标本采集】

肝素抗凝静脉血2ml立即送检。

【注意事项】

防止标本溶血，需隔绝空气送检。

【参考范围】

谷氨酸脱氢酶法：11～35μmol／L。

【临床意义】

1. 升高　生理性增高见于进食高蛋白质饮食或运动后，病理性增高见于严重肝损害（肝硬化、肝癌、重症肝炎等）、上消化道出血及尿毒症等。

2. 降低　见于低蛋白质饮食、贫血。

二、血清胆红素检查

肝是胆红素代谢的重要场所。血清总胆红素（STB）分为非结合胆红素（UCB）和结合胆红素（CB）两类。非结合胆红素为脂溶性，难溶于水，不能通过肾排出，但能被肝细胞摄取并与葡萄糖醛酸结合后，形成结合胆红素；结合胆红素可溶于水，随胆汁排入肠道，在肠道细菌作用下还原成尿胆原，大部分随粪便排出体外，小部分的尿胆原经肠道重吸收入门静脉，重新转变为结合胆红素，再随胆汁排入肠腔，形成胆红素的肠肝循环；而极少量尿胆原自门静脉入体循环，经肾随尿排出。

【标本采集】

空腹静脉血2ml，注入不抗凝干燥试管中送检。

【注意事项】

避免使用激素等药物，防止标本溶血，避免阳光直接照射标本，及时送检。

【参考范围】

STB：3.4～17.1μmol/L；CB：0～6.8μmol/L；UCB：1.7～10.2μmol/L；CB/STB：0.2～0.4

【临床意义】

1. 判断有无黄疸及黄疸的程度　血清总胆红素为17～34μmol/L时，患者皮肤黏膜尚未见黄染称为隐性黄疸；34～170μmol/L为轻度黄疸；170～340μmol/L为中度黄疸；＞340μmol/L为重度黄疸。

2. 判断黄疸的类型

（1）溶血性黄疸：总胆红素和非结合胆红素升高，CB/STB＜0.2，常见于血型不合性输血反应、新生儿黄疸等。

（2）阻塞性黄疸：总胆红素和结合胆红素升高，CB/STB＞0.5，常见于胆石症、胰头癌等。

（3）肝细胞性黄疸：总胆红素、非结合胆红素、结合胆红素均升高，CB/STB在0.2～0.5之间，常见于急性黄疸型肝炎、慢性活动性肝炎、肝硬化等。

3. 推断黄疸的原因　通常溶血性黄疸为轻度黄疸，肝细胞性黄疸为轻、中度黄疸，阻塞性黄疸为中（不完全梗阻）、重度黄疸（完全梗阻）。

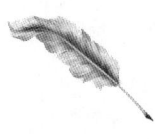

临床根据血中总胆红素、结合胆红素、非结合胆红素及尿胆红素、尿胆原的检测结果分析，对黄疸的诊断与鉴别诊断具有重要价值（表4-1-4）。

表4-1-4　正常人及常见黄疸的胆红素代谢检验结果

	血清胆红素（μmol/L）			尿内胆色素	
	CB	UCB	CB/STB	尿胆红素	尿胆原（μmol/L）
正常人	0～6.8	1.7～10.2	0.2～0.4	阴性	0.84～4.2
溶血性黄疸	轻度增加	明显增加	＜0.2	阴性	明显增加
肝细胞性黄疸	中度增加	中度增加	＞0.2，＜0.5	阳性	正常或轻度增加
阻塞性黄疸	明显增加	轻度增加	＞0.5	强阳性	减少或缺如

三、血清酶学检查

肝是人体含酶最丰富的器官。肝病时，血液中与肝有关的酶浓度可发生变化，因而测定肝酶活性的变化可了解肝的病理变化，是诊断肝病的敏感指标。

（一）血清转氨酶的测定

用于肝功能检验的转氨酶主要有丙氨酸氨基转移酶（alanine aminotransferase，ALT）和天门冬氨酸氨基转移酶（aspartate aminotransferase，AST）。ALT主要分布在肝，其次是骨骼肌、肾、心肌等组织中；AST在心肌中含量最高，其次是肝。

【标本采集】

抽取空腹静脉血2ml，注入干燥试管内。

【注意事项】

防止标本溶血。采血前避免剧烈运动和饮酒。

【参考范围】

连续监测法（37℃）：ALT：5～40U/L；AST：8～40U/L；ALT/AST≤1。

【临床意义】

1. 急性病毒性肝炎　ALT与AST均显著升高，可达正常上限的20～50倍以上，但ALT升高更明显，ALT/AST＞1，为病毒性肝炎最敏感的重要检测指标。在肝炎病毒感染后1～2周，转氨酶达高峰，第3～5周逐渐下降，AST与ALT的比值也趋于正常。急性重症肝炎病情恶化时，黄疸进行性加深，酶活性反而降低，即出现"胆酶分离"现象，提示肝细胞严重坏死，预后不良。急性肝炎恢复期，如血清转氨酶活性不能降至正常或下降后又上升，提示转为慢性。

2. 慢性病毒性肝炎　血清转氨酶轻度上升或正常，ALT/AST＞1，若AST升高较ALT显著，即ALT/AST＜1，则提示慢性肝炎转入活动期。

3. 肝硬化　转氨酶活性取决于肝细胞坏死和肝纤维化的程度。

4. 非病毒性肝病　酒精性肝病、药物性肝病、脂肪肝、肝癌等，转氨酶轻度增高或正常，且ALT/AST＜1。

5. 急性心肌梗死　急性心肌梗死后6～8h，AST开始升高，18～24h达高峰，4～5天后降至正常。如AST降低后又再次升高，提示梗死范围扩大或出现新的梗死。

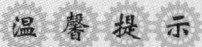

注意血清转氨酶的变化意义。

（二）血清碱性磷酸酶测定

碱性磷酸酶（alkaline phosphatase，ALP）主要来源于肝、骨骼、肾、肠道。ALP 经胆汁排入小肠，肝病时，ALP 产生过多或因胆道排出受阻均可使血清碱性磷酸酶升高。

【标本采集】

空腹静脉血 2ml。

【注意事项】

溶血、胆红素和多种药物对 ALP 的检测有干扰作用。

【参考范围】

连续监测法（37℃）：成人 40～110U/L，儿童＜250U/L。

【临床意义】

1. 肝胆疾病　肝内、外胆管阻塞性疾病，ALP 明显升高，且与胆红素升高相平行。肝炎等累及肝实质细胞的疾病，ALP 仅轻度升高。

2. 黄疸鉴别　胆汁淤积性黄疸，ALP 明显升高，而 ALT 仅轻度升高；肝细胞性黄疸，ALT 活性很高，ALP 正常或稍增高；肝内局限性胆道梗阻，ALP 明显升高，胆红素不增高；毛细胆管型肝炎，ALP 和 ALT 均明显升高。

3. 其他　多种骨骼疾病及骨骼愈合期，血清 ALP 升高；如佝偻病、甲状旁腺功能亢进等，血清 ALP 也升高。

（三）r-谷氨酰转移酶测定

r-谷氨酰转移酶（r-glutamyltransfarase，r-GT 或 GGT）主要分布于肾、肝、胰腺。血清中 r-GT 主要来源于肝胆系统。当肝内 r-GT 合成增多或胆汁排泄受阻时，可引起血清 r-GT 增高。

【标本采集】

空腹静脉血 2ml。

【注意事项】

溶血、枸橼酸盐、草酸盐、氟化物可影响检验结果。

【参考范围】

连续监测法：男性 45～125U/L，女性 35～135U/L。

【临床意义】

血清 r-GT 增高主要见于：

1. 胆道阻塞性疾病　胆汁淤积时 r-GT 明显增高，其增高幅度与梗阻性黄疸的程度相平行。

2. 病毒性肝炎和肝硬化　急性肝炎时 r-GT 增高；慢性肝炎及肝硬化非活动期 r-GT 正常，活动期或病情恶化时 r-GT 持续增高。

3. 原发性或转移性肝癌　肝癌时由于肝内胆管阻塞，肝细胞合成 r-GT 增多，同时癌细胞也合成 r-GT，导致血清中 r-GT 显著增高，且 r-GT 活性与肿瘤大小及病情严重程度呈平行关系。因此，r-GT 的动态变化观察有助于判断疗效和预后。

4. 其他　酒精性肝炎、药物性肝炎 r-GT 明显或中度以上增高，脂肪肝或胰腺疾病可见 r-GT 轻度增高。

（四）单胺氧化酶测定

单胺氧化酶测定（monoamine oxidase，MAO）以肝、肾、脑组织中含量较多，主要存在于线粒体中。MAO 能促进结缔组织的成熟，因此，测定 MAO 能反映肝纤维化的程度。

【标本采集】

空腹静脉血 2ml。

【注意事项】

防止标本溶血。

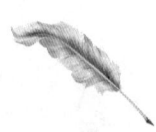

【参考范围】

化学比色法:12000~40000U/L。

【临床意义】

1. 肝胆疾病　重症肝硬化及肝硬化伴肝癌时,MAO活性明显增高;早期肝硬化MAO增高不明显;急性肝坏死时MAO增高,中、重度慢性肝炎有近半数MAO增高。

2. 其他疾病　甲状腺功能亢进、糖尿病、肢端肥大症、结缔组织病、慢性充血性心力衰竭时MAO也可增高。

护士执业资格考试模拟

1. 下列标本采集时,不需空腹采集的是(　　)

A. 血清总胆固醇测定　　　　B. 血清转氨酶　　　C. 血清总蛋白

D. 血清胆红素测定　　　　　E. 红细胞沉降率

2. 患者,男性,37岁,因近2周食欲减退、上腹部不适、疲乏无力就诊,体检:肝肋下2cm,有轻度触痛。为明确诊断首先应检查的项目是(　　)

A. 尿胆红素　　B. 血清胆红素　　　C. 血清蛋白

D. 血清丙氨酸氨基转移酶　　　　　E. 谷氨酰氨基转移酶

3. 某患者,血清转氨酶测定ALT为1000U/L,AST为800U/L,应首先考虑为(　　)

A. 肝硬化　　B. 急性病毒性肝炎　　　C. 慢性病毒性肝炎

D. 肝癌　　　E. 正常

4. 关于低蛋白血症的描述不恰当的是(　　)

A. 血清总蛋白<60g/L称为低蛋白血症　　B. 主要是由于白蛋白减低所致

C. 常见原因有营养不良、长期饥饿、消化吸收不良等

D. A/G正常

E. 是反映肝功能的重要指标

项目七　痰液检查

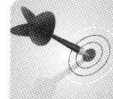

任务目标

通过本章内容的学习,学生应能:

1. 说出痰液一般检查的内容及其临床意义。
2. 阐述痰液显微镜检查的内容及其临床意义。

痰液是气管、支气管和肺泡所产生的分泌物。正常人一般不形成痰液或痰量极少,当呼吸道黏膜受刺激时,分泌物增多,痰量增加,其性质成分也随之改变。痰液检查常用于协助诊断呼吸系统疾病及疗效的观察,如急慢性支气管炎、支气管哮喘、支气管扩张、肺炎、肺结核、肺癌、

肺寄生虫病等。

一、一般性状检查

【参考范围】

正常人无痰或仅有少量泡沫痰或黏液痰，无色透明或灰白色，新鲜痰无特殊气味。

【临床意义】

（一）量

呼吸道发生病变时痰量可增加（＞50ml/24h），见于慢性支气管炎、支气管扩张、肺脓肿及肺结核等。如病程中痰量逐渐减少，表示病情好转，反之则表示病情发展。

（二）颜色

1. 黄色或黄绿色 黄痰见于支气管或肺的化脓性感染，如支气管扩张、肺脓肿及肺结核等；绿脓杆菌感染或干酪性肺炎时，痰呈黄绿色。

2. 红色或棕红色 因混有血液或血红蛋白所致。血性痰见于肺癌、肺结核、支气管扩张等，粉红色泡沫痰为急性肺水肿的特征性表现，铁锈色痰见于大叶性肺炎、肺梗死。

3. 棕褐色 见于阿米巴肺脓肿及慢性充血性心力衰竭肺淤血。

4. 烂桃样灰黄色 因肺组织坏死分解所致，见于肺吸虫病。

5. 灰色或灰黑色 因大量吸入煤炭粉尘、尘或烟雾所致，见于矿工、锅炉工或长期吸烟者。

（三）气味

血腥味见于肺癌、肺结核等，恶臭见于肺脓肿、支气管扩张合并感染，特殊臭味见于晚期肺癌，粪臭味见于膈下脓肿与肺相通时。

（四）性状

1. 浆液性痰 稀薄而有泡沫，见于肺水肿、肺淤血等。

2. 黏液性痰 黏稠、无色透明或略呈灰色，见于支气管炎、支气管哮喘、早期肺炎等。

3. 脓性痰 呈黄色、黄绿色或黄褐色脓性，见于呼吸道化脓性感染，大量脓痰静置可分为三层，上层为泡沫黏液，中层为浆液，下层为脓细胞及坏死组织。如支气管扩张、肺脓肿、脓胸向肺内破溃、活动性肺结核等。

4. 血性痰 痰中带血丝或血块，或为大量鲜红色带泡沫血痰，见于支气管扩张、肺结核、肺癌、肺梗死、肺吸虫病等。

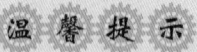

注意痰液颜色变化的意义。

二、显微镜检查

【参考范围】

可见少量中性粒细胞和上皮细胞，无红细胞和寄生虫卵。

【临床意义】

1. 直接涂片显微镜检查 不染色，取新鲜痰的脓样或带血部分直接与生理盐水混合，在玻片上涂成薄片镜检。

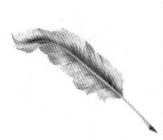

(1) 红细胞：见于呼吸道疾病和出血性疾病。

(2) 白细胞：脓细胞见于呼吸系统有化脓性感染；嗜酸性粒细胞增多见于支气管哮喘、过敏性支气管炎、肺吸虫病、嗜酸性粒细胞增多症，淋巴细胞增多可见于肺结核。

(3) 上皮细胞：大量出现见于慢性支气管炎或其他呼吸系统疾病。

(4) 肺泡巨噬细胞：吞噬含铁血黄素者称含铁血黄素细胞，又称心力衰竭细胞，见于左心衰肺淤血、肺梗死；吞噬炭粒者称炭末细胞，见于炭末沉着症及吸入大量烟尘者。

(5) 寄生虫及虫卵：可见于肺包囊虫病、阿米巴肺脓肿等。

(6) 结晶：夏科-雷登结晶见于支气管哮喘及肺吸虫病。胆固醇结晶见于慢性肺脓肿、脓胸、慢性肺结核、肺肿瘤，胆红素结晶见于肺脓肿。

2. **染色标本显微镜检查** 痰涂片染色检查，能更清楚地观察细胞结构，有利于细胞的识别，临床应用价值较大。

(1) 革兰染色：用于检测细菌和真菌，如发现致病菌，应进一步做细菌培养加药物敏感试验，指导治疗。

(2) 抗酸染色：用于检测结核杆菌。

(3) 巴氏染色或H-E染色：用于脱落细胞检查。肺癌患者痰中可带有脱落的癌细胞。

护士执业资格考试模拟

1. 急性肺水肿患者常出现（　　）
   A. 鲜红血丝痰　　　　　　B. 粉红色泡沫样痰　　　　　　C. 黄绿色痰
   D. 黑色痰　　　　　　　　E. 铁锈色痰
2. 某患者在输液治疗过程中突然出现咳粉红色泡沫痰，应考虑为（　　）
   A. 肺栓塞　　　　　　　　B. 急性肺水肿　　　　　　　　C. 支气管扩张
   D. 肺血管破裂　　　　　　E. 自发性气胸
3. 肺吸虫患者常出现（　　）
   A. 棕红色鲜痰　　　　　　B. 棕褐色痰　　C. 黄色痰
   D. 烂桃样痰　　　　　　　E. 铁锈色痰

项目八　脑脊液检查

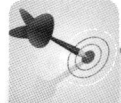

任务目标

通过本章内容的学习，学生应能：
1. 知晓脑脊液标本采集方法及注意事项，能说出脑脊液一般检查内容及其临床意义。
2. 阐述脑脊液化学检查、显微镜检查的内容及其临床意义。

脑脊液（cerebrospinal fluid，CSF）主要产生于脑室的脉络丛，分布于在脑室和蛛网膜下腔的无色透明液体，大部分经脑蛛网膜绒毛吸收进入静脉。生理状态下，血液和脑脊液之间存在

血-脑脊液屏障，对血浆中各种物质的通透性具有选择性，以此维持中枢神经系统内环境的相对稳定。当中枢神经系统发生病变时，CSF将发生改变。因此，脑脊液检查对神经系统疾病的诊断、疗效观察和预后判断均有重要意义。

【适应证及禁忌证】

1. 适应证　有脑膜刺激征者，疑有颅内出血者，脑膜白血病，原因不明的剧烈头痛、抽搐、昏迷或瘫痪者。

2. 禁忌证　颅内压显著增高、明显视盘水肿或有脑疝先兆者，禁忌腰穿；处于休克、衰竭或濒危状态及局部皮肤有炎症、疑有颅内占位性病变者。

一、一般性状检查

【参考范围】

正常人脑脊液卧位压力为80～180mmH$_2$O（0.78～1.76kPa），脑脊液从穿刺针滴出的滴数小于60滴。正常脑脊液为无色水样，清晰透明，静置24h不凝固。

【临床意义】

1. 压力　压力增高见于颅内炎症、脑肿瘤、脑出血等；压力降低见于脊髓蛛网膜下腔阻塞、脱水等。

2. 颜色　红色见于脑室及蛛网膜下腔出血或穿刺引起，黄色见于陈旧性蛛网膜下腔出血、椎管梗阻、重症黄疸等，乳白色或灰白色见于化脓性脑膜炎。

3. 透明度　结核性脑膜炎呈毛玻璃样混浊，化脓性脑膜炎呈脓性混浊。

4. 凝固性　异常脑脊液静置1～2h，混浊呈脓样，出现凝块，见于化脓性脑膜炎；静置12～24h后若见液面有膜状物或纤维凝块，见于结核性脑膜炎。

二、化学检查

（一）蛋白质定性或定量检查

【参考范围】

Pandy试验定性：阴性或弱阳性。

定量：成人0.2～0.4g/L，新生儿偏高，6个月后接近成人水平。

【临床意义】

蛋白含量增加见于中枢神经系统感染性疾病，如化脓性脑膜炎为高度增加，结核性脑膜炎为中度增加，病毒性脑膜炎、流行性乙型脑炎呈轻度增加；其他如脑出血、蛛网膜下腔出血或梗阻、颅内占位性病变，均可使蛋白质含量增加。

（二）葡萄糖检查

【参考范围】

成人2.5～4.5mmol/L，儿童3.1～4.5 mmol/L。

【临床意义】

脑脊液中糖含量减少主要见于中枢神经系统感染性疾病，如化脓性脑膜炎时脑脊液中糖含量显著减少或缺如；结核性脑膜炎糖减少不如化脓性脑膜炎显著；而病毒性脑膜炎多无明显改变。

（三）氯化物检查

【参考范围】

成人120～130mmol/L，儿童111～123 mmol/L。

【临床意义】

结核性脑膜炎时脑脊液中氯化物明显降低，化脓性脑膜炎时下降不如结核性脑膜炎明显，而

病毒性脑膜炎、脊髓灰质炎和脑肿瘤时多无明显改变。

三、显微镜检查

【参考范围】

1. 细胞计数　无红细胞。白细胞：成人 $(0～8)×10^6/L$；儿童 $(0～15)×10^6/L$；新生儿 $(0～30)×10^6/L$。

2. 细胞分类　正常脑脊液中主要为淋巴细胞和单核细胞，两者之比为 7∶3。

3. 细胞学检查　无肿瘤细胞。

【临床意义】

1. 细胞计数和细胞分类

(1) 中枢神经系统感染：白细胞增多是中枢神经系统感染的重要指标。白细胞在 $(10～50)×10^6/L$ 为轻度增加，$(50～100)×10^6/L$ 为中度增加，$>200×10^6/L$ 为重度增加。①化脓性脑膜炎的细胞显著增多，常 $>500×10^6/L$，以中性分叶核为主。②结核性脑膜炎的细胞中度增多，$<500×10^6/L$，早期以中性分叶核为主，以后淋巴细胞增多，中性粒细胞、淋巴细胞、浆细胞同时存在是结核性脑膜炎的特点。③病毒性脑膜炎的细胞仅轻度增多，以淋巴细胞为主。

(2) 中枢神经系统肿瘤：细胞数可正常或稍高，以淋巴细胞为主，脑脊液中找到白血病细胞，可诊断为脑膜白血病。

(3) 中枢神经系统出血：脑室和蛛网膜下腔出血可见大量红细胞，出血时间超过 2～3 天，可发现含铁血黄素细胞。

(4) 颅内寄生虫病：可见嗜酸性粒细胞增多。

2. 细胞学检查　主要检测肿瘤细胞。脑脊液中发现肿瘤细胞对中枢神经系统肿瘤有确诊价值，阳性率为 15%～40%；转移性肿瘤的阳性率高于原发性肿瘤。

护士执业资格考试模拟

1. 脑脊液检查术后必须嘱患者去枕仰卧（　　）
   A. 1～2h　　B. 2～4h　　C. 4～6h　　D. 6～8h　　E. 8～10h

2. 脑脊液中葡萄糖显著减少见于（　　）
   A. 化脓性脑膜炎　　　　　B. 结核性脑膜炎　　　　C. 病毒性脑膜炎
   D. 脑脓肿　　　　　　　　E. 脑肿瘤

3. 脑脊液呈毛玻璃样浑浊见于（　　）
   A. 化脓性脑膜炎　　　　　B. 结核性脑膜炎　　　　C. 病毒性脑膜炎
   D. 流行性乙型脑炎　　　　E. 新隐球菌性脑膜炎

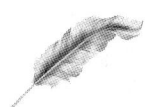

项目九　浆膜腔积液检查

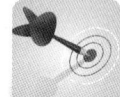

任务目标

通过本章内容的学习，学生应能：
1. 说出浆膜腔积液的一般检查内容及其临床意义。
2. 阐述浆膜腔积液化学检查、显微镜检查的内容及其临床意义。
3. 说明漏出液与渗出液的区别。

浆膜腔主要指胸腔、腹腔、心包腔及关节腔。生理状态下，腔内液体起润滑作用。病理情况下，腔内液体增多称浆膜腔积液。按其产生原因及性质可分为漏出液（transudate）和渗出液（exudate）两种。前者为非炎性积液，常由于血浆胶体渗透压降低、毛细血管内压力增高或淋巴管阻塞而产生；后者为炎性积液，其形成的主要原因有细菌感染和恶性肿瘤。

一、一般性状检查

【临床意义】

1. 外观　漏出液多为透明、淡黄色，一般不发生凝固。渗出液多混浊，可形成凝块，呈不同颜色：①红色：见于恶性肿瘤、结核病急性期或穿刺损伤；②深黄色脓样：见于化脓性细菌感染；③乳白色：见于淋巴管阻塞；④绿色：可为绿脓杆菌感染所致。

2. 比重　漏出液含蛋白质、细胞成分少，比重常小于1.018；渗出液含有较多蛋白质、细胞成分，比重常大于1.018。

3. 凝固性　漏出液一般不易自凝，渗出液因含较多纤维蛋白原及组织碎片，静置后较易凝结。

二、化学检查

1. 黏蛋白定性试验（Rivalta test）　漏出液多为阴性反应；渗出液因含有大量黏蛋白，多呈阳性反应。

2. 蛋白定量测定　漏出液蛋白总量多＜25g/L；渗出液蛋白含量增多，常＞30g/L。

3. 葡萄糖测定　漏出液中葡萄糖含量与血浆葡萄糖浓度近似，而渗出液较血糖明显减少；癌性积液葡萄糖若明显降低，提示肿瘤广泛浸润，预后不良。

4. 乳酸脱氢酶（LDH）　漏出液LDH活性与正常血清相近；渗出液LDH活性＞200U/L，积液LDH/血清LDH＞0.6；化脓性积液LDH活性显著增高，癌性积液中度增高，结核性积液略高于正常。

5. 碱性磷酸酶（ALP）　ALP活性增高常见于小肠扭转穿孔，ALP/血清ALP＞2.0。其他癌性积液ALP/血清ALP＜1.0。

三、显微镜检查

【临床意义】

1. 细胞计数　漏出液多在100×10^6/L，渗出液常大于500×10^6/L，化脓性积液可达1000×10^6/L。

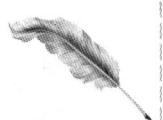

2. 细胞分类　漏出液细胞较少，以淋巴细胞和间皮细胞为主。渗出液细胞较多，中性粒细胞增加为主见于化脓性或结核性积液早期；淋巴细胞为主见于结核性或癌性积液；嗜酸性粒细胞增加为主见于变态反应、寄生虫感染或结缔组织病；红细胞增加常见于恶性肿瘤、创伤等。

3. 细胞学检查　包括巴氏法、HF法、免疫组织化学染色法等，对胸腹腔原发性和继发性肿瘤的诊断有重要价值。胸腔积液中肿瘤细胞多来自肺腺癌、间皮瘤细胞，腹水中常见的肿瘤细胞来自于肝癌、胰腺癌、胃癌及卵巢癌。

四、细菌学检查

【临床意义】

若肯定或疑为渗出液时应做细菌学检查，则应将标本经无菌操作离心沉淀，取沉淀物涂片做革兰染色或抗酸染色，查找病原菌，必要时可进行细菌培养，阳性应同时做药物敏感试验以供临床用药参考。

浆膜腔漏出液和渗出液的鉴别要点见表4-1-5。

表4-1-5　漏出液与渗出液的鉴别要点

鉴别要点	漏出液	渗出液
原因	非炎症性	炎症性、肿瘤性、风湿性、物理化学性刺激等
颜色	淡黄色	草黄色、红色、乳白色、绿色、脓性等
透明度	透明或微混	多混浊
比重	>1.018	>1.018
凝固性	不易自凝	易自凝
黏蛋白定性试验	阴性	阳性
蛋白定量	<25g/L	>30g/L
葡萄糖定量	与血糖水平相近	低于血糖水平
细胞计数	常<$100×10^6$/L	常>$500×10^6$/L
细胞分类	以淋巴细胞、间皮细胞为主	因病因不同，以中性粒细胞或淋巴细胞为主
细菌学检查	无	可检测出病原菌
乳酸脱氢酶（LD）	<200U/L	>200U/L
积液/血清LD比值	<0.6	>0.6

护士执业资格考试模拟

1. 浆膜腔积液标本采集方法错误的是（　　）

A. 必须严格无菌操作

B. 如做生化检查，应同时采血做对比测定

C. 采集关节滑膜液前，患者无须特殊准备

D. 做结核杆菌培养标本以 10ml 为宜

E. 标本应在 1h 内送检

2. 下列对渗出液的描述不正确的是（　　）

A. 多由炎症、肿瘤所致　　　　B. 外观多混浊　　　　C. 比重常>1.018

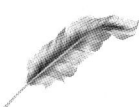

D. 液体常会自凝　　　　　　　　　　E. 蛋白定量＜25g/L
3. 血性渗出液常见于（　　）
   A. 心包积液　　　　　　B. 胸膜转移癌早期　　　　C. 结核性胸膜炎早期
   D. 结核性胸膜炎急性期　E. 化脓性胸膜炎急性期
4. 浆膜积液正常为（　　）
   A. 无色透明　　B. 淡黄色　　C. 乳白色　　D. 淡红色　　E. 绿色

项目十　临床常用生物化学检查

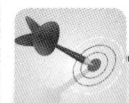

任务目标

通过本章内容的学习，学生应能：
1. 阐述空腹葡萄糖测定、OGTT 标本采集方法、注意事项、参考范围及其临床意义。
2. 阐述血脂测定内容、标本采集方法、注意事项、参考范围及其临床意义。
3. 阐述血清电解质测定内容、标本采集方法、注意事项、参考范围及其临床意义。
4. 阐述血清心肌酶和心肌蛋白检测、血清淀粉酶及其同工酶标本采集方法、注意事项及其临床意义。

一、空腹血糖测定

血糖主要指血液中的葡萄糖（glucose，Glu）。食物中的葡萄糖在小肠吸收，经门静脉进入肝，大部分被合成糖原贮存于肝。正常情况下，血糖浓度受到肝、胰岛素、内分泌激素和神经等因素的调节，使其葡萄糖的分解与合成处于动态平衡状态，保持相对稳定。检测空腹血糖对于判断糖代谢及与糖代谢有关的疾病的诊断有重要价值。

【标本采集】
晨空腹静脉血 2ml，不抗凝。

【注意事项】
采血前 12～14h 内禁止进食、吸烟，停用胰岛素和降血糖药物，避免精神紧张、剧烈运动等。标本采集过程中防止标本溶血，采集后尽快送检。

【参考范围】
葡萄糖氧化酶法：3.9～6.1mmol/L；邻甲苯胺法：3.9～6.4mmol/L。

【临床意义】
1. **血糖增高**　当空腹血糖浓度＞7.0mmol/L，称为高血糖症。引起血糖增高的常见原因有：
   （1）生理性增高：见于餐后 1～2h、高糖饮食、精神过度紧张、剧烈运动等。
   （2）病理性增高：①各型糖尿病；②内分泌疾病：如甲状腺功能亢进症、巨人症、肢端肥大症、皮质醇增多症、嗜铬细胞瘤等；③应激性高血糖：如颅内压增高、颅脑损伤、中枢神经系统感染、心肌梗死、大面积烧伤、急性脑血管病等；④药物影响：如噻嗪类利尿剂、口服避孕药、泼尼松等；⑤其他：如高热、呕吐、腹泻、脱水、麻醉和缺氧等。

2. 血糖降低

(1) 生理性降低：见于饥饿、长期剧烈运动、妊娠期等。

(2) 病理性降低：①胰岛素过多：如胰岛素用量过大、口服降糖药、胰岛 B 细胞增生或肿瘤；②对抗胰岛素的激素分泌不足：如肾上腺皮质激素、生长激素缺乏；③肝糖原储存缺乏：如急性肝坏死、急性肝炎、肝癌、肝淤血等；④其他：如急性酒精中毒、严重营养不良等。

二、口服葡萄糖耐量试验

正常人服用一定量的葡萄糖后，暂时升高的血糖通过神经体液的反馈调节，使胰岛素分泌增加，从而血糖被合成肝糖原贮存，血糖在短时间内即恢复至空腹水平，此现象称为耐糖现象。病理状态下，口服或注射一定量葡萄糖后，血糖急剧增高，短时间内不能恢复至空腹水平或血糖升高虽不明显，但短时间内不能降至原有水平，称为糖耐量异常或糖耐量降低。

临床常用口服葡萄糖耐量试验（OGTT）用于诊断症状不明显或空腹血糖升高不明显的疑似糖尿病患者。

【标本采集】

患者按规定禁食后，于清晨先采集空腹血糖标本，然后一次饮完 200～300ml 葡萄糖液（按葡萄糖 1.75g/kg 体重计，最多不超过 75g），在服葡萄糖后 0.5h、1h、2h 及 3h，采集静脉血标本各 1ml 和各时间的尿标本，分别测定血糖和尿糖。

【注意事项】

同空腹血糖测定。

【参考范围】

空腹血糖 < 6.1mmol/L；服糖后：0.5～1h 为 7.8～9.0 mmol/L（峰值应 < 11.1mmol/L），2h 血糖 < 7.8mmol/L，3h 血糖应恢复至空腹血糖水平。

【临床意义】

1. 诊断糖尿病　两次空腹血糖均 ≥ 7.0 mmol/L，或服糖后 2h 血糖 ≥ 11.1mmol/L，随机血糖 ≥ 11.1mmol/L，或有临床症状者，可诊断为糖尿病。

2. 糖耐量减低　空腹血糖 < 7.0mmol/L，服糖后 2h 血糖 7.8～11.1mmol/L。多见于 2 型糖尿病、痛风、肥胖、甲状腺功能亢进、肢端肥大症及皮质醇增多症等。

温馨提示

注意血糖及 OGTT 试验的意义。

三、血清脂质和脂蛋白检测

血脂异常是心、脑血管疾病的重要危险因素。临床上血脂检测主要用于：①动脉硬化和高脂血症等疾病的诊断、病情观察和治疗；②健康普查，以早期诊断心脑血管疾病。

血清脂质包括：①总胆固醇（total cholesterol，TC）；②三酰甘油（triglyceride，TG）；③磷脂（phospholipid，PL）；④游离脂肪酸（free fatty acid，FFA）。

（一）血清总胆固醇（TC）测定

【标本采集】

素食或低脂饮食 3 天，抽取空腹静脉血 2ml。

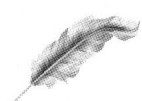

【注意事项】

患者采血前 2 周内普通饮食，采血前 12h 内禁食、避免剧烈运动，采血前 24h 内禁止饮酒。采血过程中止血带结扎时间不可过长，防止标本溶血。

【参考范围】

成人：2.82～5.95mmol/L，儿童：3.1～5.2mmol/L。

【临床意义】

1．TC 增高　见于原发性高脂血症、冠心病、原发性高血压、糖尿病、肾病综合征、甲状腺功能减退等。

2．TC 降低　见于甲状腺功能亢进、重症肝病、严重贫血、慢性消耗性疾病等。

（二）血清三酰甘油（TG）测定

【标本采集】

同血清总胆固醇测定。

【注意事项】

采血过程中止血带结扎时间不可过长，防止标本溶血。

【参考范围】

0.56～1.70 mmol/L。

【临床意义】

1．TG 增高　见于高脂血症、冠心病、肥胖症、阻塞性黄疸、糖尿病、肾病综合征等。

2．TG 降低　见于甲状腺功能减退、肾上腺皮质功能不全及严重肝病等。

（三）血清高密度脂蛋白胆固醇（HDL-C）测定

【标本采集】

空腹静脉血 2ml。

【注意事项】

患者采血前 2 周内普通饮食，采血前 12h 内禁食、避免剧烈运动，采血过程中止血带结扎时间不可过长，防止标本溶血。

【参考范围】

成人＞1.04mmol/L 为合适水平，＜0.91mmol/L 为降低。

【临床意义】

HDL-C 是抗动脉硬化脂蛋白，其水平与冠心病的发病呈显著负相关。即使血清胆固醇正常，而 HDL-C 降低也是临床冠心病发病的危险因素。此外，HDL-C 降低也可见于脑血管病、糖尿病和肝硬化等。

（四）血清低密度脂蛋白胆固醇（LDL-C）测定

【标本采集】

空腹静脉血 2ml。

【注意事项】

患者采血前 2 周内普通饮食，采血前 12h 内禁食、避免剧烈运动，采血过程中止血带结扎时间不可过长，防止标本溶血。

【参考范围】

成人≤3.12mmol/L 为合适水平，＞3.64mmol/L 为升高。

【临床意义】

LDL-C 被认为是致动脉粥样硬化因子，其水平增高与冠心病的发病呈正相关。因此，LDL-C 增高是发生冠心病的危险因素。此外，甲状腺功能减退症、肾病综合征、阻塞性黄疸、肥胖症等 LDL-C 也增高。

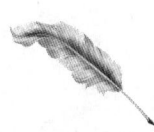

（五）血清载脂蛋白（apo）测定

载脂蛋白是脂蛋白中的蛋白部分，一般分为 apoA、apoB、apoC、apoE、apo（a）五种。Apo 在脂蛋白代谢中具有重要的生理功能。

【标本采集】

空腹静脉血 2ml。

【注意事项】

采血过程中止血带结扎时间不可过长，防止标本溶血。

【参考范围】

apoA-1：1.0 ~ 1.3g/L；apoB：0.6 ~ 0.9g/L。

【临床意义】

与动脉粥样硬化和冠心病关系密切的是 apoA-1 和 apoB。测定 apoA-1 和 apoB 能更直接地反映 HDL 和 LDL 水平。脂蛋白中的胆固醇含量在病理情况下可发生变化，因而 HDL-C 和 LDL-C 测定不能代替 apoA-1 和 apoB 测定。

四、血清电解质检测

体液中的电解质主要有钾（K^+）、钠（Na^+）、氯（Cl^-）、钙（Ca^{2+}）、镁（Mg^{2+}）和无机磷等。电解质在维持体液渗透压、酸碱平衡，以及神经肌肉正常兴奋性等方面起着重要作用。

（一）血清钾测定

【标本采集】

非空腹静脉血 2ml，不抗凝。

【注意事项】

采血过程中避免溶血，止血带结扎时间最好不超过 1min。

【参考范围】

3.5 ~ 5.5 mmol/L。

【临床意义】

1. 血清钾增高　血清钾 > 5.5 mmol/L 为高血钾症。见于：①摄入过多：补钾过多过快、输入大量库存血、过度应用含钾药物如注射大剂量青霉素钾等；②排泄障碍：长期大量使用潴钾利尿剂、肾上腺皮质功能减退、肾功能障碍、长期低钠饮食等；③钾从细胞内移出过多：严重溶血、代谢性酸中毒、组织损伤等。

2. 血清钾降低　血清钾 < 3.5 mmol/L 为低血钾症。见于：①摄入不足：长期低钾饮食、禁食、饥饿等；②丢失过多：严重呕吐、长期腹泻、肾上腺皮质功能亢进、长期使用排钾利尿剂、肾小管功能障碍、大面积烫伤等；③钾向细胞内转移：碱中毒、胰岛素治疗、肌无力症、甲状腺功能亢进等。

（二）血清钠测定

【标本采集】

空腹静脉血 2ml。

【注意事项】

采血过程中避免溶血，止血带结扎时间最好不超过 1min。

【参考范围】

135 ~ 145 mmol/L。

【临床意义】

1. 血清钠增高　血清钠 > 145mmol/L 为高钠血症。见于：①摄入过多：进食过量钠盐或注射高渗盐水等；②体内水分摄入过少或失水过多：大量出汗、烧伤、严重呕吐、长期腹泻、糖尿

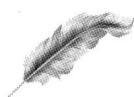

病性多尿等；③肾排钠减少：肾上腺皮质功能亢进、原发性或继发性醛固酮增多症、脑血管意外、脑外伤等。

2．血清钠减低　血清钠＜135mmol/L 为低钠血症。见于：①摄入不足：长期低盐饮食、饥饿、营养不良、不适当的输液；②胃肠道失钠：幽门梗阻、呕吐、腹泻等；③肾失钠：肾小管病变、反复使用利尿剂、肾上腺皮质功能减退、糖尿病酮症酸中毒；④皮肤性失钠：大面积烧伤、大量出汗只补充水不补充钠；⑤酸中毒。

（三）血清氯测定

【标本采集】

空腹静脉血 2ml。

【注意事项】

防止标本溶血，及时送检。

【参考范围】

95～105mmol/L。

【临床意义】

1．血清氯增高　血清氯＞105mmol/L 为高氯血症。见于：①摄入过多：过量补充 NaCl 液、$CaCl_2$ 液或 NH_4Cl 液等；②排泄减少：急性肾小球肾炎少尿者、尿道梗阻等；③脱水：腹泻、呕吐、出汗等；④换气过度：呼吸性碱中毒；⑤肾上腺皮质功能亢进，肾小管对氯化钠重吸收增加。

2．血清氯减低　血清氯＜95mmol/L 为低氯血症。见于：①摄入不足：饥饿、营养不良、出汗过多、低盐治疗后；②丢失过多：严重呕吐、长期腹泻、肾上腺皮质功能减退、糖尿病酮症酸中毒；③氯向细胞组织内转移：急性肾炎、肾小管疾病、酸中毒等；④水摄入过多：尿崩症；⑤呼吸性酸中毒。

（四）血清钙测定

【标本采集】

空腹静脉血 2ml。

【注意事项】

防止标本溶血，及时送检。

【参考范围】

血清总钙：2.25～2.58mmol/L；离子钙：1.10～1.34mmol/L。

【临床意义】

1．血清钙增高　血清总钙＞2.58mmol/L 为高钙血症。见于：①摄入过多：静脉用钙过量、大量饮用牛奶等；②溶骨作用增强：原发性甲状旁腺功能亢进、甲状腺功能亢进、转移性骨癌、急性白血病、多发性骨髓瘤和淋巴瘤等；③钙吸收作用增强：维生素 A 或 D 摄入过多；④肾功能损害：急性肾衰竭等。

2．血清钙减低　血清氯＜2.25mmol/L 为低氯血症。见于：①摄入不足或吸收不良：饥饿、营养不良、阻塞性黄疸、严重乳糜泻等；②成骨作用增强：甲状旁腺功能减退、甲状腺功能亢进患者手术后、恶性肿瘤骨转移等；③钙吸收作用减弱：佝偻病、软骨病；④肾病：急、慢性肾衰竭、肾病综合征；⑤其他：坏死性胰腺炎、妊娠等。

（五）血清磷测定

【标本采集】

空腹静脉血 2ml。

【注意事项】

防止标本溶血，避免在输液时采血，采血后及时送检。

【参考范围】

0.97～1.61mmol/L。

【临床意义】

1. 血清磷增高　见于甲状旁腺功能减退、过量、肾功能不全、多发性骨髓瘤、肢端肥大症及骨折愈合期等。

2. 血清磷减低　见于活性维生素D缺乏、长期应用含铅制剂、甲状旁腺功能亢进、佝偻病、重症糖尿病、长期腹泻引起吸收不良及肾小管疾病等。

五、血清心肌酶和心肌蛋白检测

（一）肌酸激酶及肌酸激酶同工酶测定

肌酸激酶（CK）主要存在于骨骼肌、心肌。CK有三种主要的同工异构酶亚型：①肌型CK-MM（CK_3），主要存在于骨骼肌和心肌中；②心肌型CK-MB（CK_2），主要存在于心肌中；③脑型CK-BB（CK_1）主要存在于脑、前列腺、肺、肠等组织中。

【标本采集】

空腹静脉血2ml。

【注意事项】

防止标本溶血，准确记录标本采集的时间，及时送检。

【参考范围】

酶偶联法（37℃）：男性38～174U/L，女性26～140U/L。

CK同工酶：CK-MM：94%～96%；CK-MB：＜5%；CK-BB：极少或无。

【临床意义】

1. CK增高　见于急性心肌梗死（AMI）、多发性肌炎、骨骼肌损伤、进行性肌营养不良、重症肌无力等。其中CK-MB升高对AMI早期诊断具有较高的灵敏度和特异性。

2. CK减低　见于长期卧床、甲状腺功能亢进症、激素治疗等。

（二）乳酸脱氢酶及乳酸脱氢酶同工酶测定

乳酸脱氢酶（LD）主要存在于心肌、骨骼肌和肾中，LD有多种同工酶，包括LD_1、LD_2、LD_3、LD_4、LD_5等，其中LD_1在心肌中含量最高。

【标本采集】

空腹静脉血2ml。

【注意事项】

防止标本溶血，准确记录标本采集的时间，及时送检。

【参考范围】

酶偶联法（37℃）：104～245U/L。

速率法：95～200U/L。

LD同工酶：LD_1（32.7±4.60）%；LD_2（45.10±3.53）%；LD_3（18.50±2.96）%；LD_4（2.90±0.89）%；LD_5（0.85±0.55）%。

【临床意义】

1. 急性心肌梗死　心肌梗死后8～10h开始升高，2～3天达高峰，持续1～2周恢复正常；同工酶检测以LD_1、LD_2增高显著，尤其以LD_1增高更明显，LD_1/LD_2＞1。若急性心肌梗死病程中LD持续增高或再次增高，提示梗死范围扩大或再梗死。

2. 肝病　急性肝炎或慢性活动性肝炎、肝硬化、肝癌等LD升高。

3. 恶性肿瘤　恶性淋巴瘤、肺癌、结肠癌、乳腺癌、胃癌、宫颈癌等LD均明显增高。

(三)肌钙蛋白测定

心肌肌钙蛋白(Tn)包括肌钙蛋白C(TnC)、肌钙蛋白T(TnT)、肌钙蛋白I(TnI)3种亚单位。TnC在骨骼肌和心肌中是相同的,而TnT和TnI是特异性存在于心肌细胞内的,且不能透过完整的细胞膜,故健康人血中含量极微。

【标本采集】

空腹静脉血2ml。

【注意事项】

本试验须连续多次定时采血测定,应准确记录每次标本采集的时间。

【参考范围】

TnT:0.02~0.13μg/L,>0.2μg/L为临界值,>0.5μg/L可以诊断AMI。

TnI:<0.2μg/L,>1.5μg/L为临界值。

【临床意义】

TnT和TnI是目前临床诊断心肌损伤,尤其是心肌梗死灵敏性和特异性最好的生物标志物,外周血中出现任何一种可检测到的Tn都是心肌细胞受损伤的结果。

Tn检测临床还可用于诊断急性冠状动脉综合征、判定急性心肌梗死后溶栓治疗的效果、估计心肌缺血损伤的面积、诊断心肌创伤及其严重程度等。

六、淀粉酶及其同工酶检测

淀粉酶(AMS)是一种水解淀粉、糊精和糖原的水解酶,对食物中的多糖类化合物的消化起重要作用。来源于胰腺的是淀粉酶同工酶P(P-AMS),来源于腮腺的是淀粉酶同工酶S(S-AMS),AMS随血循环从尿中排出。血清和尿液淀粉酶的测定是胰腺疾病最常用的诊断方法。

【标本采集】

空腹静脉血2ml。

【注意事项】

防止标本溶血,及时送检。

【参考范围】

Somogyi法:血清淀粉酶400~1800U/L;尿淀粉酶<1000U/L。

同工酶:为45%~70%,P-AMS为30%~55%。

【临床意义】

1. 血清淀粉酶增高

(1)胰腺疾病:最常见于急性胰腺炎。血清AMS一般于发病后6~12h开始增高,12~72h达高峰,3~5天后恢复正常。慢性胰腺炎急性发作、胰腺癌、胰腺囊肿等AMS也可增高。

(2)非胰腺疾病:腮腺炎、消化性溃疡穿孔、机械性肠梗阻、胆道梗阻及急性胆囊炎、酒精中毒及肾功能不全等。

2. 淀粉酶同工酶增高

(1)P-AMS增高:见于急性胰腺炎、慢性胰腺炎急性发作。

(2)S-AMS增高:见于腮腺炎、卵巢癌、肺癌等。

3. 血清淀粉酶降低 AMS减低多由于胰腺组织严重破坏,或肿瘤压迫时间过久,胰体组织纤维化导致胰腺分泌功能障碍所致。常见于慢性胰腺炎、胰腺癌等。

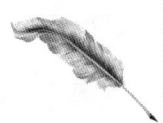

护士执业资格考试模拟

1．糖尿病的诊断标准是（   ）
   A．空腹血糖≥5.0mmol/L B．空腹血糖≥6.0mmol/L
   C．空腹血糖≥7.0mmol/L D．餐后2h血糖≥10.0mmol/L
   E．餐后2h血糖≥12.0mmol/L
2．下列各项检查，采集血液标本时需要抗凝的是（   ）
   A．肾功能检查   B．肝功能检查   C．血细胞检查
   D．血糖检查   E．血脂检查
3．除下列哪项外，均可出现血钾过高（   ）
   A．大量输入库存血 B．长期腹泻   C．严重溶血
   D．肾衰竭少尿期   E．代谢性酸中毒
4．患者，女，58岁，因视力障碍入院做血糖检查。空腹血糖8.90mmol/L，餐后2h血糖为13.8mmol/L，该患者可能为（   ）
   A．老视   B．动脉硬化   C．白内障   D．糖尿病   E．夜盲症
5．患者，男性，28岁，3h前因暴饮暴食后出现上腹部绞痛，向肩背部放射，急送医院，怀疑急性胰腺炎，此时最具有诊断意义的实验室检查是（   ）
   A．血清淀粉酶测定   B．尿淀粉酶测定   C．血清脂肪酶测定
   D．血钙测定   E．血糖测定

项目十一　临床常用免疫学检查

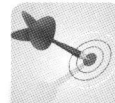

任务目标

通过本章内容的学习，学生应能：
1．阐述免疫球蛋白、血清补体检查标本采集方法、注意事项及其临床意义。
2．说出甲肝病毒、丙肝病毒、丁肝病毒、戊肝病毒、AFP标本采集方法、注意事项及其临床意义。
3．阐述乙肝病毒检查项目、标本采集方法、注意事项及其临床意义。

临床免疫学检查常用于感染性疾病、自身免疫性疾病、变态反应性疾病、免疫缺陷病，以及肿瘤性疾病的诊断、鉴别诊断、疗效观察和预后判断。

一、免疫球蛋白检查

免疫球蛋白（Ig）是一组具有抗体活性的球蛋白，由浆细胞合成与分泌，分布于血液、体液及部分细胞的表面。Ig分为IgG、IgA、IgM、IgD和IgE5类。
【标本采集】
静脉血2ml。
【注意事项】
采集后立即送检，防止标本溶血。

【参考范围】

IgG：7.0～16.6g/L；IgA：0.7～3.5g/L；IgM：0.5～2.6g/L；IgE：0.1～0.9mg/L（ELISA 法）。

【临床意义】

1. 免疫球蛋白增高 ①单克隆性免疫球蛋白增高：即仅某一种 Ig 增高而其他种类不增高，见于免疫增殖性疾病，如多发性骨髓瘤、巨球蛋白血症等。②多克隆性免疫球蛋白增高：即机体受抗原刺激后，Ig 同时增高，见于各种慢性感染、慢性肝病、肝癌、淋巴瘤，以及系统性红斑狼疮、类风湿关节炎等自身免疫性疾病。

2. 免疫球蛋白减少 见于各类先天性和获得性体液免疫缺陷病及长期使用免疫抑制剂的患者。

二、血清补体检查

补体（C）是血清中具有酶活性、不耐热的球蛋白。

（一）总补体溶血活性（CH50）测定

【标本采集】

静脉血 2ml。

【注意事项】

采集后立即送检，防止标本溶血。

【参考范围】

试管法：50000～100000U/L。

【临床意义】

CH_{50} 主要反映补体 $C_1～C_9$ 传统途径活化的活性。

1. CH_{50} 增高 见于各种急性炎症、组织损伤和某些恶性肿瘤等。

2. CH_{50} 减低 ①补体成分大量消耗：血清病、链球菌感染后肾小球肾炎、SLE、自身免疫性溶血性贫血、类风湿关节炎及同种异体移植排斥反应；②补体大量丢失：外伤、手术和大失血；③补体合成不足：肝硬化、慢性肝炎和重型肝炎。

（二）血清补体 C_3 测定

【标本采集】

静脉血 2ml。

【注意事项】

采集后立即送检，防止标本溶血。

【参考范围】

免疫比浊法：0.85～1.70g/L。

【临床意义】

C_3 增高见于各种急性炎症、传染病早期、某些恶性肿瘤（以肝癌最明显）及排异反应等，C_3 降低见于急性肾小球肾炎、链球菌感染后肾炎、狼疮性肾炎等。

（三）血清补体 C_4 测定

【标本采集】

静脉血 2ml。

【注意事项】

采集后立即送检，防止标本溶血。

【参考范围】

免疫比浊法：0.20～1.36g/L。

【临床意义】

C_4 增高见于急性风湿热、结节性动脉周围炎、关节炎、皮肌炎和组织损伤如心肌梗死等，

C_4 降低见于自身免疫性肝炎、SLE、类风湿关节炎等。

三、病毒性肝炎血清标志物检查

现已明确的病毒性肝炎的病原体有甲型肝炎病毒（HAV）、乙型肝炎病毒（HBV）、丙型肝炎病毒（HCV）、丁型肝炎病毒（HDV）、戊型肝炎病毒（HEV）5 种。我国以 HAV、HBV、HCV 感染多见。

【标本采集】

静脉血 2ml，不抗凝。

【注意事项】

采集后立即送检，防止标本溶血。

（一）甲型肝炎病毒标志物测定

【参考范围】

ELISA 法：血清抗 HAV-IgM 阴性，抗 HAV-IgG 阴性或阳性。

【临床意义】

1. 血清抗 HAV-IgM 阳性　说明机体正在感染 HAV，是早期诊断甲型病毒性肝炎最简便而可靠的血清学标志，特异性高。

2. 抗 HAV-IgG 阳性　抗 HAV-IgG 是一种保护性抗体，提示既往 HAV 感染或接种过甲肝疫苗，可作为流行病学调查的指标。

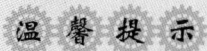

> 注意甲肝病毒检测的临床意义。

（二）乙型肝炎病毒标志物测定

【参考范围】

ELISA 法：阴性。

【临床意义】

1. 乙型肝炎病毒表面抗原（HBsAg）及乙型肝炎病毒表面抗体（抗 -HBs）测定

（1）HBsAg 具有抗原性，不具有传染性。HBsAg 是感染 HBV 的标志，其多少与 HBV 的生成量相平行。如肝功能正常仅 HBsAg 阳性，可能是 HBV 携带者或肝功能已恢复正常，而 HBsAg 尚未阴转。

（2）抗 -HBs 一般在发病后 3～6 个月才出现，是一种保护性抗体，可阻止 HBV 穿过细胞膜进入新的肝细胞。抗 -HBs 阳性，见于注射过乙型肝炎疫苗或曾感染过 HBV，目前 HBV 已被清除者，对 HBV 已有了免疫力。

2. 乙型肝炎病毒核心抗原（HBcAg）及乙型肝炎病毒核心抗体（抗 -HBc）测定

（1）HBcAg 阳性提示患者血清中有感染的 HBV 存在，HBcAg 含量越高，表示 HBV 复制越活跃，传染性强，预后较差。

（2）抗 -HBc 不是中和抗体，而是反映肝细胞受到 HBV 侵害的可靠指标，主要有 IgM 和 IgG 两型。抗 -HBcIgM 是机体感染 HBV 后，在血液中出现最早的特异性抗体，滴度较高，但持续时间较短，病愈后 6～18 个月即可消失。抗 -HBc IgM 阳性，特别是滴度较高时，常支持急性

乙型肝炎的诊断，是HBV在体内持续复制的指标。慢性乙型肝炎或HBV携带者，只要体内有HBV复制，抗-HBcIgM也常阳性。抗-HBcIgM转阴，提示乙型肝炎逐渐恢复。

抗-HBcIgG在机体感染HBV后1个月左右开始升高，能反映抗-HBc总抗体的情况。其阳性高滴度，表明患有乙型肝炎且HBV正在复制；抗-HBcIgG阳性低滴度，则是HBV既往感染的指标，可在体内长期存在，在流行病学调查中有重要意义。

3. 乙型肝炎病毒e抗原（HBeAg）及乙型肝炎病毒e抗体（抗-HBe）测定

HBeAg阳性表示有HBV复制，传染性强。抗-HBe多见于HBeAg转阴的患者，它意味着HBV大部分已被清除或抑制、HBV生成减少，是传染性降低的一种表现。

抗-HBe并非保护性抗体，它不能抑制HBV的增殖。

HBsAg、HBeAg及抗-HBc阳性俗称"大三阳"，提示HBV正在大量复制，有较强的传染性；HBsAg、抗-HBe及抗-HBc阳性俗称"小三阳"，提示HBV复制减少，传染性已降低。

乙型病毒性肝炎标志物五项指标（两对半）检测结果的临床意义见表4-1-6。

表4-1-6　HBV五项指标检测结果及临床意义

HbsAg	抗-HBs	HbeAg	抗-Hbe	抗-HBc	临床意义
-	-	-	-	-	未感染
-	-	-	-	+	曾感染HBV，急性乙肝恢复期
-	-	-	+	+	乙肝恢复期，弱传染性
-	+	-	-	-	HBV感染恢复或接种乙肝疫苗后
-	+	-	+	+	急性HBV感染恢复期
+	-	-	+	+	急性HBV感染趋向恢复
+	-	-	-	+	急、慢性乙肝，慢性HbsAg携带者
+	-	+	-	+	急或慢性乙肝，传染性强，HBV复制活跃
+	-	+	-	-	急性HBV感染早期，慢性HbsAg携带者
+	-	+	-	+	急性HBV感染中期
-	+	-	-	+	急性HBV感染恢复期或曾有感染史

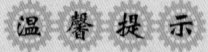

乙肝病毒检测的临床意义是护士执考的常见考点。

（三）丙型肝炎病毒标志物测定

【参考范围】

抗HCV-IgM、抗HCV-IgG和HCV-RNA均为阴性。

【临床意义】

1. 抗HCV-IgM阳性　常见于急性HCV感染，是诊断丙型肝炎的早期指标，也是判断有无传染性的主要依据。抗-HCV IgM常于发病后4周即可阳性，持续1～4周，6个月内不能转阴者提示转为慢性丙型肝炎。

2. 抗HCV-IgG阳性　是大多数血库和临床实验室的主要筛选试验，阳性表明体内已有

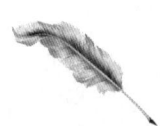

HCV 感染。

3．HCV-RNA 的检测　HCV 感染后 1～2 周即可从血中检出 HCV-RNA，HCV-RNA 的阳性提示 HCV 复制活跃，传染性强，治愈后很快消失。

（四）丁型肝炎病毒标志物测定

【参考范围】

抗 HDV-IgM 及抗 HDV-IgG 和 HDV-RNA 均为阴性。

【临床意义】

丁型肝炎病毒（HDV）是一种缺陷病毒，需要 HBV 的存在才能复制和传播。如 HbsAg 阴性，则可排除丁型肝炎病毒感染。

1．HbsAg 阳性　表示有 HDV 感染，是诊断 HDV 最好而直接的证据，常见于急、慢性丁型肝炎。

2．抗-HDV 阳性　表示急性或近期感染，用于丁型肝炎的早期诊断；抗 HDV-IgG 阳性是慢性 HDV 感染的可靠指标。

3．HDV-RNA 阳性　是丁型肝炎确诊和疗效观察的最直接指标，HDV 与 HBV 重叠感染的患者易迅速发展为肝硬化或肝癌。

（五）戊型肝炎病毒标志物测定

【参考范围】

抗 HEV-IgM、抗 HEV-IgG 均阴性。

【临床意义】

抗 HEV-IgM 阳性是 HEV 近期感染的指标，可用于戊型肝炎的早期诊断。抗 HEV-IgG 在 HEV 感染后出现较早，持续时间较长，但特异性较差。

四、血清甲胎蛋白检查

甲胎蛋白（alpha-fetoprotein，AFP）是胎儿发育早期由肝和卵黄囊合成的一种血清糖蛋白，出生后不久即转为阴性或含量甚微。AFP 在原发性肝癌或胚胎性癌时明显增加，因此，测定血中 AFP 浓度对诊断肝及滋养细胞恶性肿瘤有重要的临床价值。

【标本采集】

抽取空腹静脉血 3ml，注入无抗凝干燥试管内，勿使其溶血。

【注意事项】

采血前避免剧烈运动。

【参考范围】

定性试验：阴性；定量试验：< 25μg/L。

【临床意义】

1．原发性肝细胞癌　超过 300μg/L 有诊断价值。原发性胆管细胞癌和肝转移癌血清 AFP 含量正常。

2．其他恶性肿瘤　生殖腺胚胎癌、胃癌或胰腺癌等，血清 AFP 含量也可增高。

3．活动性肝炎、肝硬化　血清 AFP 也有不同程度的增高。

4．其他　妊娠 3～4 个月 AFP 升高，7～8 个月达高峰，但一般低于 300μg/L，分娩后 3 周恢复正常。

护士执业资格考试模拟

1．某学校 3 周内有 6 位学生相继出现乏力、食欲减退、巩膜黄染，ALT 增高，HBsAg（-），

抗 HAV-IgM（+）、抗 HAV-IgG（-）。最可能的诊断是（ ）
   A．急性甲型病毒肝炎　　　　B．急性乙型病毒肝炎　　　C．急性丙型病毒肝炎
   D．急性丁型病毒肝炎　　　　E．急性戊型病毒肝炎
2．患者，女性，25 岁，既往体健，体检时发现肝功能正常，抗 -HBs 阳性，反复查 HBV 其他血清标记物均为阴性。表示此患者为（ ）
   A．乙型肝炎有传染性　　　　B．乙型肝炎病情稳定
   C．乙型肝炎病毒携带者　　　D．乙型肝炎恢复期
   E．对乙型肝炎病毒有免疫力
3．某患者测定血清 HBsAg、HBeAg，抗 -HBc 同时阳性时，说明是（ ）
   A．未感染 HBV　　　　　　　B．急性感染恢复期
   C．慢性 HBsAg 携带者　　　　D．HBV 感染康复期　　　　E．具有极强的传染性

（石文丽　冉秀瑜）

第二部分　影像学检查

项目一　X 线检查

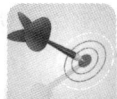

任务目标

通过本章内容的学习，学生应能：
1．说出 X 线检查的特征、成像基本原理、方法和临床应用。
2．简述人体组织与 X 线成影的关系，并以 X 线胸片比较学习。

X 线是 1895 年德国物理学家伦琴（Roentgen）发现，由于当时不知道这种射线的性质，故命名为未知数 X，一直沿用至今。

一、X 线的特性

1．穿透性　X 线能穿透包括人体在内的一些物质，这是 X 线成像的基础。
2．荧光作用　X 线是一种波长很短的不可见光，它能激发荧光物质而转变成波长很长的可见光。因此，可用于透视检查。
3．摄影作用　X 线与日光一样能使胶片感光，出现不同的阴影，因此，可用于摄影检查（图 4-2-1）。
4．电离作用　X 线能使分子和原子电离，利用 X 线对空气的电离效应，可以测量 X 线的量。

5. 生物效应　X 线可以通过人体任何组织而产生电离作用，对人体产生损害。因此，它是放射防护和放疗的基础。

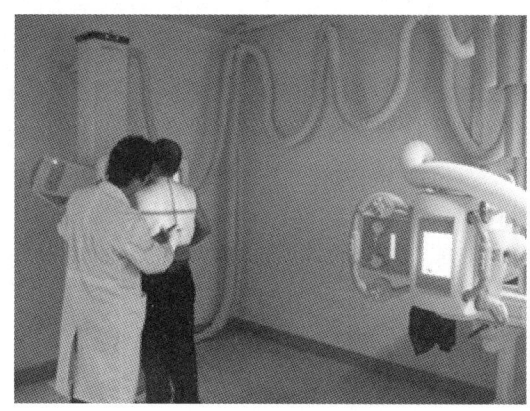

图 4-2-1　X 线摄影检查

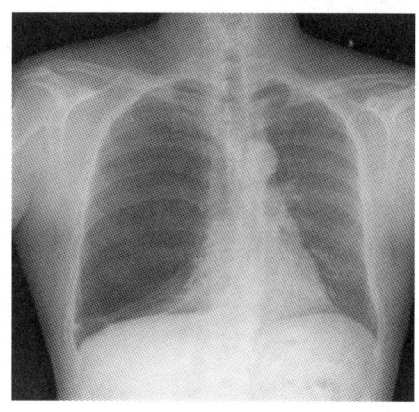

图 4-2-2　X 线成像基本原理

二、X 线成像基本原理

X 线之所以能使人体在荧光屏上或胶片上形成影像，一方面是由于 X 线具有上述特性，另一方面是基于人体组织具有密度和厚度的差异。当 X 线穿过人体各种不同组织结构时，密度高、组织厚的部分吸收 X 线多，密度低、组织薄的部分吸收 X 线少，因此，到达荧光屏或胶片上的 X 线的量就有差异，从而形成黑白明暗对比不同的影像。在人体结构中，骨骼、钙化灶的密度最高，X 线吸收多，X 线照片上呈白影；而肺部含气体密度低，X 线吸收少，照片上呈黑影。透视则刚好相反，即骨骼、钙化灶呈黑影，气体及含气组织呈白影（图 4-2-2）。

人体组织结构按密度高低，依次分为骨骼、软组织（包括肌肉、软骨、体液、实质器官等）、脂肪和含气组织四大类（表 4-2-1）。

表 4-2-1　人体组织密度与 X 线阴影的关系

组织结构	密度	X 线阴影	
		透视	摄片
骨、钙化组织	高	黑	白
软组织	中	暗	灰白
脂肪组织	较低	较亮	灰黑
含气组织	低	亮	黑

三、X 线检查方法

（一）普通检查（常规检查）

包括透视和摄片，是 X 线诊断的基本方法。

1. 透视　须在暗室内进行。其优点：①经济、操作简便，能看到心脏、横膈及胃肠等活动情况；②可转动患者体位，做多方面观察，以显示病变及其特征，便于分析病变的性质；③得出结论快。缺点：①对细微病变（如粟粒型肺结核等）和密度、厚度较大的部位（如头颅、脊椎等）看不太清楚；②不能永久性记录。

2. 摄片　胶片曝光后须经显影、定影、水洗及晾干（或烤干）等步骤。它是临床上最常用的一种检查方法。其优点：①图像清楚；②可长期保存。缺点：费用较高，不能观察器官的动态变化。

（二）特殊检查

有体层摄影、放大摄影等，现已少用。

（三）造影检查

人体组织结构中有相当一部分，只依靠它们本身的密度与厚度差异不能在普通检查中显示。此时，可以将高于或低于该组织结构的物质引入器官内或周围间隙，使之产生对比以显影，此即造影检查。引入的物质称为造影剂。造影检查的应用扩大了X线检查的范围。

1. 造影剂　有高密度和低密度造影剂两类。

（1）高密度造影剂：常用的有钡剂和碘剂。

（2）低密度造影剂：有二氧化碳、氧气、空气等。可用于蛛网膜下腔、关节囊、腹腔、胸腔及软组织间隙的造影。

2. 造影方式

（1）直接引入：①口服法：如食管及胃肠钡餐检查；②灌注法：如钡剂灌肠，支气管造影，逆行胆道造影，逆行泌尿道造影，瘘管、脓腔造影及子宫输卵管造影等；③穿刺注入法：可直接或经导管注入器官或组织内，如心血管造影、关节造影和脊髓造影等。

（2）间接引入：现已少用。

项目二　X线检查前的准备及注意事项

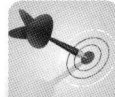

任务目标

通过本章内容的学习，学生应能：

1. 简述透视和摄片前的准备及注意事项。
2. 陈述造影检查前的准备及注意事项，并列举说明。

一、普通透视和摄片前准备

1. 透视前准备　检查前应尽可能脱去厚层衣物；摘掉影响X线穿透的物品，如金属饰物、膏药、敷料等，以防出现伪影。

2. 摄片前准备

（1）充分了解病史和摄片部位。

（2）患者被检部位应充分暴露和紧贴胶片处。对危重和骨折患者，动作要轻柔。

（3）胸部摄片时须屏气，应提前教会被检查者，以免气体或粪便影响摄片质量。

（4）腹部摄片前应清洁肠道（急腹症除外）。

（5）危重患者摄片时必须有临床医生和护理人员陪同。

二、造影检查前准备及注意事项

1. 造影检查前应首先了解患者有无药物过敏史和造影检查的禁忌证，如严重的心脏病、肾病、肝病等。

2. 向患者介绍造影检查的目的、方法及过程，从身心两方面提高其对检查的承受力，使检查得以顺利进行。

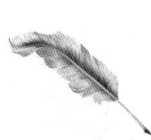

3. 碘过敏试验，使用碘造影前都要进行碘过敏试验，只有过敏试验阴性者才能做造影检查。过敏试验方法有：

（1）口服法：检查前 2 天口服 5%～10% 碘化钾 5ml，每日 3 次，3 天后观察结果，如出现结膜充血、流涎、恶心、呕吐、手麻和皮疹等为阳性。

（2）皮内试验：用 3% 碘剂 0.1ml 注入皮内，10～15min 后观察，若皮肤局部出现红晕、硬结直径超过 1.0cm 为阳性。

（3）舌下试验：将数滴碘造影剂滴于舌下，5min 后观察，如舌有发麻、变厚、肿胀等为阳性。

（4）静脉注射法：检查前 1 天用 30% 泛影葡胺 1ml 静脉注射后，观察 15min，如出现胸闷、头晕、头昏、恶心、呕吐、打喷嚏和荨麻疹等为阳性。

4. 做好抢救准备，在做碘过敏试验和碘造影过程中出现过敏反应时，要根据反应的轻重，进行处理。一般来说，轻者不需要做特殊处理，其症状可以自然消失，必要时可给予肾上腺素 1mg 皮下注射。严重过敏出现外周循环衰竭、惊厥、喉水肿、呼吸困难、心律失常，甚至心搏骤停等，应立即停止检查，并给予吸氧、抗过敏、抗休克等抢救。

三、常用造影检查前的准备

1. 支气管造影检查前的准备及注意事项
（1）造影前 6h 及造影后 2h 禁食。
（2）造影前 1 日做碘过敏试验。
（3）痰多者，于造影前 1 日行体位排痰。为了减少支气管分泌物，可于造影前 15min 肌注山莨菪碱 5～10mg。
（4）精神紧张者，可酌情给予少量镇静剂。

2. 胃肠钡餐造影检查前的准备及注意事项
（1）禁服某些药物：造影前 3 日内，禁止服用含重金属药物和影响胃肠道功能的药物，如钙、铁、镁剂和阿托品、多潘立酮等，少食产气及多渣食物。
（2）检查前禁饮禁食：造影前应禁饮禁食 10h 以上，如早 8 时开始造影检查，被检查者在检查前 1 日晚 10 时后应不再进食和饮水。

3. 钡灌肠造影（结肠造影）检查前的准备及注意事项
（1）饮食要求：造影前 1 日应进半流质、少渣饮食，下午至晚间应饮水 1000ml 左右。造影前 2h 应进行清洁灌肠，检查当日晨应空腹。
（2）必要时服缓泻剂：对于需做气钡双重造影者，在检查前 1 日晚应服缓泻剂导泻。

4. 心血管造影检查前的准备及注意事项
（1）检查前务必做好患者的解释工作，争取其合作。
（2）造影前 1 日备皮、行碘过敏试验。
（3）禁食 6h 以上。
（4）训练深吸气、憋气和强有力的咳嗽动作以配合检查。

5. 静脉肾盂造影检查前的准备及注意事项
（1）饮食要求：造影前禁饮食 12h 以上，以免造影剂被稀释影响造影部位的显影。
（2）过敏试验：造影前须进行碘过敏试验。
（3）清洁肠道：造影前一天的晚间服用缓泻剂导泻。必要时行清洁灌肠。
（4）排空尿液：开始造影前嘱咐被检查者要排空尿液，以防尿液潴留影响显影。

6. 子宫输卵管造影前的准备及注意事项
（1）择期造影：选择月经后 7～10 天进行造影，造影前 3 天不宜过性生活。
（2）过敏试验：检查前 1 日内做碘过敏试验。

（3）清洁肠道：检查前1日晚服缓泻剂导泻，必要时进行清洁灌肠。

（4）局部准备：造影前应冲洗阴道，嘱咐被检查者排空大小便。

项目三　CT 和 MRI 检查准备

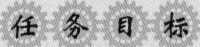

简述 CT、MRI 检查前的准备及注意事项。

一、CT 检查前患者的准备

1. 检查前必须将详细病情摘要等相关资料提供给 CT 医师以备参考。
2. 检查前 4h 禁食。腹部扫描者，检查前 1 周内不可做钡剂造影。
3. 增强检查须经本人和家属签字后行碘过敏试验，呈阴性者方可进行。
4. 去除检查部位衣物上的金属品及饰品。
5. 检查时保持体位不动，配合检查者进行平静呼吸、屏气等。
6. 生命垂危的急诊患者，须在急诊医护人员监护下进行检查。
7. 妊娠妇女、情绪不稳定或急性持续痉挛者不宜做本项目检查。
8. 不配合的儿童患者，采取镇静措施如水合氯醛灌肠后方可进行检查。

二、MRI 检查前患者的准备

1. 检查时应携带相关资料，尤其是相关检查部位的 X 线片、CT、MR 等影像检查资料，供 MRI 检查时参考。
2. 腹部 MRI 检查前 4h 禁食禁饮。
3. 对于进行胆道水成像（MRCP）的患者须在检查前 1 天晚 10 时后禁食禁饮。
4. MRI 设备具有强磁场，如装有心脏起搏器、体内有金属或磁性物质的患者和早期妊娠的患者不能进行检查，以免发生意外。
5. 患者勿穿戴任何金属的内衣，检查头、颈部的患者应在检查前日洗头，勿擦头油。
6. 磁共振检查时间较长，且患者所处环境幽暗、噪声较大；嘱患者要有思想准备，不要急躁，在医师指导下保持体位不动，耐心配合。
7. 有意识障碍、昏迷、精神症状等不能有效配合检查的患者，除非经相关专业临床医师同意，否则不能进行检查。
8. 不配合的患儿须采取镇静措施，如水合氯醛灌肠等。
9. 宫内节育器有可能对 MRI 检查产生影响，必要时将其取出后再进行检查。

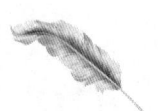

项目四　超声检查前的准备

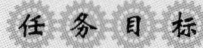

简述腹部 B 超、妇科 B 超检查前的准备及注意事项。

1. 胆道 B 超检查前准备
(1) 要求患者禁食 12h。
(2) 检查前 24～48h 禁食脂肪餐。
2. 胃肠 B 超检查前准备
(1) 要求患者禁食 8～12h。
(2) 幽门梗阻者检查前应抽去胃内潴留液。
3. 膀胱、前列腺及妇产科 B 超检查前准备
(1) 检查前 2～3h 内不能排尿,保持膀胱充盈。
(2) 必要时,检查前 1h 饮水 500～1000ml。
4. 肝脾 B 超及其他部位 B 超检查前一般无特殊准备。

1. 照片是利用 X 线的哪一特性（　　）
A. 穿透性　　B. 荧光性　　C. 电离效应　　D. 摄影性　　E. 生物效应
2. 护士为静脉肾盂造影患者做的准备工作不妥的是（　　）
A. 造影前为患者做碘过敏试验　　B. 造影前应禁饮 12h 以上
C. 造影前 1 天晚服用缓泻剂导泻　　D. 开始造影前嘱咐患者排空尿液
E. 不需清洁灌肠
3. 透视检查前的准备,以下错误的是（　　）
A. 向患者说明检查的目的、方法及注意事项
B. 指导患者检查中做好配合的姿势
C. 脱去检查部位厚层的衣服
D. 去除影响 X 线穿透的物品
E. 膏药、敷料不必去除
4. 护士在为某产妇做产科 B 超检查宣传,正确的是（　　）
A. 禁食 12h　　B. 检查前应保持膀胱充盈　　C. 检查前应排空尿液
D. 造影前应做碘过敏试验　　E. 无需特殊准备
5. 关于 B 超检查前的准备,错误的是（　　）
A. 胰腺检查前要禁食 8～12h　　B. 胆囊检查前日晚摄高脂肪饮食
C. 膀胱检查前 1h 饮水 500～1000ml　　D. 妇科检查前 2～3h 不得排尿
E. 幽门梗阻检查前应抽去胃潴留液

（李蓉山　胡　丽）

第三部分　心电图检查

项目一　心电图基本知识

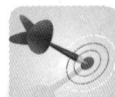

任务目标

通过本章内容的学习，学生应能：
1. 会操作心电图机，识别心电图导联，判定心率和电轴。
2. 熟记正常心电图各波的正常值，并描述心电图各波形、波段的特点及其临床意义。
3. 初步认识正常心电图。

心电图（ECG）检查是通过心电图机将每一次心动周期产生的心电流放大，并描记成曲线的检查方法。心电图由不同波段组成，对诊断心脏疾病，尤其是心律失常具有重要意义。

一、心电图导联

心电图机上的一些线路装置，肢导联的导线有红、黄、绿、黑4种颜色。红色连接右上肢，黄色连接左上肢，绿色连接左下肢；黑色连接右下肢。目前临床上常用的有：

1. **肢导联**　有双极肢导联和加压单极肢导联两种。

   （1）双极肢导联（标准导联）：有Ⅰ、Ⅱ、Ⅲ三个。

   （2）加压单极肢导联：有avR、avL、avF三个。

2. **胸导联**　就是把探查电极分别安置于心前区不同的部位。常有V_1～V_6六个（图4-3-1）。

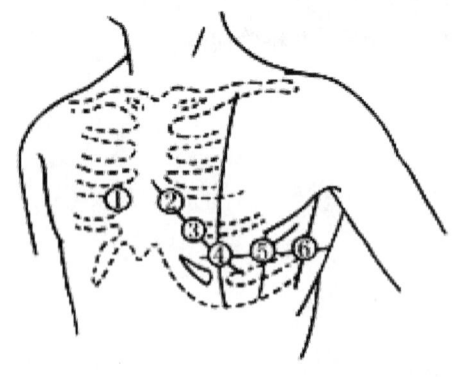
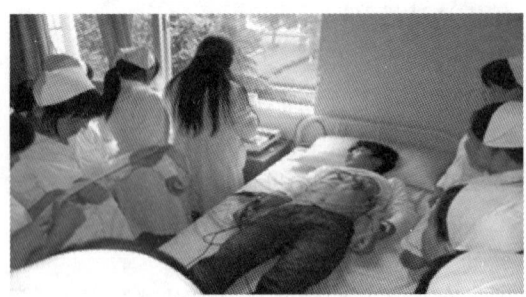

A．胸导联示意图　　　　　　　　　　B．胸导联实操连接图

图4-3-1　胸导联连接

V_1：在胸骨右缘第4肋间隙

V_2：在胸骨左缘第4肋间隙

V_3：在V_2与V_4连线的中点

V_4：在左锁中线与第5间隙的交点

V_5：在左腋前线与V_4同一水平上的交点

V_6：在左腋中线与 V_4 同一水平上的交点

二、正常心电图波形特点

（一）心电图记录纸

心电图记录纸有纵横两种线条，每一个小方格为 $1mm^2$。横线表示时间，以秒（s）为单位，如记录纸走行速度为 25mm/s，则每一小格为 0.04s，每一大格为 0.2s。纵线表示电压，以毫伏（mV）为单位，常规电压 1mV=10mm，因此，每一小格为 0.1mV，一大格为 0.5mV（图 4-3-2）。

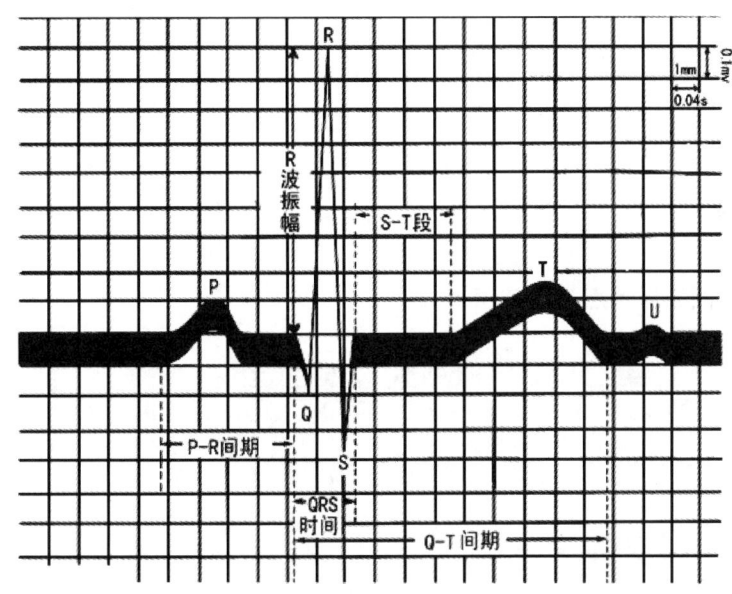

图 4-3-2　心电图记录纸及正常心电图波形

（二）心率的测定

最常用的是测 P-P 或 R-R 间期，再除 60。即 HR=60/P-P（R-R）间期。如 P-P 间期为 0.8s，HR=60/0.8=75 次 / 分。如心律不齐，则测 5 个 P-P 间期取平均值算心率。

（三）心电轴

是心室在除极过程中，额面各瞬间向量的综合，称为平均 QRS 电轴（简称心电轴）。正常额面心电轴指向左下。心电轴的单位以"度"表示。其测量方法有：

1. 目测法　看Ⅰ和Ⅲ导联 QRS 主波的方向来大致判断心电轴（图 4-3-3）。

如Ⅰ和Ⅲ导联 QRS 主波均向上，电轴不偏；Ⅰ导向上、Ⅲ导向下（口对口），电轴向左走；Ⅰ导向下、Ⅲ导向上（尖对尖），电轴向右偏。

2. 振幅法　算出Ⅰ和Ⅲ导联 QRS 波群各波的代数和，求出二者度数。

3. 查表法　按Ⅰ导联和Ⅲ导联 QRS 波群正、负波幅的代数和的两个数据，从专用的心电轴表中查得相应的心电轴。

4. 临床意义　心电轴正常为 −30°～+90°。如心电轴在 0°～−30° 为轻度左偏；−30°～−90° 为显著左偏，见于左室肥大、左前分支阻滞等。如电轴在 +90～+110° 为轻度右偏，+110°～+180° 显著右偏，见于右室肥大、左后分支阻滞等（图 4-3-4）。

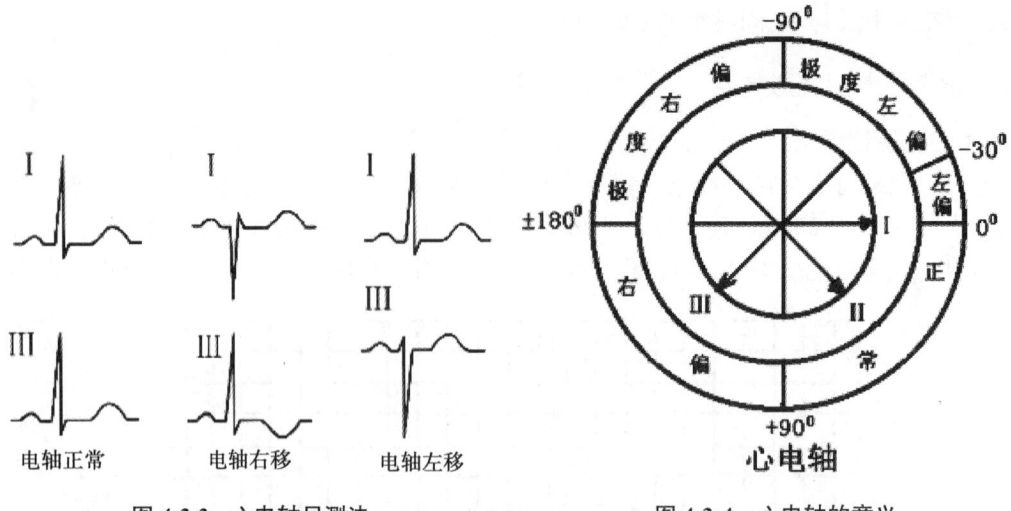

图 4-3-3 心电轴目测法　　图 4-3-4 心电轴的意义

（四）正常心电图波形特点与正常值

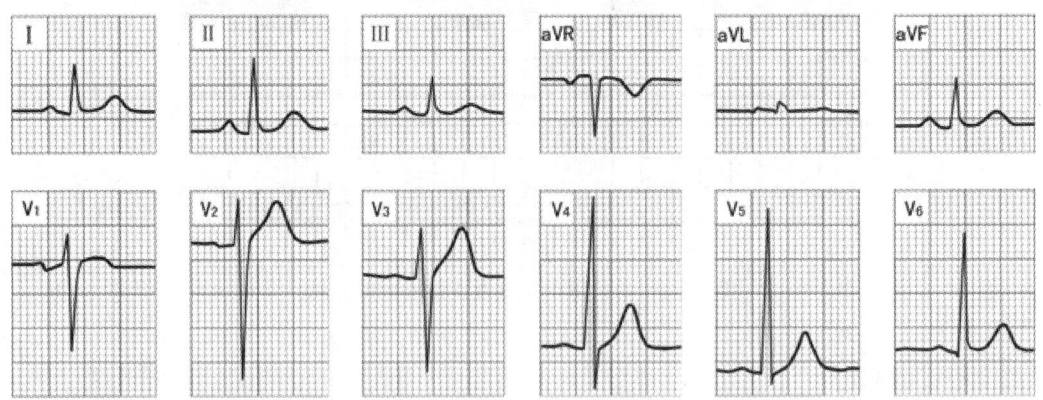

图 4-3-5 正常心电图波形

1．P 波　为左右心房除极而产生的向上圆钝波形（图 4-3-2，图 4-3-5）。

（1）形状：呈圆钝平滑的波形。前 1/3 系右房除极，后 1/3 为左房除极，中 1/3 为左右心房除极。

（2）方向：P 波在 Ⅰ、Ⅱ、aVF、$V_3 \sim V_6$ 导联均直立，aVR 导联倒置，Ⅲ、aVL、$V_1 \sim V_2$ 导联可直立、倒置或双向。

（3）时间（宽度）：不超过 0.11s（≤0.11s）。

（4）振幅（电压）：肢导联≤0.25mV，胸导联≤0.2mV。

（5）意义：①P 波时间超过正常见于左房肥大。②P 波电压超过正常见于右房肥大。③P 波在 Ⅰ、Ⅱ、aVF 导联倒置，aVR 直立，称为逆行 P 波，表示激动起源于房室交界区。

> 温 馨 提 示
>
> 记清正常 P 波的形态、方向、时间、振幅及临床意义。

2. P-R 间期　为心房开始除极至心室开始除极的一段时间（图 4-3-2，图 4-3-5）。正常成人 P-R 间期为 0.12～0.20s，但小儿为 0.12～0.19s，老人及心动过缓者 ≤0.22s。P-R 间期延长见于房室传导阻滞。

> 温馨提示
>
> 记清 P-R 间期的正常值。

3. QRS 波群　QRS 波群为左右心室肌除极时的电位和时间变化（图 4-3-2，图 4-3-5）。

（1）命名：第一个向上的波称为 R 波；R 波之前如有向下的波称为 Q 波；R 波之后如有向下的波称为 S 波。此外，S 波之后如有向上的波为 R′波，R′波之后还有向下的波称 S′波。如整个波群向下称 QS 波。在 QRS 波中，振幅较大者用大写英文字母表示，如 Q、R、S。振幅较小者用小写英文字母表示，如 q、r、s（图 4-3-6）。

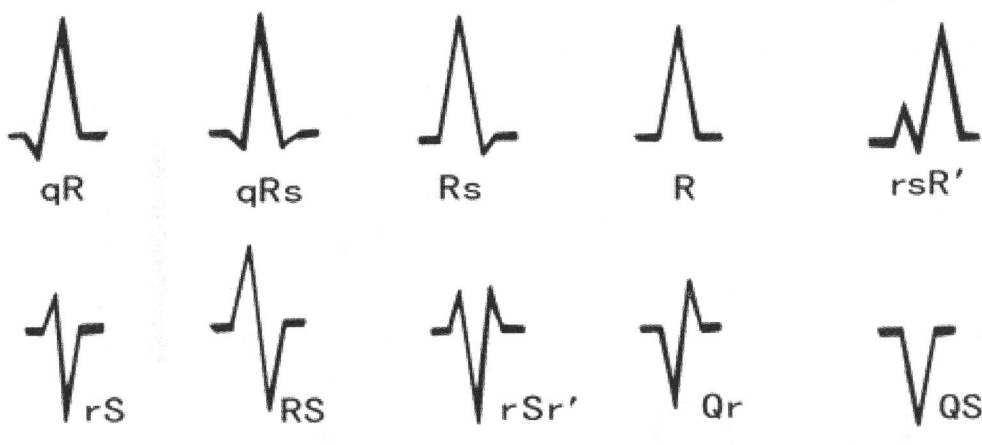

图 4-3-6　QRS 波群命名示意图

（2）时间：正常成人 QRS 波的时间为 0.06～0.10s，即 ≤0.11s。如＞0.11s，则见于心室肥大、室内传导阻滞。

（3）正常波形与振幅

1）肢导联：RaVL ≤1.2mV，RaVF ≤2.0mV。如超过上述值，提示左室肥大。RaVR ≤0.5mV，且波形可以呈 Qr 或 QS 形。如 RaVR 超过 0.5mV，提示右室肥大。标准导联（Ⅰ、Ⅱ、Ⅲ）的 R 波均＜2.0mV。

上述六个肢导联中，任何一个肢导联 QRS 波的 R 波与 S 波或 Q 波与 S 波的电压绝对值之和低于 0.5 mV，称为低电压。见于肺气肿、心包积液、心肌炎等，偶可见于正常人。

2）胸导联：V_1、V_2 呈 rS 型，V_1 的 R ≤1.0mV。V_3、V_4 导联 R 波与 S 波的振幅大致相等，即呈 RS 型。V_5、V_6 可呈 qR、qRs、Rs、R 型，R ≤2.5mV。V_1～V_6 的 R 波逐渐增高，S 波逐渐变小；V_1 的 R/S＜1，V_5 的 R/S＞1。具体地说：①V_1、V_2：R/S＜1，且 RV_1+SV_5 ＜1.05mV。如＞1.05mV 提示右室肥厚。②V_3、V_4：R/S＝1。③V_5、V_6：R/S＞1，且 RV_5+SV_1 在男性不应超过 4.0mV，在女性不超过 3.5mV。如超过上述值，提示左室肥厚或左室高电压。

（4）Q 波：正常 Q 波时间一般不超过 0.04s（＜0.04s），振幅不超过同一导联 R 波的 1/4。

正常 V_1、V_2 导联中不应有 Q（q）波，但可呈 QS 型或 rS 型；V_3 导联很少有 q 波；$V_{5、6}$ 导联可呈 qRs、qR 型。如 Q 波过宽或过深均为异常 Q 波，见于心肌梗死。

> **温馨提示**
>
> 记清 QRS 波的正常值及各导联的振幅及 R 波的波形。

4．J 点　J 点是 QRS 波群终点与 S-T 段起始处的交点。多在等电位线上，可随 S-T 段偏移而移位。

5．S-T 段　从 QRS 波群的终点至 T 波起始点间的一段水平线（图 4-3-2，图 4-3-5）。表示心室除极结束至复极开始的一段时间。正常为一等电位线，可以轻微向上或向下偏移，但在任何导联中 S-T 下移（图 4-3-7）不超过 0.05mV；S-T 段抬高（图 4-3-8）：在 V_1、V_2 不超过 0.3mV（≤ 0.3mV），V_3 不超过 0.5mV，V_4～V_6 与肢导联 ≤ 0.1mV。

意义：① S-T 段下降超过正常，见于心肌缺血和心肌损伤；② S-T 段抬高超过正常，见于急性心肌梗死和变异型心绞痛。

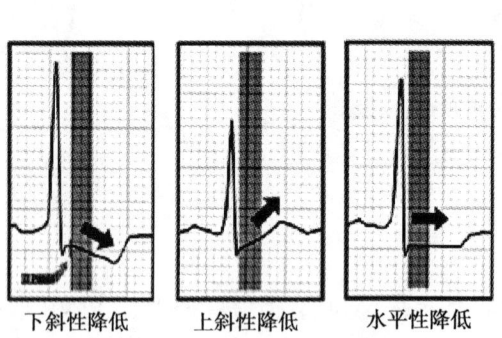

图 4-3-7　ST 段下移示意图

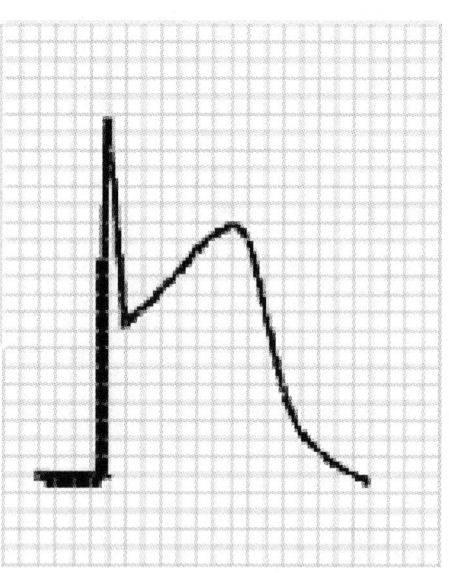

图 4-3-8　ST 段抬高示意图

> **温馨提示**
>
> 能明白 S-T 段改变的临床意义。

6．T 波　代表心室快速复极的电位变化（图 4-3-2，图 4-3-5）。
（1）形态：正常 T 波圆钝，占时较长，从基线开始缓慢上升然后较快下降，故两支不对称。
（2）方向：正常情况下，T 波的方向与 QRS 波主波方向一致。即 Ⅰ、Ⅱ、V_4～V_6 导联直；

aVR 导联倒置；Ⅲ、avL、avF、$V_1 \sim V_3$ 可以直立、双向或倒置。

(3) 振幅：以 R 波为主的导联中，T 波≥同导联 R 波的 1/10。胸导联 T 波可达 $1.2 \sim 1.5 mV$。

(4) 意义：T 波显著升高见于心肌梗死的超急性期和高血钾，T 波低平或倒置见于心肌损害、心肌缺血和低血钾等。当 T 波明显倒置，且两支对称，顶点居中时称"冠状 T 波"，见于心肌梗死急性期、慢冠供血不足、左室肥大等。

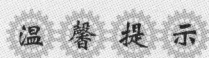

> 能明白 T 波改变的临床意义。

7. Q-T 间期：是 QRS 波起点至 T 波终点的时间。表示心室肌除极和复极所需时间（图 4-3-2，图 4-3-5）。

(1) 时间：正常为 $0.32 \sim 0.44s$。

(2) 意义：Q-T 间期延长见于心肌损害、心肌缺血、低血钾、低血钙等。Q-T 间期缩短见于高血钾、冠心病、心肌梗死等。

8. U 波　T 波之后 $0.02 \sim 0.04s$ 出现的一个小波，方向与 T 波相同（图 4-3-2），V_3 导联最明显。U 波过高见于低血钾，倒置见于高血钾、冠心病、心肌梗死等。

护士执业资格考试模拟

1. 某护士在给一新入院的冠心病患者做心电图时，其中，探查电极置于左锁骨中线第 5 肋间隙的导联是（　　）
   A. V_1　　　B. V_2　　　C. V_3　　　D. V_4　　　E. V_5
2. QRS 波群终点至 T 波起始点之间的一段基线称为（　　）
   A. P-R 间期　B. S-T 段　C. Q-T 间期　D. J 点　E. R-R 间期
3. 正常 QRS 波时间为（　　）
   A. $0.06 \sim 0.10s$　　　B. $0.04 \sim 0.10s$　　　C. $0.12 \sim 0.20s$
   D. $0.10 \sim 0.16s$　　　E. $< 0.12s$
4. 患者，男，48 岁，在做健康体检时，心电图 R-R 间隔平均为 0.75s，其心率为（　　）
   A. 60 次/分　　　B. 70 次/分　　　C. 80 次/分
   D. 90 次/分　　　E. 100 次/分
5. 如果心电图走纸速度是 25mm/s，那么心电图纸每 1 小横格代表（　　）
   A. 0.01s　　　B. 0.02s　　　C. 0.03s
   D. 0.04s　　　E. 0.05s

项目二　异常心电图

任务目标

通过本章内容的学习，学生应能：
1. 说出心房肥大、心室肥大、心肌缺血、心肌梗死的心电图特征。
2. 认识窦性心动过速、窦性心动过缓的心电图特征。
3. 简述房性期前收缩、室性期前收缩、心房颤动、心室颤动、房室传导阻滞心电图的特征及常见病因。
4. 了解其他异常心电图的特征。

一、心房、心室肥大

（一）心房肥大

1. **左心房肥大**（left atrial enlargement）　由于左房肥大，当右房激动完成后，左房仍在兴奋过程中，因此，导致激动时间延长（图4-3-9）。

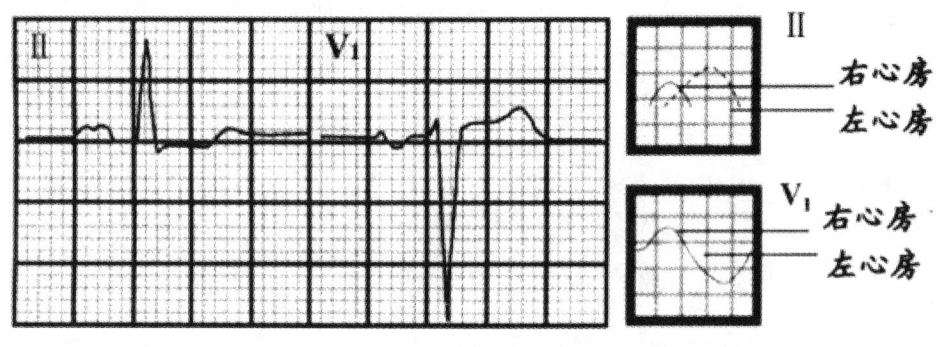

A．左心房肥大示意图

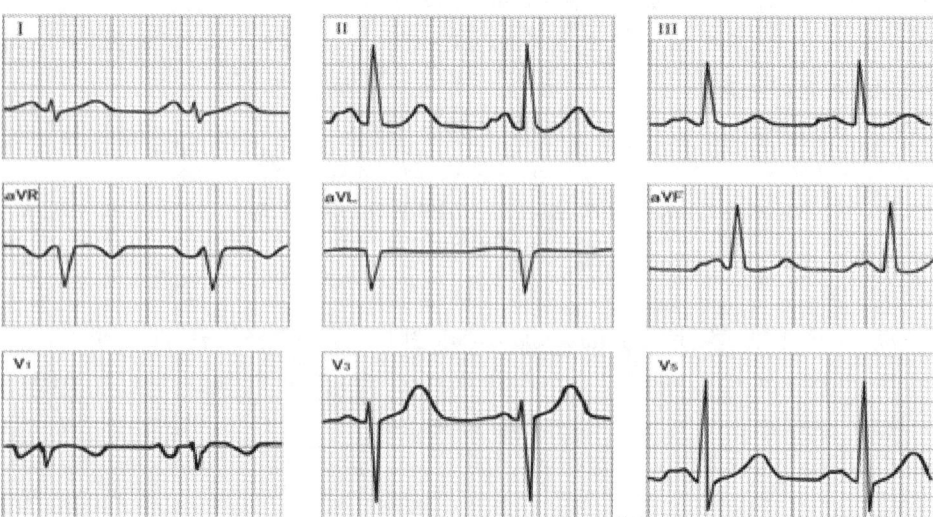

B．左心房肥大心电图

图4-3-9　左心房肥大

左心房肥大心电图特征主要表现为（图 4-3-9B）：①P 波增宽＞0.11s，常呈前低后高的双峰 P 波，双峰间距≥0.04s，在Ⅰ、Ⅱ、aVL 导联较明显。②V_1 导联 P 波呈正负双向改变，$PtfV_1 \leq -0.04$（mm·s）。

上述 P 波改变常见于二尖瓣狭窄，又称为"二尖瓣型 P 波"。而高血压、肥厚性心肌病、慢性左心衰竭等也较常见。

2．右心房肥大（right atrial enlargement） 右心房肥大时，右心房去极的电压增高、时间延长。但右心房去极时间的延长，会与左心房去极的时间重叠，很少延长至左心房去极之后，故整个心房去极的时间多不延长，而主要表现为 P 波电压增高（图 4-3-10A）。

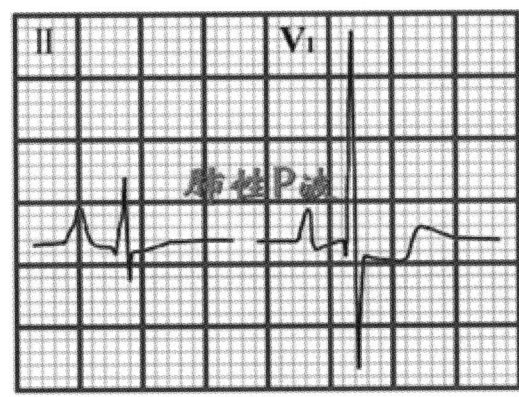

A．右心房肥大示意图

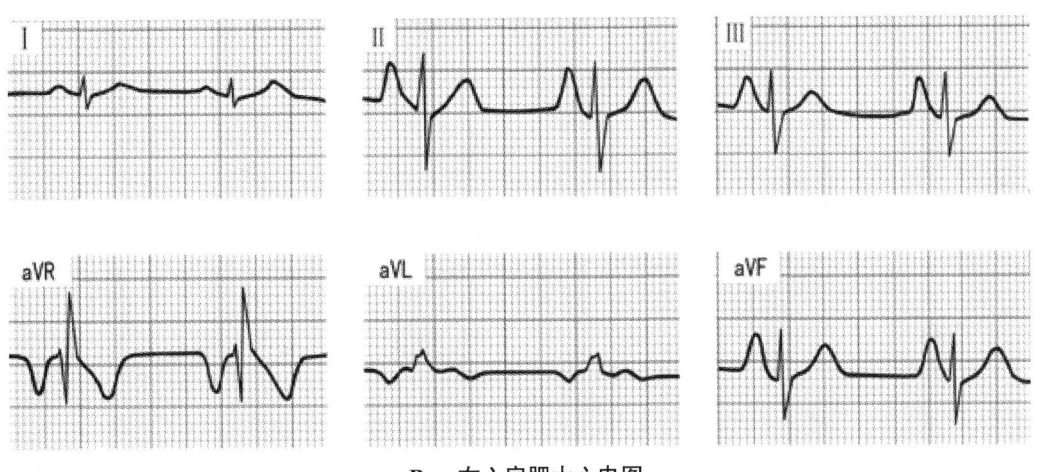

B．右心房肥大心电图

图 4-3-10　右心房肥大

右心房肥大的心电图特征为（图 4-3-10B）：①P 波高尖，电压≥0.25mV，在Ⅱ、Ⅲ、aVF 导联最明显。②在 V_1 导联上，P 波的全部或前部显得高尖，起始 P 波指数可超过正常。③P 波时间＜0.12s。

上述 P 波改变常见于肺源性心脏病，故又称为"肺性 P 波"，右心房肥大主要见于肺动脉高压、肺动脉瓣狭窄、右房室瓣病变等疾病。

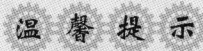

肺性 P 波和二尖瓣 P 波是护士执业资格考试的常见考点。

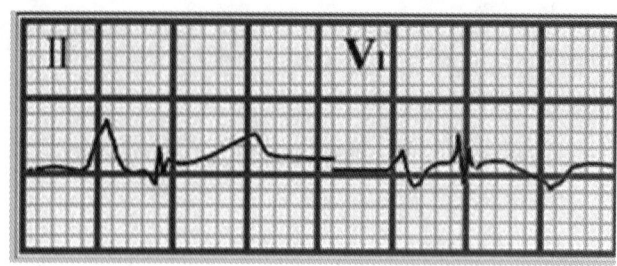

图 4-3-11 双心房肥大心电图

3. 双心房肥大（bi-atrial enlargement）多见于较严重的先天性心脏病，早期的左向右分流发展成肺动脉高压，致使双侧心房肥大。心电图特征：①兼有左、右心房肥大的心电图表现；②P波高大、增宽，呈双峰型，电压≥0.25mV，时间>0.11s（图4-3-11）。

（二）心室肥大

1. 左心室肥大（left ventricular hypertrophy，LVH） 正常左心室的位置位于心脏的左后方，且左心室壁明显厚于右心室，故正常时心室除极综合向量表现为左心室占优势的特征。左心室肥大时，可使左室优势的情况显得更为突出，心电图上可出现如下改变：

（1）QRS 波群电压增高或左室高电压：①胸导联：RV_5 或 RV_6 > 2.5mV；RV_5+SV_1 > 4.0mV（男性）或 > 3.5mV（女性）。②肢体导联中，RⅠ > 1.5mv；RaVL > 1.2mV；RaVF > 2.0mV；RI+SIII > 2.5mV。

近年，有学者建议：$RaVL+SV_3$ > 2.8mV（男）或 2.0mV（女），可以提高检测左室肥大的敏感性，并改善心电图诊断的准确率。

（2）可出现额面心电轴左偏。

（3）QRS 波群时间延长到 0.10～0.11s，但一般 < 0.12s。

（4）在 R 波为主的导联，其 ST 段呈下斜型压低达 0.05mV 以上，T 波低平、双向或倒置。在以 S 波为主的导联（如 V_1 导联）则反而可见直立的 T 波。当 QRS 波群电压增高同时伴有 ST-T 改变者，称左室肥大伴劳损（图4-3-12）。

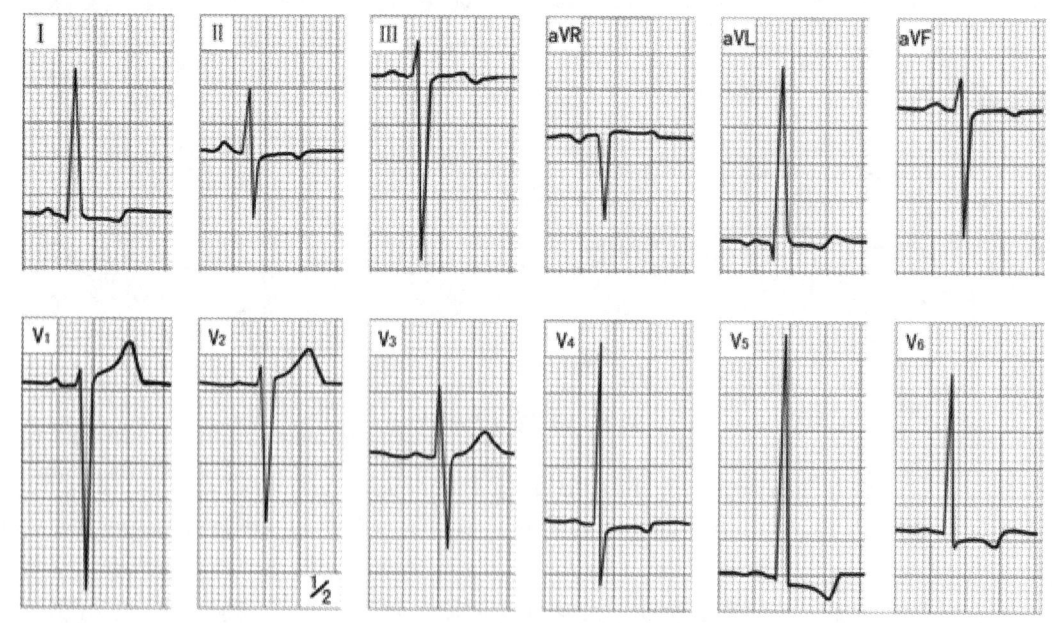

图 4-3-12 左室肥大心电图

在符合一项或几项 QRS 电压增高标准的基础上，结合其他阳性指标之一，一般可以成立左室肥大的诊断。符合条件越多，诊断可靠性越大。如仅有 QRS 电压增高，而无其他任何阳性指标者，诊断左室肥大应慎重。

2. 右心室肥大（right ventricular hypertrophy，RVH） 右心室壁厚度仅有左心室壁的 1/3，

当右心室壁的厚度达到相当程度时,才会显示右室肥大图形改变。右心室肥大可具有如下心电图表现:

(1) V_1 导联 R/S ≥ 1,V_5 导联 R/S ≤ 1 或 S 波比正常加深,重度肥厚可使 V_1 导联呈 qR 型(除外心肌梗死),aVR 导联的 R/q 或 R/S ≥ 1。

(2) RV_1+SV_5 > 1.05mV(重症 > 1.2mV),RaVR > 0.5mV。

(3) 心电轴右偏 ≥ +90°(重症可 > +110°)。

(4) ST-T 改变:如以下心电图改变同时伴右胸导联(V_1、V_2)T 波双相、倒置,ST 段压低,称右室肥大伴劳损(图 4-3-13)。

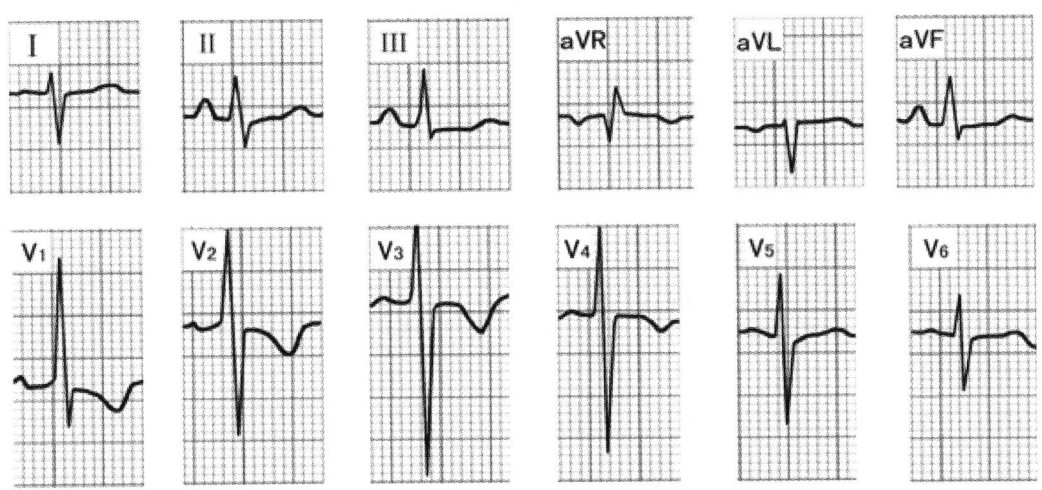

图 4-3-13 右室肥大心电图

诊断右室肥大,有时定性诊断(依据 V_1 导联 QRS 形态及电轴右偏等)比定量诊断更有价值。一般来说,阳性指标越多,则诊断的可靠性越高。虽然心电图对诊断明显的右心室肥大准确性较高,但敏感性较低。

3. 双侧心室肥大(biventricular hypertrophy) 双室肥大多见于各种心脏病的晚期。心电图表现为:

(1) 大致正常心电图:由于双侧心室电压同时增高,增加的除极向量方向相反互相抵消。

(2) 单侧心室肥大心电图:只表现出一侧心室肥大,而另一侧心室肥大的图形被掩盖。

(3) 双侧心室肥大心电图:既表现右室肥大的心电图特征(如 V_1 导联 R 波为主,电轴右偏等),又存在左室肥大的某些征象(如 V_5 导联 R/S > 1,R 波振幅增高等),见图 4-3-14。

二、心肌缺血

(一)心肌缺血的心电图类型

主要表现为 T 波与 ST 段的一系列改变(图 4-3-15)。

1. T 波改变 正常情况下,心外膜复极早于心

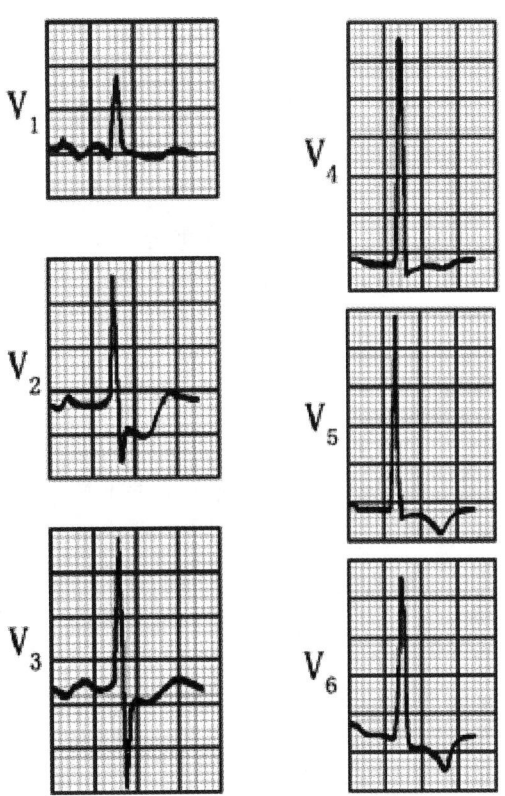

图 4-3-14 双侧心室肥大心电图

内膜,因此,心室复极过程是从心外膜开始向心内膜方向推进。当发生心肌缺血时,心电图上的T波可出现以下改变。

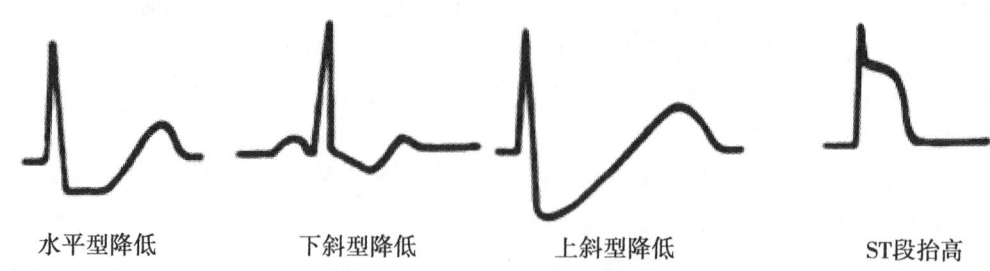

水平型降低　　　　下斜型降低　　　　上斜型降低　　　　ST段抬高

图 4-3-15　ST 段改变示意图

(1) T波高大直立：当心内膜下心肌缺血时,该处心肌复极速度较正常更慢,使原来存在的与心外膜复极向量相抗衡的心内膜复极向量减小或消失,致使 T 波向量增加,导致相应的心电图导联上出现高大直立的 T 波。例如下壁心内膜下缺血,下壁导联 Ⅱ、Ⅲ、aVF 可出现高大直立的 T 波；前壁心内膜下缺血,胸导联可出现高耸直立的 T 波。

(2) T波倒置：当心外膜下心肌缺血(包括透壁性心肌缺血),心外膜动作电位时程比正常时明显延长,从而引起心肌复极顺序的逆转,即心内膜开始先复极,膜外电位为正,而缺血的心外膜心肌尚未复极,膜外电位仍呈相对的负性,此时面向缺血区的导联记录出倒置的 T 波,故称 T 波倒置,甚至对称倒置。例如下壁心外膜下缺血,下壁导联 Ⅱ、Ⅲ、aVF 可出现倒置的 T 波；前壁心外膜下缺血,胸导联可出现 T 波倒置。由于这种对称倒置 T 波多在冠状动脉供血不足时出现,亦称冠状 T 波。

(3) T波低平或双向：当心脏双侧对称部位的心内膜下心肌均缺血,或心内膜和外膜下心肌同时缺血时,两种心电向量部分互相抵消,ECG 上可表现为 T 波低平、双向等。

2. ST 段改变(损伤型心电图改变)　当心肌持续缺血时,心肌细胞的除极速度则会减慢,表现为除极尚未结束时复极已经开始。当心内膜下心肌缺血时,ST 段下移 ≥ 0.05mV；当心外膜心肌缺血时,ST 段抬高 > 0.1 ~ 0.3mV。

(二) 临床意义

心肌缺血的心电图可仅仅表现为 ST 段改变或者 T 波改变,也可同时出现 ST-T 改变。临床上可发现约一半的冠心病患者在未发作心绞痛时,心电图可正常,而仅于心绞痛发作时记录到 ST-T 动态改变。约 10% 的冠心病患者在心绞痛发作时,心电图可正常或仅有轻度 ST-T 变化。

典型心绞痛发作时,面向缺血部位的导联常显示缺血型 ST 段压低(水平型或下斜型下移 ≥ 0.1mV) 和 / 或 T 波倒置。有些冠心病患者心电图可呈持续性 ST 改变(水平型或下斜型下移 ≥ 0.05mV) 和 / 或 T 波低平、负正双向和倒置,而于心绞痛发作时出现 ST-T 改变加重或伪性改善。冠心病患者心电图上出现倒置深尖、双肢对称的 T 波(称为冠状 T 波),反映心外膜下心肌缺血或有透壁性心肌缺血,这种 T 波改变亦见于心肌梗死患者。变异型心绞痛(冠状动脉痉挛为主要因素)多引起暂时性 ST 段抬高,并常伴有高耸 T 波和对应导联的 ST 段下移,这是急性严重心肌缺血表现,如 ST 段持续抬高,提示可能发生心肌梗死。

三、心肌梗死

绝大多数心肌梗死(myocardial infarction)是在冠状动脉粥样硬化的基础上引起的,是冠心病的严重类型。除临床表现外,心电图的特征性改变及其演变是诊断心肌梗死和病情判断的主要依据。

(一) 基本图形

冠状动脉发生闭塞后,随着时间的推移在心电图上可先后出现缺血、损伤和坏死 3 种类型的图形（图4-3-16）。各部分心肌接受不同冠状动脉分支的血液供应，因此，图形改变常具有明显的区域特点。心电图显示的电位变化是梗死后心肌多种心电变化综合的结果。

1. "缺血型"改变　当冠状动脉急性闭塞后，立即产生心肌缺血，心电图主要的变化是缺血性T波改变。表现为：①通常缺血最早出现在心内膜下肌层，因而，面向缺血区的导联出现高而直立的T波；若缺血发生在心外膜下肌层，则面向缺血区的导联出现T波倒置。②缺血使心肌复极时间延长，引起QT间期延长。

2. "损伤型"改变　随着缺血时间延长，缺血程度进一步加重，就会出现"损伤型"图形改变，主要表现为面向损伤心肌的导联出现ST段抬高，并与T波融合，形成弓背向上高于基线的单向曲线（mono-phasic curve）。一般来说损伤不会持久，要么恢复，要么进一步发生坏死。

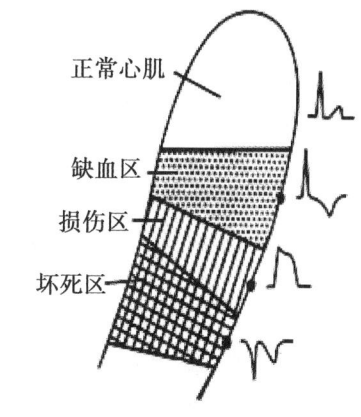

图4-3-16　心肌缺血、损伤、坏死心电图

3. "坏死型"改变　当心肌长时间严重缺血时，致使心肌细胞变性、坏死。坏死的心肌细胞丧失了电活动，该部位心肌不再产生心电向量，而正常健康心肌仍照常除极，致使产生一个与梗死部位相反的综合向量。心电图面向"坏死区"的主要改变表现为：出现异常Q波（时间≥0.04s，振幅≥1/4R）或者呈QS波。

临床上，当冠状动脉某一分支发生闭塞时，则受损伤部位的心肌发生坏死，直接置于坏死区的电极记录到异常Q波或QS波；靠近坏死区周围受损心肌呈损伤型改变，记录到ST段抬高；而外边受损较轻的心肌呈缺血型改变，记录到T波倒置。体表心电图导联可同时记录到心肌缺血、损伤和坏死的图形改变。因此，若上述3种改变同时存在，则急性心肌梗死的诊断基本确立。

（二）心肌梗死的图形演变及分期

急性心肌梗死发生后，心电图的变化随着心肌缺血、损伤、坏死的发展和恢复而呈现一定演变规律。根据心电图图形的演变过程和演变时间可分为超急性期、急性期、近期（亚急性期）和陈旧期（图4-3-17）。

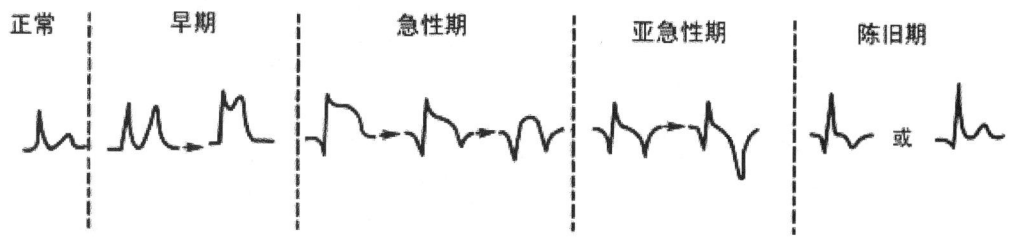

图4-3-17　心肌梗死的演变及分期

1. 超急性期（亦称超急性损伤期）　急性心肌梗死发生数分钟后，首先出现短暂的心内膜下心肌缺血，心电图上产生高大的T波，以后迅速出现ST段呈斜型抬高，与高耸直立T波相连。

由于急性损伤性阻滞，可见QRS振幅增高，并轻度增宽，但尚未出现异常Q波。这些表现仅持续数小时，临床上多因持续时间太短而不易记录到。此期若治疗及时而有效，有可能避免发展为心肌梗死或使已发生梗死的范围趋于缩小。

2. 急性期（充分发展期）　此期开始于梗死后数小时或数日，可持续到数周，心电图呈现一个演变过程。ST段呈弓背向上抬高，抬高显著者可形成单向曲线，继而逐渐下降；心肌坏死导致面向坏死区导联的R波振幅降低或丢失，出现异常Q波或QS波；T波由直立开始倒置，并逐渐加深。坏死型的 Q 波、损伤型的 ST 段抬高和缺血型的 T 波倒置在此期内可同时并存。

3．近期（亚急性期）　出现于梗死后数周至数月，此期以坏死及缺血图形为主要特征。抬高的 ST 段恢复至基线，缺血型 T 波由倒置较深逐渐变浅，坏死型 Q 波持续存在。

4．陈旧期（愈合期）　常出现在急性心肌梗死 3～6 个月之后或更久，ST 段和 T 波恢复正常或 T 波持续倒置、低平，趋于恒定不变，残留下坏死型的 Q 波。理论上异常 Q 波将持续存在终生，但随着瘢痕组织的缩小和周围心肌的代偿性肥大，其范围在数年后有可能明显缩小。小范围梗死的图形改变有可能变得很不典型，异常 Q 波甚至消失。

需要指出的是：近年来，急性心肌梗死的诊断和治疗手段已发生很大变化，通过对急性心肌梗死患者早期实施有效治疗（溶栓、抗栓或介入性治疗等），已显著缩短整个病程，并可改变急性心肌梗死的心电图表现，可不再呈现上述典型的演变过程。

（三）心肌梗死的定位诊断

一般根据异常 Q 波或 ST 段移位出现的导联来确定心肌梗死的部位（表 4-3-1，图 4-3-18）。

表 4-3-1　常见心肌梗死的定位诊断

部位	受累心电图导联
前间壁	V_1，V_2，V_3
局限前壁	V_3，V_4，V_5
前侧壁	V_5，V_6，V_7，Ⅰ avL
广泛前壁	V_1～V_5
下壁	Ⅱ，Ⅲ，avF
高侧壁	Ⅰ，avL，V_8
正后壁	V_7，V_8

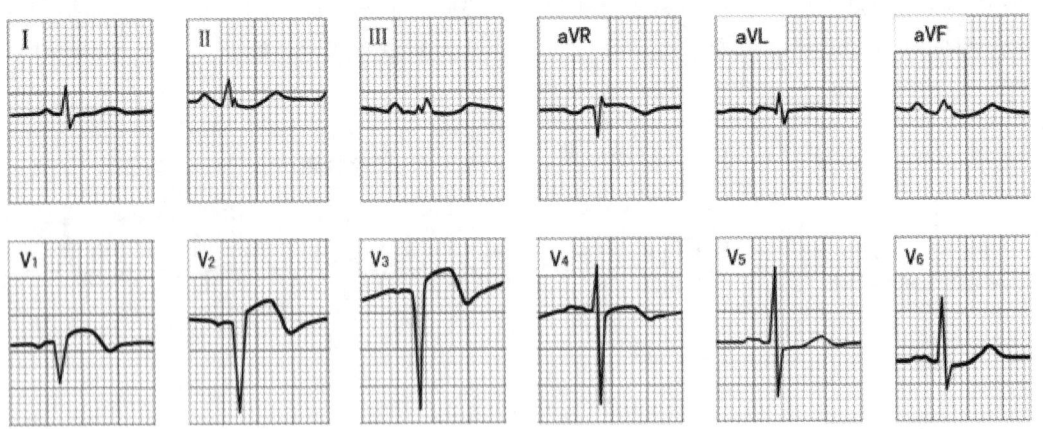

图 4-3-18　急性前间壁心肌梗死心电图

温馨提示

心肌梗死的定位诊断是护士执业资格考试的常见考点。

四、心律失常

正常心脏激动起源于窦房结，按一定顺序和时间依次下传至心房、房室结、左右束支及心室，激发相应部位产生激动。当各种原因引起心脏激动的起源或（和）传导异常，则引起心脏频率、节律、传导出现异常，称为心律失常（cardiac arrhythmia）。心电图是诊断心律失常最简单、较精确的方法。根据其发生机制，心律失常可分为三大类（表4-3-2）。为便于临床处理，心律失常又分为窦性心律失常、快速性心律失常、缓慢性心律失常三类。

表4-3-2 心律失常的分类

分类	心律失常
激动起源异常	窦性心律失常：指窦房结起搏点本身激动的程序与规律异常，如窦性心动过速、过缓、不齐、停搏等 异位心律：心脏激动全部或部分起源于窦房结以外的部位，包括：①被动性异位心律，如逸搏、逸搏心律等；②主动性异位心律，如期前收缩、阵发性心动过速、扑动与颤动等
激动传导异常	传导障碍：指激动于正常传导途径下传时发生传导延缓或传导中断，如窦房传导阻滞、房内传导阻滞、房室传导阻滞、室内传导阻滞等 异常传导途径：指激动通过房室之间的附加异常旁路下传，使部分心肌提前激动，如预激综合征
激动起源和传导异常	并行心律最常见

（一）窦性心律失常

正常心脏激动起源于窦房结，所形成的心脏节律称为窦性心律（sinus rhythm）。正常成人窦性心律心电图特征为：①P波呈圆钝波形，在Ⅰ、Ⅱ、aVF、$V_3 \sim V_6$ 直立，aVR倒置；②P-R间期 0.11~0.20s；③P波规则出现，频率为60~100次/分，新生儿130~150次/分，2~6岁儿童110~120次/分，6~8岁儿童70~100次/分；④P-P间期固定，同一导联中P-P间期差值应<0.12s（图4-3-19）。

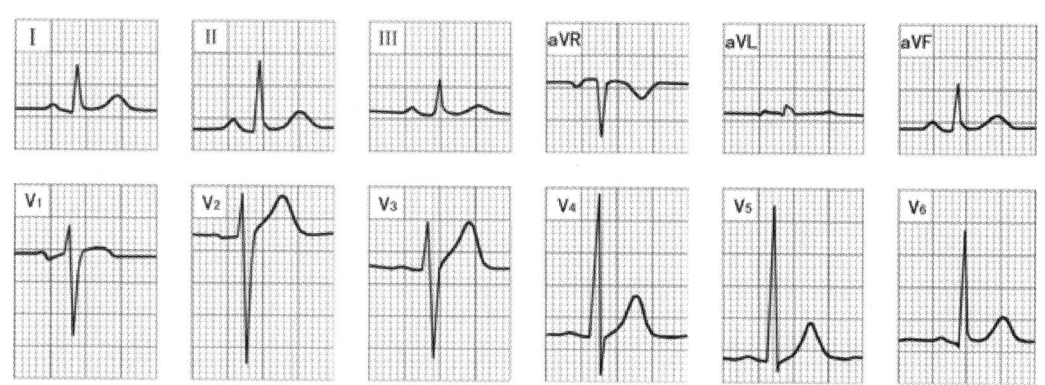

图4-3-19 正常心电图

在生理和病理情况下，窦房结激动形成异常或窦性激动传导异常，产生窦性心律失常：包括窦性心动过缓、窦性心动过速、窦性停搏和窦房传导阻滞等窦性心律失常。在各种类型的心律失常中，窦性心律失常的发生率占据第一位。

1. 窦性心动过速（sinus tachycardia） 正常人常见于运动后、情绪激动、吸烟、饮酒、喝浓茶、咖啡、药物（阿托品、麻黄素、肾上腺素等）等，病理情况多见于心肌炎、甲状腺功能亢进、贫血、急性失血、发热等。其心电图特征：①具有窦性心律的特点；②HR>100次/分（图4-3-20）。

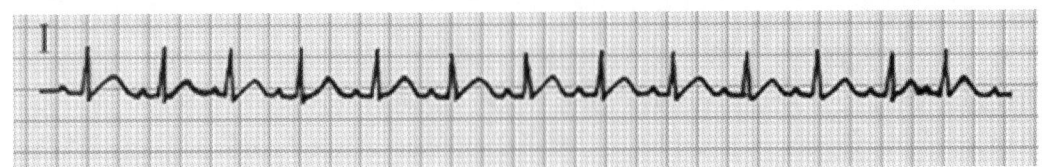

图 4-3-20　窦性心动过速心电图

2．窦性心动过缓（sinus bradycardia）　简称窦缓，常见于健康人，如运动员、睡眠状态、老年人，病理情况多见于冠心病、心肌炎、心肌病、颅内压增高、甲状腺功能低下、洋地黄中毒及应用 β- 受体阻滞剂（维拉帕米）等药物引起等。其心电图特征：①具有窦性心律的特点；② HR ＜ 60 次 / 分（图 4-3-21）。

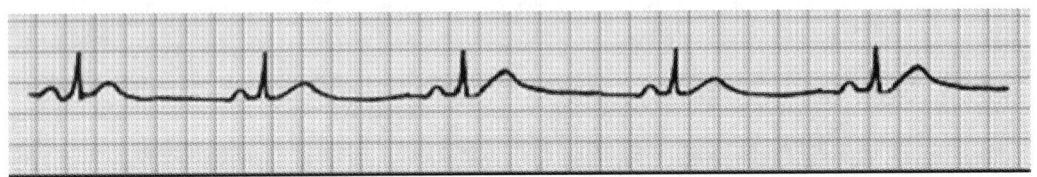

图 4-3-21　窦性心动过缓心电图

> **温馨提示**
>
> 着重注意窦性心电图特征及窦性心动过速、窦性心动过缓心电图特征。

3．窦性心律不齐（sinus arrhythmia）　窦性心律不齐是年轻人，尤其是心率减慢或迷走神经张力增高时常见的心律失常，可视为正常变异。常见于呼吸性窦性心律不齐，吸气时心动周期缩短，呼气时延长，屏住呼吸则无变化。比较少见的窦性心律不齐与呼吸无关，如自主神经功能失调、更年期综合征、器质性心脏病及洋地黄中毒等。其心电图特征：①具有窦性心律的特点；②同一导联上 2 个 P-P 间期差异≥ 0.12s（图 4-3-22）。

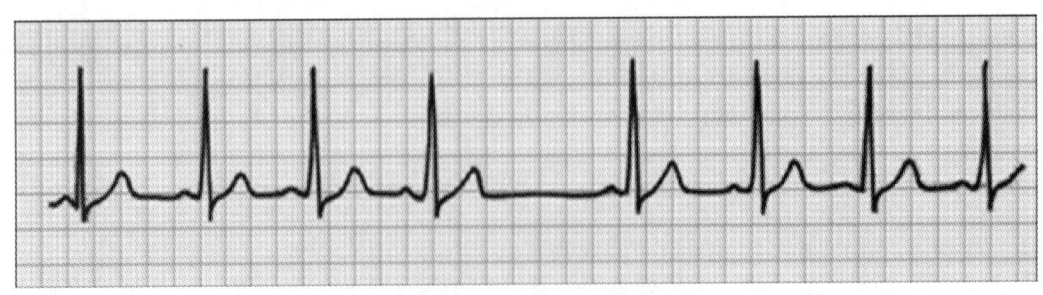

图 4-3-22　窦性心律不齐心电图

4．窦性静止或窦性停搏（sinus arrest）　是窦房结不能产生冲动，心电图上很长一段时间无 P 波。常见于急性心肌梗死、心肌炎、心肌病、迷走神经张力增高、洋地黄中毒等。其心电图特征：①具有窦性心律的特点；②在规则的 P-P 间期中突然没有 P 波，形成长 P-P 间期，且长 P-P

间期与正常P-P间期不成倍数关系（图4-3-23）。

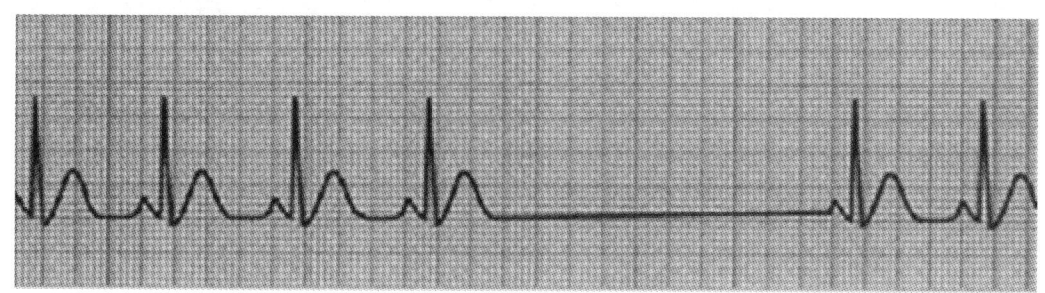

图4-3-23 窦性停搏心电图

5. 病窦综合征（sick sinus syndrome，SSS） 是由于窦房结及其周围组织的器质性病变致窦房结功能障碍而产生多种心律失常综合征。多见于冠心病、心肌炎、心肌病等。其心电图特征：①持续心动过缓，心率＜50次/分，且不易被阿托品等类药物纠正；②出现窦房阻滞和窦性停搏（图4-3-23）；③在显著的窦性心动过缓基础上，常出现室上性快速心律失常，如房性心动过速、心房扑动、心房颤动等，亦称为快-慢综合征（图4-3-24）。

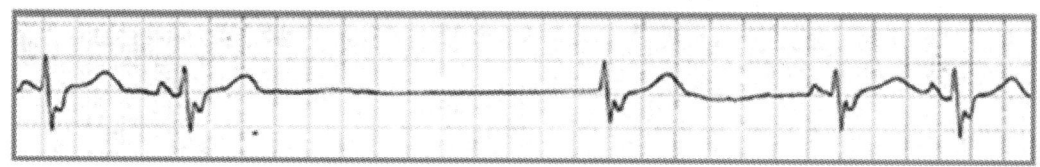

A．快-慢综合征心电图

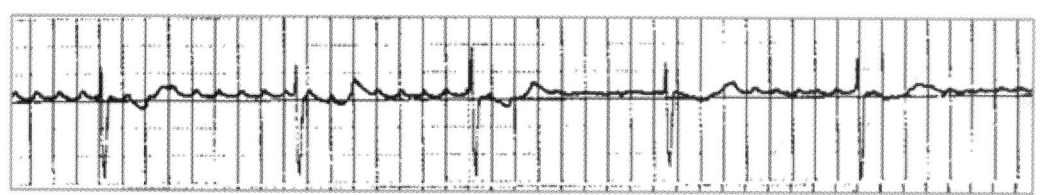

B．心房颤动伴缓慢心室率

图4-3-24 室口性快速心律失常

（二）异位心律

1. 期前收缩（permature contraction） 又称过早搏动，简称早搏，是临床上最常见的心律失常，由于异位起搏点提前发出冲动引起心脏提前搏动。根据异位起搏点的部位不同，分为房性、房室交界性和室性早搏，其中以室性早搏最多见。

期前收缩与其前正常搏动的间距称为联律间期（coupling interval），期前收缩之后的长间歇称为代偿间歇（compensatory pause）。①室性期前收缩的联律间期与代偿间歇之和恰好等于正常心动周期的2倍，称为代偿间期完全。②房性期前收缩的联律间期与代偿间歇之和小于正常心动周期的2倍，称为代偿间期不完全。③交界性期前收缩的联律间歇与代偿间歇多完全。

（1）期前收缩的心电图特征

1）房性期前收缩（premature atrial contraction）：①提前出现的P波形态与窦性P波略异；②提前出现的P波后的QRS波与窦性QRS波的形态相似；③P′-R间期≥0.12s；④有不完全的代偿间期（图4-3-25）。

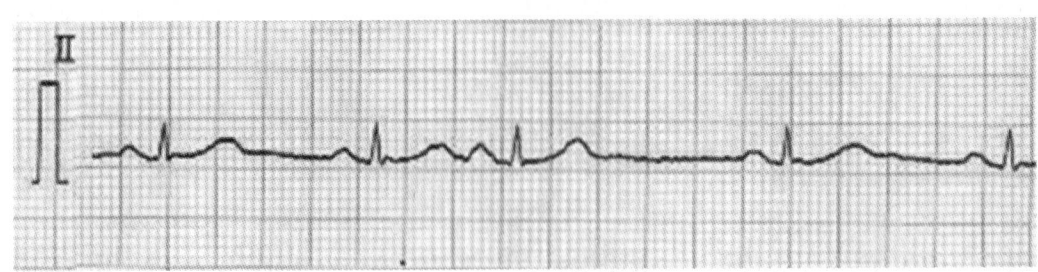

图 4-3-25　房性期前收缩心电图

2）交界性期前收缩：①提前出现的 QRS-T 波群，其形态与正常的窦性 QRS-T 波群基本相同；②在提前出现的 QRS-T 波群前、中、后可见逆行 P 波，且 P-R 间期 < 0.12s 或 P-R 间期 < 0.20s；③代偿间歇可完全（图 4-3-26）。

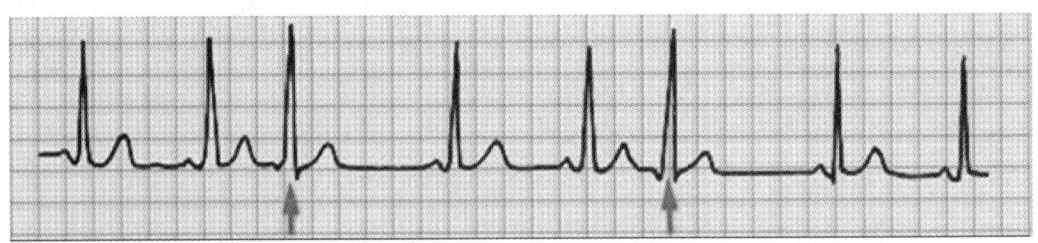

图 4-3-26　交界性期前收缩心电图

3）室性期前收缩（permature ventricular contraction）：①提前出现的 QRS 波宽大畸形，时间 ≥ 0.12s；②提前出现的 QRS 波前无提前出现的 P 波；③T 波宽大与 QRS 波主波方向相反；④有完全的代偿间歇（图 4-3-27）。

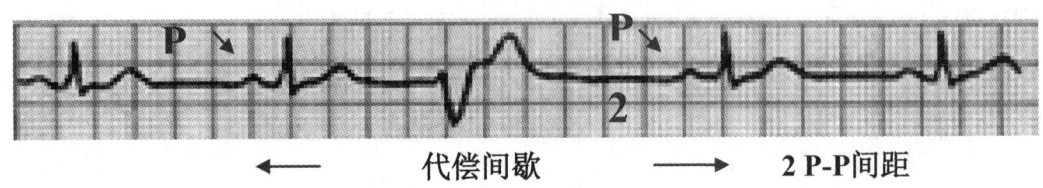

图 4-3-27　室性期前收缩心电图

如果室性期前收缩是由 2 个以上的心室异位起搏点引起者，称为多源性室性期前收缩。其心电图表现为在同一导联上提前出现的 QRS 波群具有多种形态（图 4-3-28）。

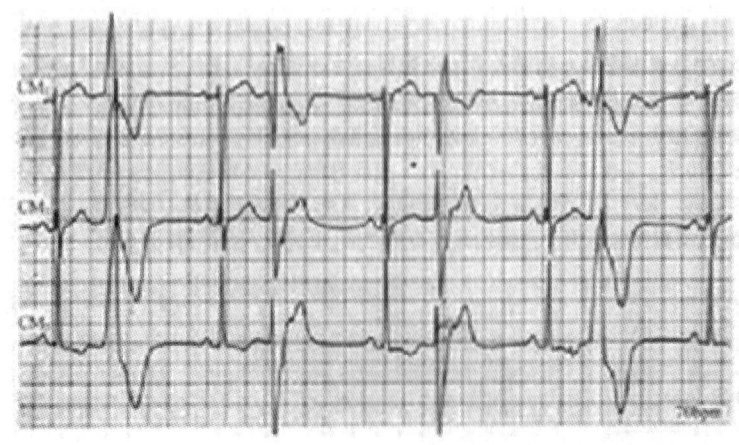

图 4-3-28　多源性室性期前收缩心电图

期前收缩如在每个正常心搏之后出现一次期前收缩，称为二联律（图4-3-29），每两个正常心搏之后出现一次期前收缩，称三联律（图4-3-30）。

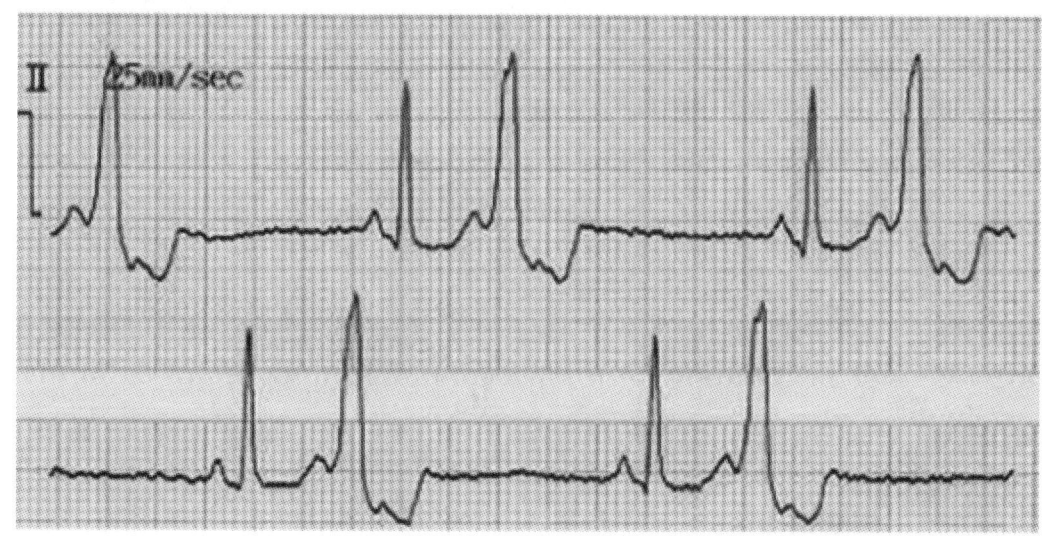

图 4-3-29 室性期前收缩二联律

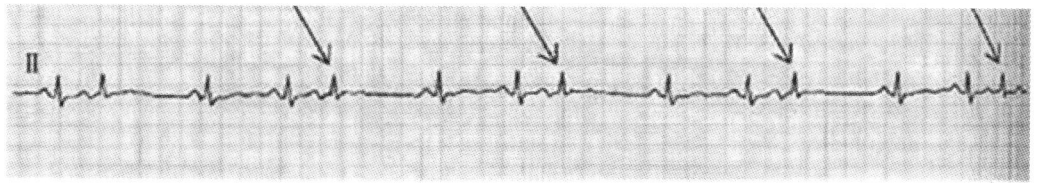

图 4-3-30 室性期前收缩三联律

期前收缩＞5次/分，称为频发期前收缩，期前收缩≤5次/分，称为偶发期前收缩。

（2）病因及临床意义：期前收缩常见于过度劳累、情绪激动、过量吸烟、饮酒、饮浓茶等生理状况。在病理状况下可见于冠心病、心肌病、风湿性心脏病、高血压性心脏病、心肌炎等，也可见于急性感染、心脏手术、麻醉、低温、体外循环、低血钾、洋地黄中毒等。

1）在心脏病的基础上出现的期前收缩大多数是病理性的，如风湿性心脏病、冠状动脉粥样硬化性心脏病、甲状腺功能亢进患者出现房性早搏多预示要发生心房颤动；急性心肌梗死、心肌炎急性期患者出现早搏，可能是发生严重心律失常的先兆；心功能不全者出现早搏，可增加猝死的危险性。

2）具有潜在危险的室性早搏：频发（＞5次/分）、多源性、成联律、成对室性早搏，或RonT性室性早搏多为病理性，且多为更严重心律失常的先兆（图4-3-31）。

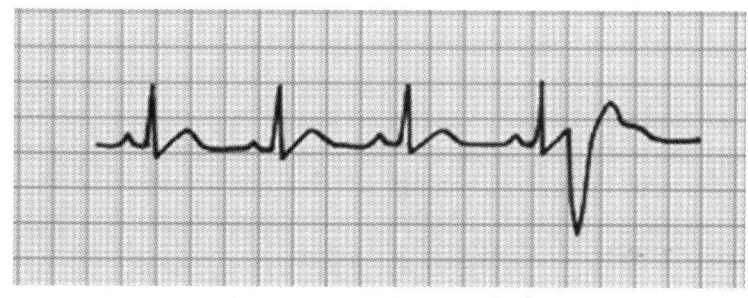

图 4-3-31 RonT 性室性早搏心电图

> 温馨提示
>
> 房性期前收缩和室性期前收缩的心电图特征是护士执业资格考试的常见考点。

2. 阵发性心动过速 由于心脏的异位起搏点自律性增高，连续出现 3 个或 3 个以上的早搏，称为阵发性心动过速（paroxysmal tachycardia）。临床特点为突然发作、突然终止，可持续数秒、数小时甚至数日，自动停止或经治疗后停止。根据异位起搏点的部位不同，分为房性、房室交界性和室性阵发性心动过速。在临床上前两种难以区别，统称为室上性阵发性心动过速，简称为室上速，后者简称为室速。

（1）阵发性室上性心动过过速（paroxysmal supraventricular tachycardia，PSVT）

1）心电图特征：①频率为 160～250 次/分，R-R 间期绝对规则；②QRS 波形态及时限正常（伴有室内差异性传导或原有束支传导阻滞者可增宽变形）；③P 波常不易辨认（P 波小或与 T 波重叠或埋于 QRS 波内）；④常有继发性 ST-T 改变（图 4-3-32）。

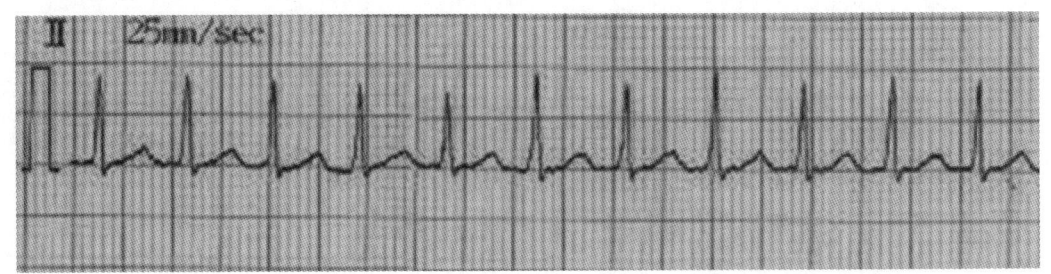

图 4-3-32　阵发性室上性心动过速心电图

2）病因及临床意义：阵发性室上性心动过速除见于情绪激动、过度劳累患者外，还见于风湿性心脏病、心肌梗死、甲状腺功能亢进等。期临床意义取决于基本病因、心率、持续时间等。无器质性心脏病者发生阵发性室上性心动过速时，一般不会引起严重的后果。但持久发作患者可出现头晕、心悸、胸闷、心绞痛，严重者发生晕厥、黑朦、心力衰竭、休克。

（2）室性阵发性心动过速（paroxysmal ventricular tachycardia，PVT）

1）心电图特征：①频率一般为 140～220 次/分，R-R 间期可不规则；②QRS 波宽大畸形，时限大于 0.12s；③常无 P 波，如能发现 P 波，则 P 波与 QRS 波无关，即有房室分离现象；④常伴有继发 ST-T 改变，T 波方向常与 QRS 波群主波方向相反；⑤偶尔心房激动夺获心室（QRS 波群提前出现，形似窦性心律）或发生室性融合波（QRS 波群形态介于窦性心律与室性异位心律之间），亦支持室性心动过速的诊断（图 4-3-33）。

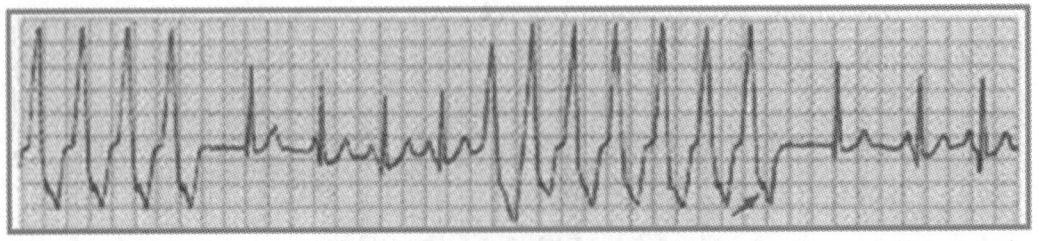

图 4-3-33　室性阵发性心动过速心电图

2）病因及临床意义：室性阵发性心动过速是一种严重的心率失常，最常见于严重器质性心脏病患者，如冠状动脉粥样硬化性心脏病、急性心肌梗死，其次如风湿性心脏病、心肌病、心肌炎、洋地黄中毒、电解质紊乱等患者，偶见于无器质性心脏患者。其临床症状的轻重与发作时心室率、发作持续时间长短、心脏原来的功能状况有关，常可发展为致命的心室扑动或心室颤动，对心脏功能影响严重，易发生低血压、心绞痛、呼吸困难、晕厥、抽搐、甚至猝死等症状。

PVT 与 PSVT 伴有室内差异传导的心电图表现相似，其鉴别见表 4-3-3。

表 4-3-3　PSVT 伴有室内差异传导与 PVT 鉴别要点

项目	PSVT 伴有室内差传	PVT
心室率（次/分）	160～250	140～220
规律性	绝对规则	轻度不规则
P 波与 QRS 波关系	1：1，偶 2：1 或 3：2	50% 房室分离或逆向 P 波
心室夺获	无	有，为诊断依据
室性融合波	无	有，为诊断依据
QRS 额面心电轴	常右偏	常左偏
刺激迷走神经	停止发作或无效	无效

3. 扑动与颤动（flutter and fibrillation）　当心脏异位起搏点发出极快而不规则的冲动，每分钟达 350～600 次，便形成扑动或颤动。

扑动：亦称震颤，是较阵发性心动过速频率更快的主动性异位律，节律规则而匀齐。可发生于心房或心室，分别称为心房扑动（atrial flutter）或心室扑动（ventricular flutter）。

颤动：亦称纤颤，是一种较阵发性心动过速和扑动更快且不规则的异位律。可发生于心房或心室，分别称为心房颤动（atrial fibrillation）或心室颤动（ventricular fibrillation）。

心房颤动是仅次于期前收缩的常见心律失常，远较心房扑动多见。心室扑动与颤动是极危重的心律失常。

（1）心房扑动与颤动

1）心电图特征

心房扑动：①P 波消失，代之以间距均匀、振幅相等、形状相似的 F 波（扑动波），频率 250～350 次/分；②QRS 波群与 F 波成某种固定的比例，心室律规则，最常见的比例为 2：1；有时比例关系不固定，则引起心室律不规则；③QRS 波形态一般正常（图 4-3-34）。

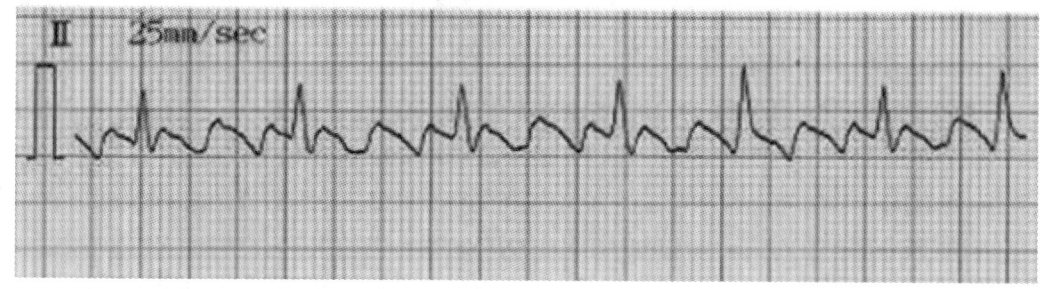

图 4-3-34　心房扑动心电图

心房颤动：①P 波消失，代之以大小不等、形态不一、间距振幅不规则的 f 波，频率 350～600 次/分；②QRS 波群间距绝对不规则，心室率通常在 100～160 次/分；③QRS 波形态一般正常（图 4-3-35）。

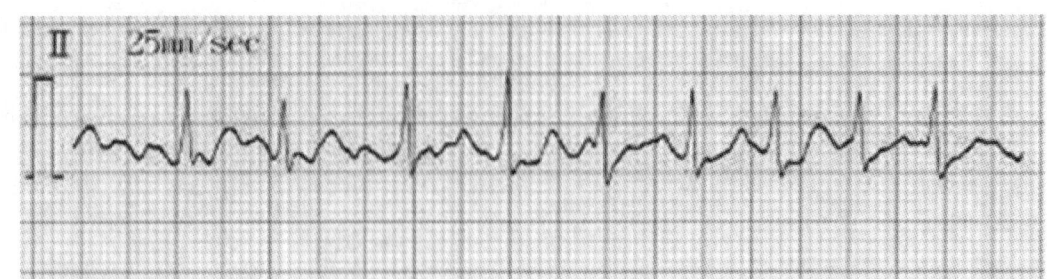

图 4-3-35 心房颤动心电图

2) 病因及临床意义：其病因基本相同，最常见于风湿性心脏病二尖瓣狭窄，其次有冠状动脉粥样硬化性心脏病、心肌病、高血压性心脏病、甲状腺功能亢进、洋地黄中毒等，心房颤动轻者仅有心悸、胸闷、乏力，严重者可发生心力衰竭、休克、晕厥及心绞痛，体检有"三个不一致"。

(2) 心室扑动与心室颤动

1) 心电图特征

心室扑动：① QRS-T 波群消失，代之以连续、相对规则、振幅较大的室扑波；② 频率为 250～300 次/分（图 4-3-36）。

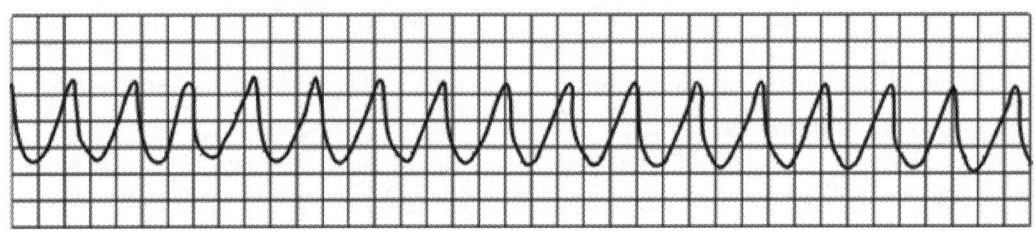

图 4-3-36 心室扑动心电图

心室颤动：① QRS-T 波群完全消失，代之为连续快速、大小不等、极不规则的室颤波；② 频率为 200～500 次/分（图 4-3-37）。

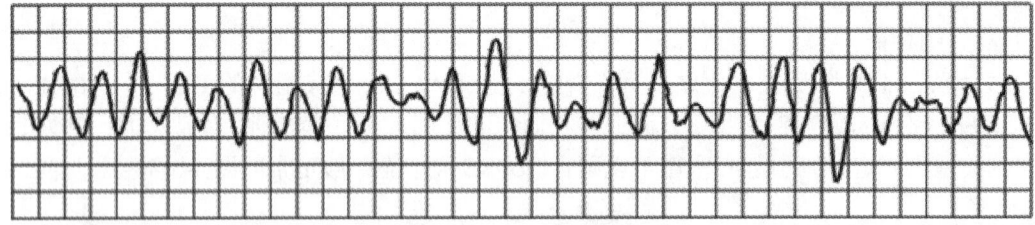

图 4-3-37 心室颤动心电图

2) 病因及临床意义：心室扑动与颤动在临床上多见于急性心肌梗死、心肌病、严重低血钾、洋地黄中毒以及胺碘酮、奎尼丁中毒等。心室扑动尤其是心室颤动，心室完全失去收缩能力，呈蠕动状态，相当于心室停搏，患者迅速出现意识丧失、呼吸停止、心音及大动脉搏动消失、血压无法测到，因此，是一种极为严重的致死性心律失常，应立即抢救。

温 馨 提 示

心房颤动、心室颤动心电图特征是护士执业资格考试的常见考点。

（三）缓慢性心律失常

1. 逸搏与逸搏心律（escape and escape rhythm） 当高位节律点发生病变或受到抑制而出现停搏或节律明显减慢时（如病态窦房结综合征），或者因传导障碍而不能下传时（如窦房或房室传导阻滞）、或其他原因造成长的间歇时（如期前收缩后的代偿间歇等），作为一种保护性措施，低位起搏点就会发出一个或一连串的冲动，激动心房或心室。仅发生1～2个称为逸搏（escape），连续3个以上称为逸搏心律（escape rhythrm）。

按发生的部位分为房性、房室交界性和室性逸搏，其QRS波群的特点与各相应的期前收缩相似，二者的差别是期前收缩属提前发生，为主动节律，而逸搏则在长间歇后出现，属被动节律。临床上以房室交界性逸搏最为多见（图4-3-38），室性逸搏次之，房性逸搏较少见。

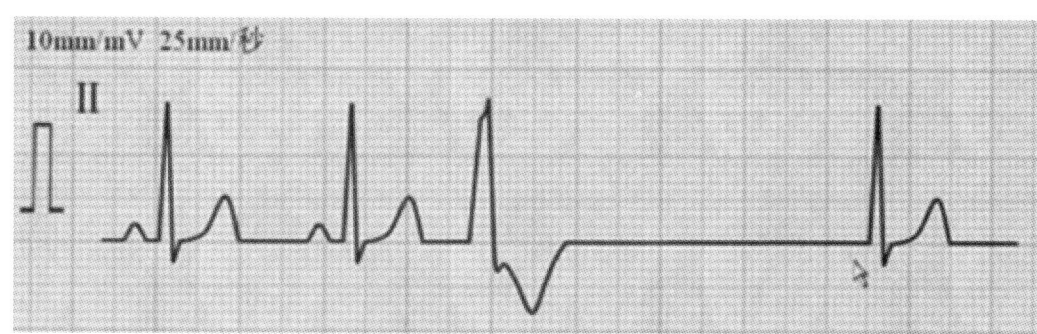

图4-3-38 房室交界性逸搏心电图

（1）心电图特征

1）房性逸搏心律：①长间歇后出现P′-QRS-T波群，符合房性期前收缩的特点；②房性逸搏连续出现3次或3次以上，表现为缓慢而略不整齐的节律，频率多为50～60次/分，称为房性逸搏心律（图4-3-39）。

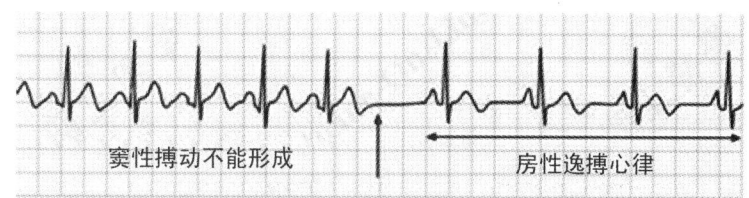

图4-3-39 房性逸搏心律心电图

2）交界性逸搏心律：是最常见的逸搏心律，见于窦性停搏以及三度房室传导阻滞等患者，其心电图特征：①长间歇后出现P′-QRS-T波群，符合交界性期前收缩的特点；②交界性逸搏连续出现3次或3次以上，表现为慢而整齐的节律，频率多为40～60次/分，称为交界性逸搏心律（图4-3-40）。

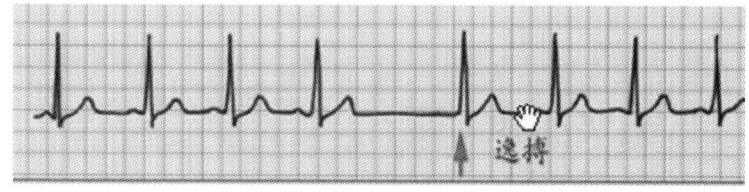

图4-3-40 交界房性逸搏心律心电图

3）室性逸搏心律：①长间歇后出现P′-QRS-T波群，符合室交界性期前收缩的特点；②室性逸搏连续出现3次或3次以上，表现为慢而略不整齐的节律，频率多为20～40次/分，称为室性逸搏心律（图4-3-41）。若心室率小于20次/分，则称为室性自主心律。

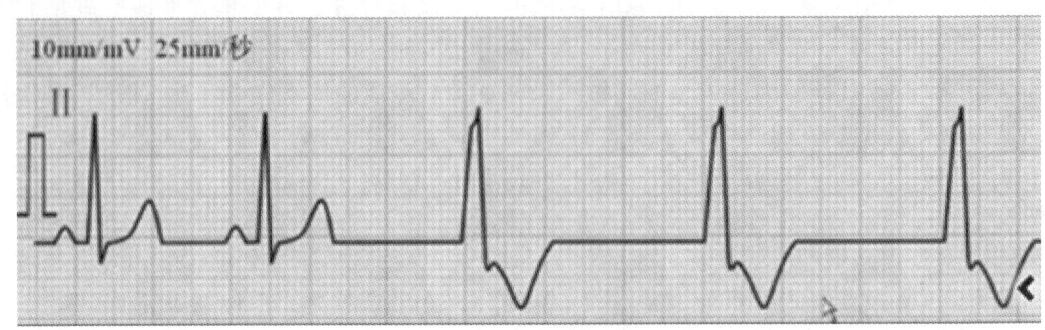

图4-3-41 室性逸搏心律心电图

（2）病因及临床意义：临床上以房室交界性逸搏最为多见，室性逸搏次之，房性逸搏较少见。逸搏与逸搏心律一般不会单独存在，多在严重的窦性心动过缓、显著的窦性心律不齐、Ⅱ度以上方窦房或房室传导阻滞、期前收缩的长间歇后或连续房性期前收缩未下传的情况伴发。一般多由器质性心脏病的基础，若节律过慢，则出现头晕、心悸等供血不足的表现。

2. 房室传导阻滞（atrioventricular block，AVB） 房室传导阻滞是指窦性冲动从心房传入心室过程中受到不同程度的阻滞，是最常见的一种传导阻滞。根据阻滞的程度分为3度：一度为传导时间延长；二度是心房的冲动仅部分下传心室；三度是心房的冲动完全下传心室。因此，一度和二度又称为不完全性房室传导阻滞，三度称为完全性房室传导阻滞。其中二度房室传导阻滞又分为Ⅰ型（文氏现象或莫氏Ⅰ型）和Ⅱ型（莫氏Ⅱ型），Ⅱ型易发展成完全性房室传导阻滞。

（1）心电图特征

1）一度房室传导阻滞：①P-R间期延长≥0.20s；②每个P波后均有QRS波群（图4-3-42）。

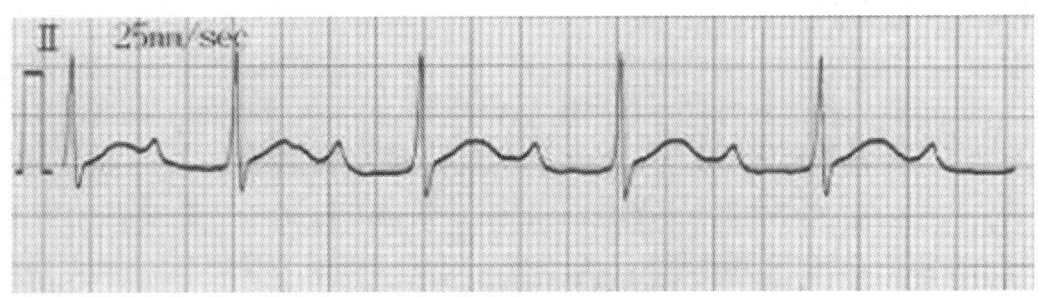

图4-3-42 一度房室传导阻滞心电图

2）二度房室传导阻滞

二度Ⅰ型房室传导阻滞：亦称莫氏Ⅰ型（Mobitz Ⅰ）。心电图表现为：①P-R间期逐渐延长，然后出现漏搏（无QRS波），之后P-R间期又由短逐渐延长直至再次出现漏搏，如此周而复始，又称为文氏（Wenckebach）现象；②QRS波群时间、形态一般正常（图4-3-43）。

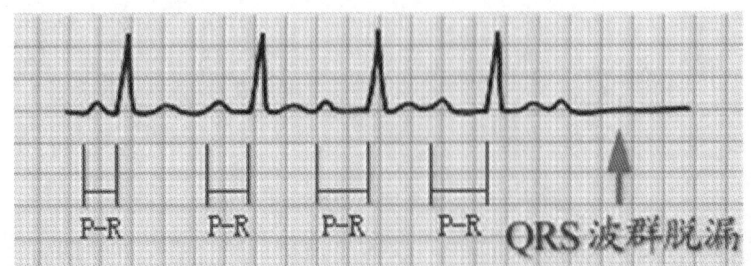

图4-3-43 二度Ⅰ型房室传导阻滞心电图

二度Ⅱ型房室传导阻滞：亦称莫氏Ⅱ型（MobitzⅡ）。心电图表现为：①有QRS波漏博，无P-R间期延长的现象，其比值常为2∶1或3∶1漏博；②P-R间期固定不变（图4-3-44）。

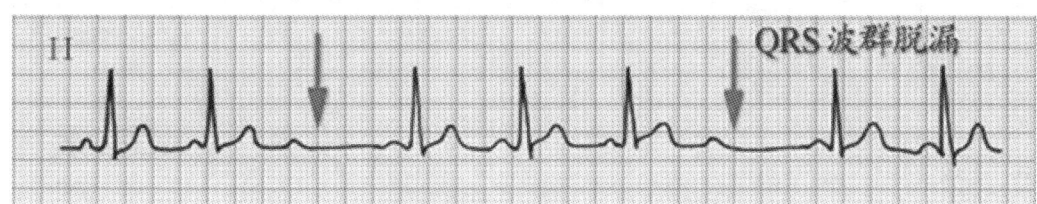

图 4-3-44　二度Ⅱ型房室传导阻滞心电图

3）三度房室传导阻滞：①P波与QRS波群无关；②P波频率大于QRS波频率；③QRS波群形态可正常或宽大畸形（图4-3-45）。

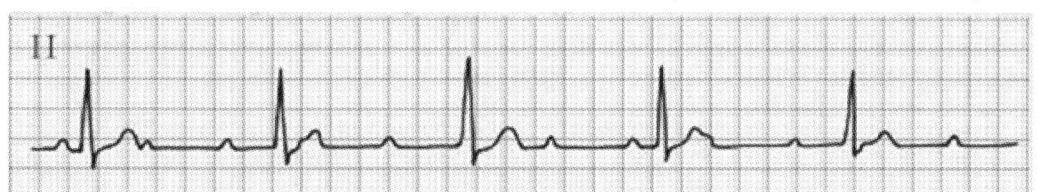

图 4-3-45　三度房室传导阻滞心电图

（2）病因及临床意义：一度或二度Ⅰ型房室传导阻滞与迷走神经张力增高有关，可见于正常人。二度Ⅱ型或三度房室传导阻滞多见于急性心肌梗死、心肌炎、心肌病、先天性心脏病、高血压等，亦可见于药物中毒（洋地黄）、电解质紊乱、心脏手术、甲状腺功能低下等。一般阻滞部位越低，阻滞程度越重、危险越大。

> **温 馨 提 示**
>
> 弄清楚三种房室传导阻滞心电图特征。

3．束支与分支阻滞

（1）右束支阻滞（right bundle branch block，RBBB）的心电图特征：①QRS波群时间≥0.12s，称为完全性右束支传导阻滞；若QRS波群时间＜0.12s，称为不完全性右束支传导阻滞。②QRS波群形态改变：V_1、V_2导联QRS波群呈rsR′型或M形，是最有特征性的改变；V_5、V_6、Ⅰ导联出现宽而粗钝的S波，其时限≥0.04s；aVR导联呈QR型，其R波宽而有切迹。③继发性ST-T改变：V_1、V_2导联ST段压低，T波倒置，Ⅰ、V_5、V_6导联ST段抬高，T波直立（图4-3-46）。

（2）左束支传导阻滞（left bundle branch block，LBBB）的心电图特征：①QRS波群时间≥0.12s，称为完全性左束支传导阻滞；若QRS波群时间＜0.12s，称为不完全性左束支传导阻滞。②V_1、V_2导联呈rS波（其r波极小，S波明显加深增宽）或呈宽而深的QS波；Ⅰ、aVL、V_5、V_6导联R波增宽，顶峰粗钝或有切迹；③Ⅰ、V_5、V_6导联q波一般消失；④V_5、V_6导联室壁激动时间（R峰时间）＞0.06s；⑤ST-T方向与QRS主波方向相反（图4-3-47）。

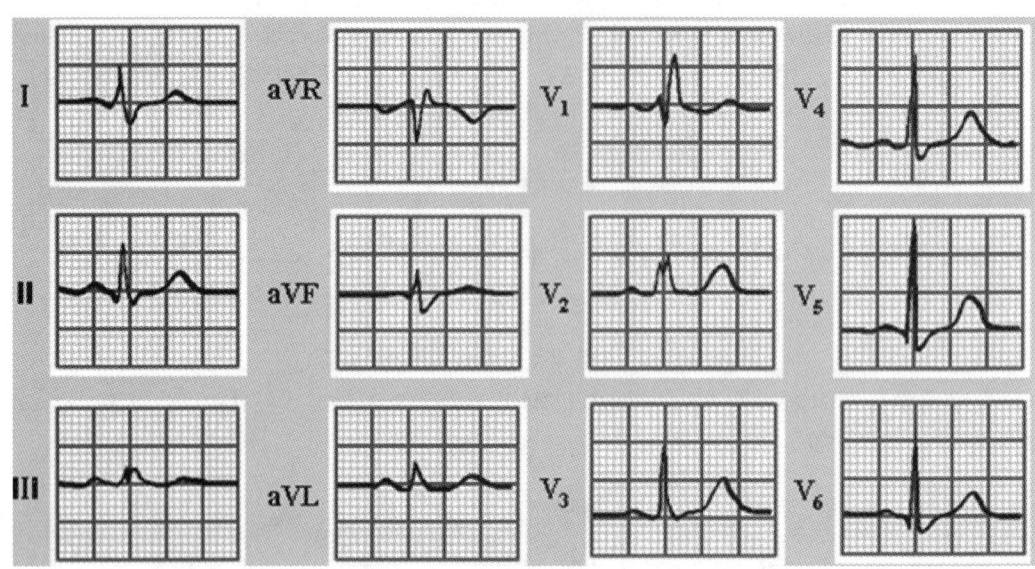

图 4-3-46　完全性右束支传导阻滞心电图

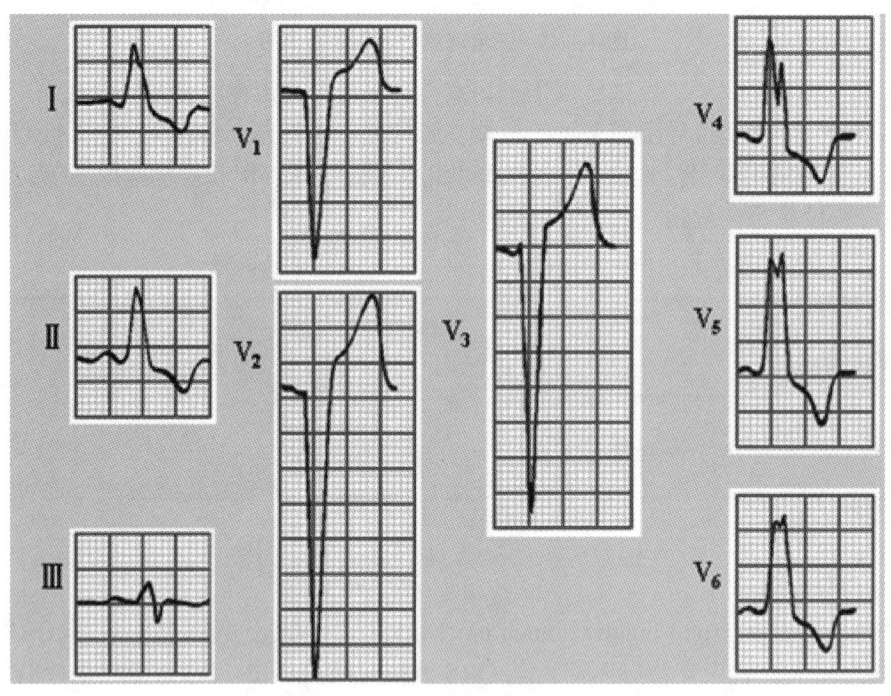

图 4-3-47　完全性左束支传导阻滞心电图

（3）左前分支阻滞（left anterior fascicular block，LAFB）其心电图表现：①心电轴显著左偏（-30°～90°），以≥-45°有较肯定的诊断价值；②Ⅱ、Ⅲ、aVF 导联 QRS 波呈 rS 型，Ⅲ导联 S 波大于Ⅱ导联 S 波；Ⅰ、aVL 导联呈 qR 型，aVL 导联的 R 波大于Ⅰ导联的 R 波；③QRS 时间轻度延长，但一般＜0.12s（图 4-3-48）。

（4）左后分支阻滞（left posterior fascicular block，LPFB）其心电图表现：①心电轴右偏（+90°～+180°，以＞+120°有较肯定的诊断价值；②Ⅰ、aVL 导联 QRS 波呈 rS 型，Ⅲ、aVF 导联呈 qR 型，且 q 波时限＜0.025s；Ⅲ导联 R 波大于Ⅱ导联 R 波；③QRS 时间一般＜0.12s（图 4-3-49）。

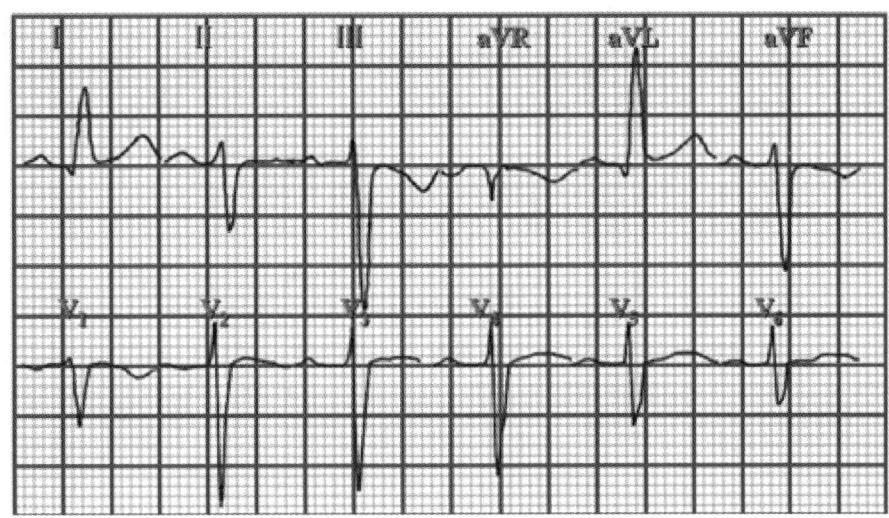

图 4-3-48　左前分支阻滞心电图

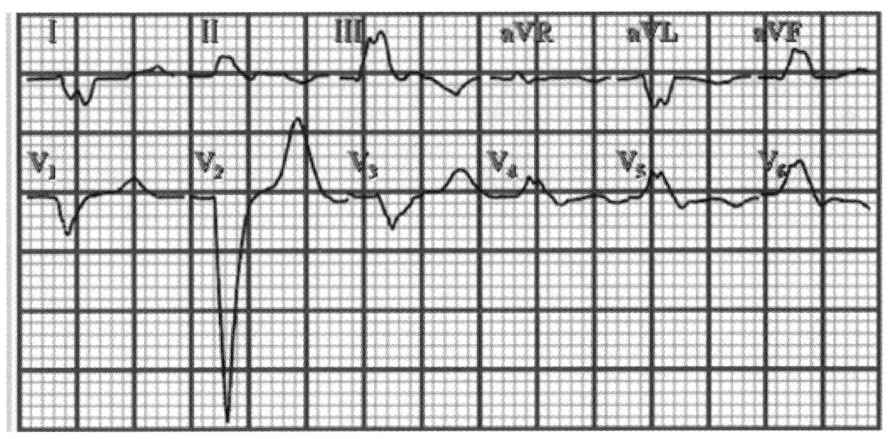

图 4-3-49　左后分支阻滞心电图

(四) 预激综合征

预激综合征 (per-excitation syndrome) 是由于房室结之间存在异常的传导组织，使心房冲动提早到达心室的某一部分，使其提早搏动。其典型心电图特征为：① P-R 间期 < 0.12s；②某些导联的 QRS 波群时间 ≥ 0.12s，且起始部分粗钝，形成预激波或 δ (delta) 波；③有继发性 ST 段改变，T 波与 QRS 波群主波方向相反（图 4-3-50）。

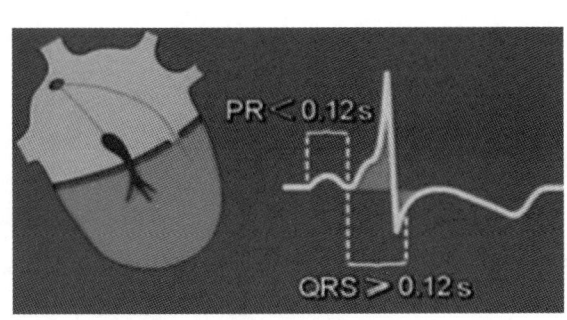

A．预激综合征示意心电图

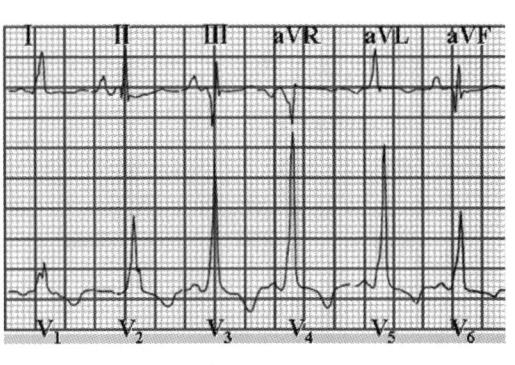

B．预激综合征心电图

图 4-3-50　预激综合征

预激综合征大多发生在没有器质性心脏病的健康人,其主要危害可引发房室折返性心动过速,如合并心房颤动,还可引起快速的心室率,甚至发生心室颤动。近年来,采用导管射频消融术可彻底根治预激综合征。

五、起搏心电图

佩戴人工起搏器患者的心电图为起搏心电图,起搏心电图是判断起搏器功能正常与否的重要手段,它对治疗严重心动过缓具有重要作用。识别和分析起搏心电图的第一步是辨认起搏信号(脉冲信号)。心电图表现为一条垂直于基线的急陡电位偏移(有人称为"钉状"信号),代表起搏器释放出的电压,它的时限很短,振幅和形态种类差别很大,其后紧跟着心房或心室激动波。

1. 心室起搏心电图 其心电图特征为:①脉冲后紧跟着宽大畸形 QRS 波群(时间>0.12s);②T 波方向与 QRS 波主波方向相反。右心室起搏的特征为:QRS 波群呈左束支传导阻滞型图形,因右室除极早于左室。左心室起搏的特征为:QRS 波群呈右束支传导阻滞型图形,因左室除极早于右室(图 4-3-51)。

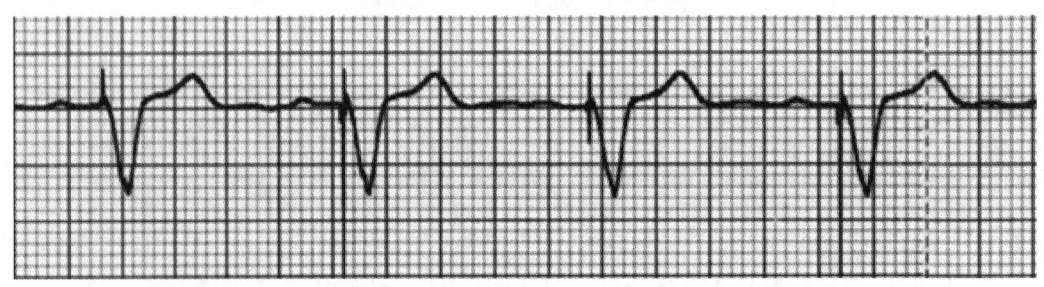

图 4-3-51 室性起搏心电图

2. 心房起搏心电图 其心电图特征为:脉冲后紧随心房应激的畸形 P 波群,后随 P-R 间期和正常的 QRS-T 顺序波(图 4-3-52)。

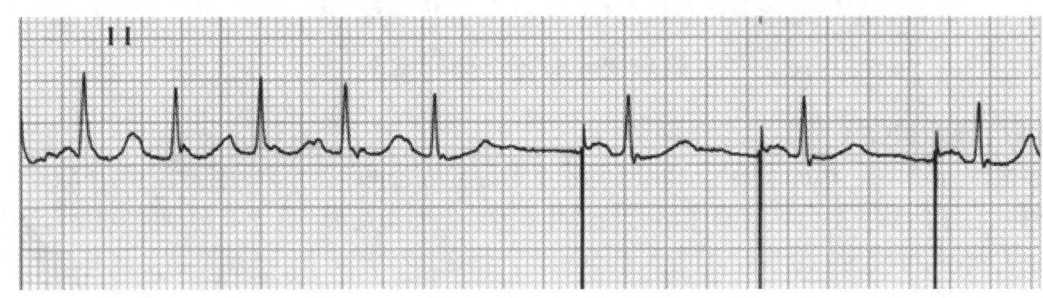

图 4-3-52 心房起搏心电图

六、药物和电解质紊乱对心电图的影响

(一)药物影响

1. 洋地黄类药物

(1)洋地黄效应(digitalis effect)或作用的心电图特征:① ST-T 改变:在以 R 波为主的导联上,先出现 T 波低平、负正双向或倒置,伴有 ST 段下斜型压低,ST 段与 T 波融合呈"鱼钩型";② QT 间期缩短。上述心电图表现常为已经接受洋地黄治疗的标志,即所谓洋地黄效应(图 4-3-53)。

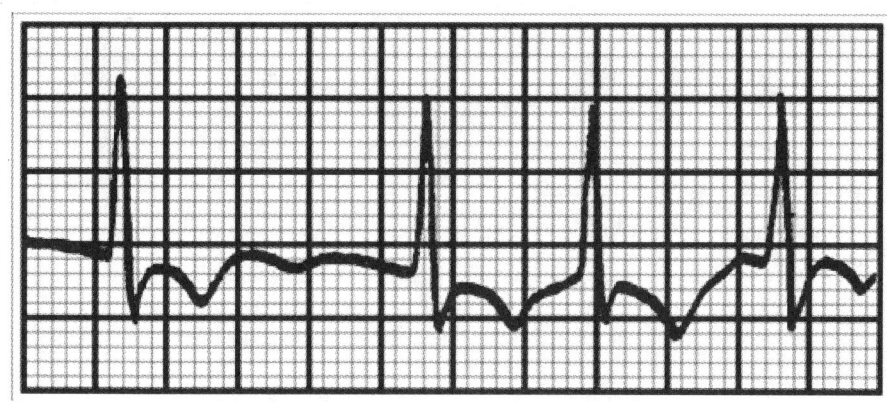

图 4-3-53　洋地黄效应心电图

（2）洋地黄中毒（digitalis toxicity）：洋地黄中毒患者可出现各种心律失常、胃肠道症状和神经系统症状，但以出现各种心律失常最为常见，如室性期前收缩（尤其是二联律或三联律）、多源性室性期前收缩、房室传导阻滞等，严重时可出现室性心动过速，甚至心室颤动。

2．奎尼丁　奎尼丁属 IA 类抗心律失常药物，并且对心电图有较明显作用。

（1）奎尼丁治疗剂量时的心电图表现：①Q-T 间期延长；②T 波低平或倒置；③U 波增高；④P 波稍宽可有切迹，P-R 间期稍延长。

（2）奎尼丁中毒时的心电图表现：①Q-T 间期明显延长；②QRS 时限明显延长（用药过程中，QRS 时限不应超过原来的 25%，如达到 50% 应立即停药）；③各种程度的房室传导阻滞，以及窦性心动过缓、窦性静止或窦房阻滞；④各种室性心律失常，严重时发生扭转型室性心动过速，甚至心室颤动引起晕厥和猝死。

（二）电解质紊乱

电解质紊乱（electrolytes disturbance）是指血清电解质浓度的增高与降低，无论增高或降低，都会影响心肌的除极与复极及激动传导异常，并可反映在心电图上。需要强调的是，心电图虽有助于电解质紊乱的诊断，但由于受其他因素的影响，心电图改变与血清中电解质水平并不完全一致。如同时存在各种电解质紊乱时又可互相影响，加重或抵消心电图改变。故应密切结合病史和临床表现进行判断。

1．高血钾（hyperkalemia）　心电图特征为：①T 波高尖，基底变窄，两支对称，呈"帐篷状"，在 Ⅱ、Ⅲ、V_2、V_3、V_4 最明显，此为高钾血症时最早出现和最常见的心电图变化；②QRS 波时限增宽，P 波低平，严重者 P 波消失，出现"窦室传导"；③ST 段下降；④出现各种心律失常，如窦性心动过缓、交界性心律、传导阻滞、窦性静止，严重者出现室性心动过速、心室颤动（图 4-3-54）。高血钾时引起的心电图变化示意图（图 4-3-55），不同血钾浓度的心电图特点（表 4-3-4）。

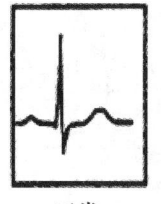 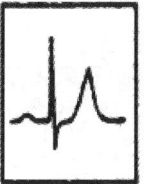 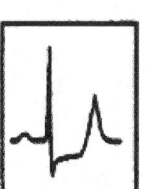 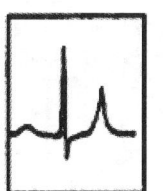 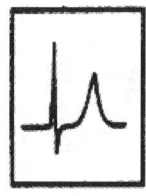 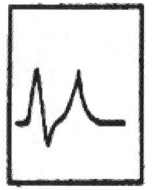

正常　　T波高尖　　ST段压低　　P-R延长 P波增宽低平　　P波消失　　QRS增宽与T波融合

图 4-3-54　高血钾：随血钾水平逐渐升高降低引起的心电图变化示意图

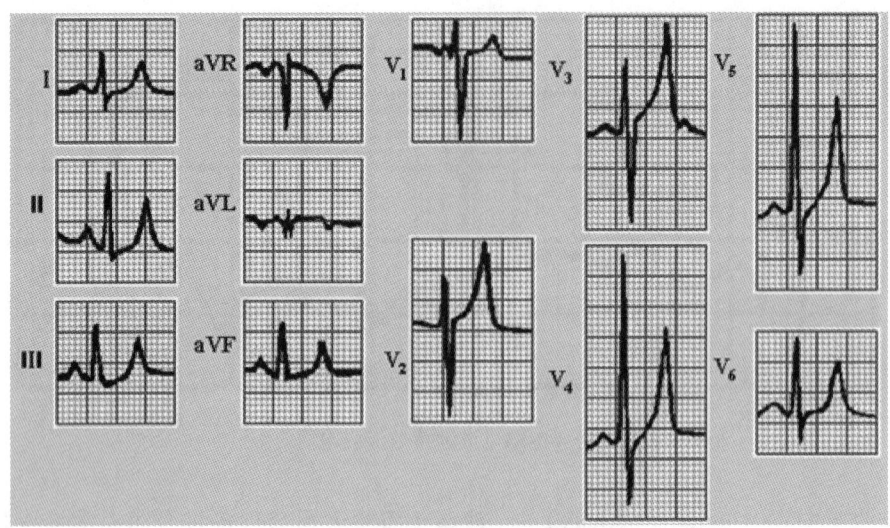

图 4-3-55 高钾血症心电图

表 4-3-4 不同血钾浓度的心电图特点

血钾浓度	心电图特点
>5.5mmol/L	T 波高耸,呈"帐篷状",Q-T 间期缩短
>6.5mmol/L	T 波继续增高,QRS 波群开始增宽
>7.0mmol/L	P 波增宽,P-R 间期延长,QRS 波群继续开始增宽
>8.5mmol/L	P 波可消失,QRS 波群明显增宽,ST 段压低,可出现交界性心律
>12.0mmol/L	心室过速、心室颤动、心室停搏

2. 低血钾(hypokalemia)心电图特征为:①ST-T 段变化,即 T 波降低、平坦或倒置,ST 段压低≥0.5mV;②U 波增高,可高达 0.1mV 或超过同一导联上 T 波的振幅,出现 T-U 融合呈双峰状;③Q-T 间期一般正常或轻度延长;④出现各种心律失常,以房性心动过速、室性异位搏动及室性心动过速、室内传导阻滞、房室传导阻滞等常见(图 4-3-56)。低血钾时引起的心电图变化示意图见图 4-3-57。

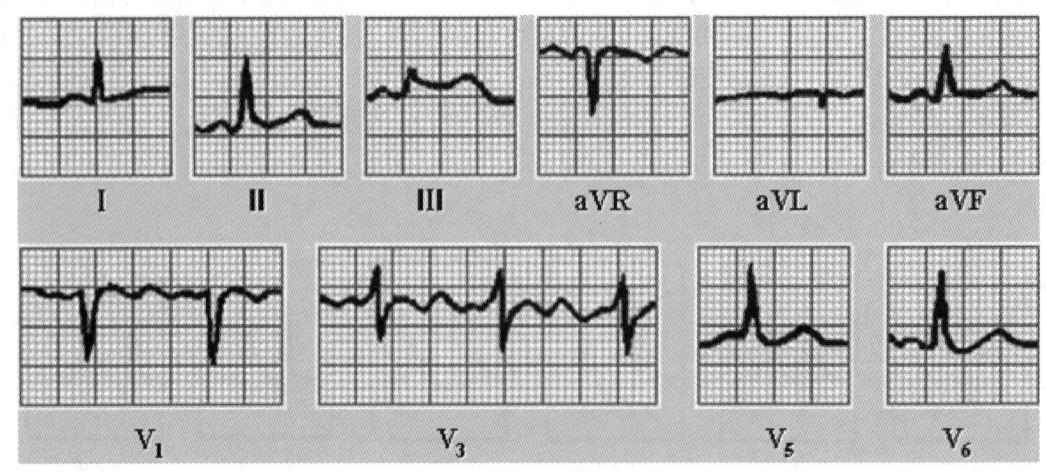

图 4-3-56 低钾血症心电图

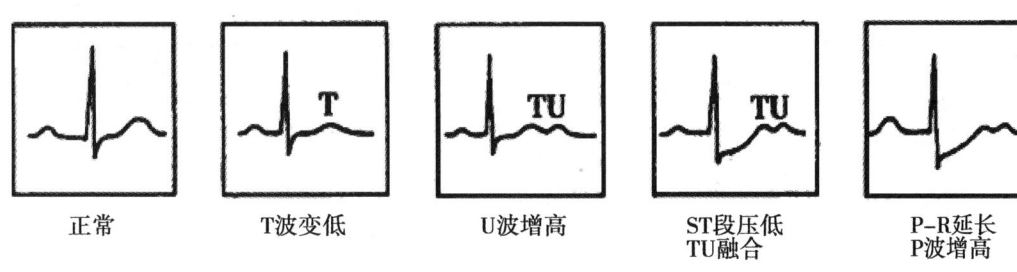

图 4-3-57　低血钾：随血钾水平逐渐降低引起的心电图变化示意图

3．低钙血症　正常血清钙浓度为 2.25～2.58mmol/L。当血钙浓度低于 2.25mmol/L 时，称为低钙血症。其心电图特征为：①ST 段平坦、延长，致使 Q-T 间期延长；②直立 T 波变窄、低平或倒置；③一般很少发生心律失常。

4．高钙血症　当血钙浓度高于 2.58mmol/L 时，称为高钙血症。其心电图特征为：①ST 段缩短或消失；②Q-T 间期缩短；③少数可见 U 波增高，T 波低平或倒置；④严重高血钙（例如快速静注钙剂时），可发生窦性静止、窦房阻滞、室性期前收缩、阵发性室性心动过速等。

 **护士执业资格考试模拟**

1．下列不是窦性心律心电图特点的是（　　）
A．P 波在 Ⅱ 导联直立　　　　　　B．P 波在 aVR 导联倒置
C．P 波在 V_5 导联直立　　　　　　D．P-R 间期为 0.12～0.20s
E．P 波在 aVF 导联倒置

2．房性期前收缩心电图特征中，下列描述正确的是（　　）
A．P 波提早出现，形态与窦性 P 波相同　　　　B．P-R 间期大于 0.20s
C．期前收缩的代偿间歇多不完全
D．QRS 波群形态与正常窦性心律的形态不同
E．房性期前收缩的 P 波后可无 QRS 波群

3．风湿性心脏病二尖瓣狭窄出现心房纤颤时的心电图表现是（　　）
A．P 波消失，代之以大小、形态不一的 f 波　　　B．P 波消失，代之以锯齿状 F 波
C．P 波变窄，P 波宽度 < 0.12s　　　　　　　　D．二尖瓣型 P 波，P 波宽度 > 0.12s
E．P 波提早出现，形态与窦性不同

4．关于室性期前收缩的心电图表现，叙述正确的是（　　）
A．提前出现的 QRS 波宽大畸形　　B．T 波与 QRS 主波方向相同
C．QRS 波群前出现倒 P 波　　　　D．代偿间歇不完全　　　　E．室性融合波

5．女性，45 岁。阵发性心悸 3 年，每次发作突然，持续数分钟至 1h 不等。本次发作时心率为 195 次 / 分，心律齐，心电图检查示：QRS 波形态正常，P 波不易辨认。该患者可诊断为（　　）
A．心房颤动　　　　　　　B．窦性心动过速　　　　　　C．室上性心动过速
D．室性心动过速　　　　　E．心室颤动

病例分析

患者，男性，32岁。因自数脉搏发现早搏1天就诊。患者于1天前无意中自数脉搏发现频发早搏，频率每分钟1～8次不等，与活动、饮食无关，无心悸、胸闷、胸痛，日常生活不受限制，进食、睡眠正常。二便正常。既往体健。护理体检：T 36.8℃，P 82次/分，R 20次/分，BP 110/70mmHg。一般状况无异常，浅表淋巴结无肿大，巩膜无黄染。心界不大，心律不齐，闻及早搏，心音有力，各瓣膜听诊区未闻及杂音。肺部腹部无异常。心电图提示为"频发性室性早搏二联律"。

问题：1. 何为频发性早搏？
2. 何为二联律？
3. 请描述室性早搏的心电图特征。
4. 结合病情分析该患者出现室性早搏的原因。

项目三　心电监护

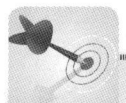

任务目标

通过本章内容的学习，学生应能：
1. 说出心电监护的作用、临床监护范围、分类及使用时的注意事项。
2. 会使用心电监护仪，熟练掌握其操作流程，并能判定心电监护指标有无异常。

一、基本概念

心电监护是监测心脏电活动的一种手段。普通心电图只能简单观察描记心电图当时短暂的心电活动情况。而心电监护则是通过显示屏连续观察监测心脏电活动情况的一种无创的监测方法，可适时观察病情，提供可靠的、有价值的心电活动指标，并指导实时处理，因此，对于有心电活动异常的患者，如急性心肌梗死、各种心律失常等有重要的使用价值。

心电监护仪（图4-3-58）是医院实用的精密医学仪器，能同时监护患者的动态心电

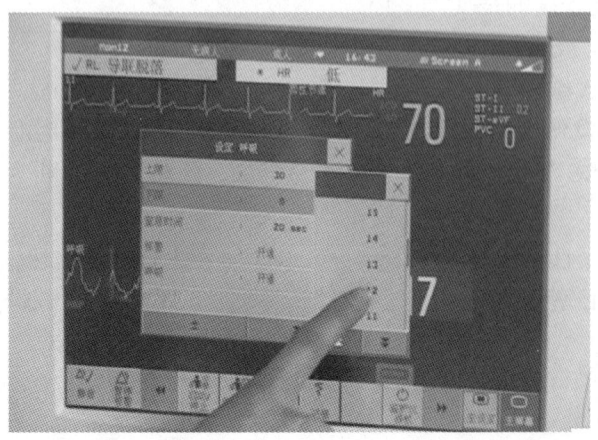

图4-3-58　心电监护

图形（一般为五联导心电图）、呼吸、体温、血压（分无创和有创）、血氧饱和度、脉率等生理参数。可存储400组无创血压数据及测量血压时的心率值、体温、呼吸率、血氧饱和度，并可列表查看；高精度的无创血压测量模块，精度高、重复性好；独特的血氧饱和测量装置，可保证血氧饱和度值和脉率测量更准确；另有丰富的报警上、下限设置功能。

二、心电监护仪的意义及作用

监护仪是一种以测量和控制患者生理参数，并可与已知设定值进行比较，如超标可发出警报的装置或系统。

监护仪与监护诊断仪器不同，它必须24h连续监护患者的生理参数，检出变化趋势，指出临危情况，供医生应急处理和进行治疗，使并发症减到最少，以及达到缓解并消除病情的目的。监护仪的用途除测量和监护生理参数外，还包括监视和处理用药及手术前后的状况。

三、心电监护仪的临床应用范围

手术中、手术后、外伤护理、冠心病、危重患者、新生儿、早产儿及分娩室等。

四、监护仪分类

1. 根据结构分为四类　便携式监护仪（图4-3-59）、插件式监护仪、遥测监护仪及24小时动态心电图（Holter）心电监护仪。

2. 根据功能分为三类　床边监护仪、中央监护仪及离院监护仪（遥测监护仪）。

（1）床边监护仪：是设置在病床边与患者连接在一起的仪器，能够对患者的各种生理参数或某些状态进行连续的监测，予以显示报警或记录，它也可与中央监护仪构成一个整体来进行工作。

（2）中央监护仪：又称中央系统监护仪，它是由主监护仪和若干床边监护仪组成的，通过主监护仪可以控制各床边监护仪的工作，对多个被监护对象的情况进行同时监护，它的一个重要任务是完成对各种异常的生理参数和病历的自动记录。

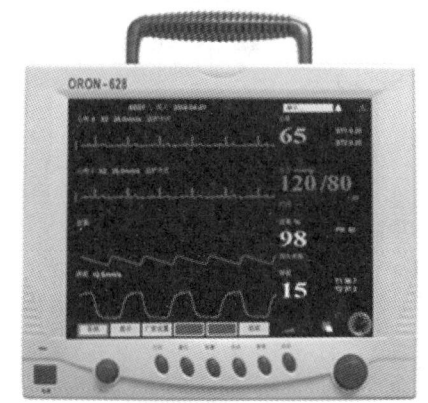

图4-3-59　便携式监护仪

（3）离院监护仪（遥测监护仪）：是患者可以随身携带的小型电子监护仪，可以在医院内外对患者的某种生理参数进行连续监护，供医生进行非实时性的检查。

五、监护生理参数的观察指标

1. 心电图　是心电监护仪器最基本的监护项目之一，使用时应注意：①定时观察并记录心率和心律。②观察是否有P波，P波的形态、高度和宽度如何。③测量P-R间期、Q-T间期。④观察QRS波形是否正常，有无"漏搏"。⑤观察T波是否正常。⑥注意有无异常波形出现。

2. 心率　是指心脏每分钟搏动的次数。健康成年人在安静状态下，平均心率为75次/分，正常范围为60～100次/分。

监护仪心率报警范围：低限为20～100次/分，高限为80～240次/分。

3. 呼吸　是指监护患者的呼吸频率。平静呼吸时，新生儿40～60次/分，成人16～20次/分。呼吸监护有两种测量方式：热敏式和阻抗式。

（1）热敏式呼吸测量：是用热敏电阻放在鼻孔处，当气流通过热敏电阻时，热敏电阻受到流动气流的热交换，电阻值发生改变，从而测得呼吸的频率。

(2) 阻抗式呼吸测量：根据人体呼吸运动时胸壁肌肉张弛运动，胸廓交替变化而设计的。监护测量中，呼吸阻抗电极与心电电极合用，即用心电电极同时监测心电信号和呼吸阻抗。

4. 有创血压　是指监护患者的中心静脉压、左房内压、心输出量和心脏漂浮导管。

5. 无创血压监护　采用柯氏音检测法，用充气袖带阻断肱动脉，在阻端压力下降的过程中会出现一系列不同音调的声音，根据音调和时间可以判断收缩压和舒张压，即为柯氏音。

监护时，用传声器作为传感器，当袖带压力高于收缩压时，血管被压扁，袖带下的血液停止流动，传声器无信号。当传声器测到第一柯式音时，袖带对应的压力为收缩压。然后传声器再测柯式音从减音阶段到无声阶段，袖带对应的压力为舒张压。

6. 心输出量　是衡量心功能的重要指标，在某些病理条件下，心输出量降低，使肌体营养供应不足。

7. 体温　反应机体新陈代谢的结果，是机体进行正常功能活动的条件之一。身体内部的温度称"体核温度"，反映头部或躯干状况，一般从口、腋、直肠测量，口腔为 36.3～37.2℃，腋下为 36～37℃，直肠为 36.5～37.7℃。

8. 脉搏　是动脉血管随心脏舒缩而周期性搏动的现象。

光电容积式脉搏测量是监护测量中最普遍的，传感器由光源和光电变换器两部分组成，它夹在患者指尖或耳郭上。

9. 血气监护　主要是指动脉血氧分压（PO_2）、二氧化碳分压（PCO_2）和血氧饱和度（SPO_2）。

六、操作流程

项目	操作流程
评估	1. 评估病情、生命体征、意识状态、皮肤情况等 2. 确定是否使用心电监护，并检查心电监护仪的性能及导线连接是否正常
准备	1. 要求：着装整齐、洗手、戴口罩 2. 备物：心电监护仪、心电血压插件连接导线、电极片 3～5 片、生理盐水棉球（75% 乙醇）、配套的血压袖带
操作要点	1. 连接心电监护仪电源 2. 协助患者取平卧或半卧位，松解衣扣，注意保暖 3. 用生理盐水棉球（75% 乙醇）清洁患者胸部贴电极处皮肤 4. 连接导联线：如为三导，电极片放置位置： 　　　　白色（RA）→右锁骨中线下 0.5cm 处 　　　　黑色（LA）→左锁骨中线下 0.5cm 处 　　　　红色（LL）→左侧肋弓处 　　如为五导，电极片放置位置为： 　　　　白色（RA）→右锁骨中线下 0.5cm 处 　　　　黑色（LA）→左锁骨中线下 0.5cm 处 　　　　红色（LL）→左侧肋弓处 　　　　绿色（RL）→右侧肋弓处 　　　　棕色（V）→心前区 $V_{1～6}$ 任何位置 5. 连接血压袖带：使被测肢体与心脏处于同一水平，伸肘并稍外展，将袖带平整地缠于上臂中部，松紧以能放入一到两指为宜，袖带下缘应距肘窝 2～3cm 6. 连接经皮血氧饱和度探头于患者指（趾）端，使感应区对准指（趾）甲 7. 打开电源开关 8. 选择合适导联调节心电图波形振幅至标准，根据患者心率、血压，调节报警上、下限，登记生命体征单或特护单 9. 协助患者取舒适卧位，整理床单位，说明注意事项

续表

项目	操作流程
撤机	1．核对医嘱 2．推治疗车至病房，核对，解释 3．关机，撤除导联线、血压袖带及血氧饱和度探头 4．清洁患者皮肤，协助其取舒适卧位，整理床单位
注意事项	1．电极片每天更换一次 2．血压袖带至少每班更换测量肢体 3．血压袖带与血氧饱和度探头分别连接于不同肢体 4．使用中的心电监护仪每天用软布蘸75%乙醇擦洗

七、心电监护时的注意事项

（一）心电监护时的注意事项

1．取出心电导联线，将导联线的插头凸面对准主机前面板上的"心电"插孔的凹槽，插入即可。

2．心电导联线带有5个电极头的另一端与被测人体进行连接，正确连接的步骤有：

（1）将人体的5个具体位置用电极片上的砂片擦试，然后用75%乙醇进行测量部位表面清洁，目的是清除人体皮肤上的角质层和汗渍，防止电极片接触不良。

（2）将心电导联线的电极头与5个电极片上的电极扣扣好。

（3）乙醇挥发干净后，将5个电极片贴到清洁后的具体位置上使其接触可靠，不致脱落。

（4）将导联线上的衣襟夹夹在病床固定好。并叮嘱患者和医护人员不要拉扯电极线和导联线。

3．请务必连接好地线，这将对波形的正常显示起到非常重要的作用。

（二）血氧监护时的注意事项

1．血氧探头的插头和主机面板"血氧"插孔一定要插接到位。否则有可能造成无法采集血氧信息，不能显示血氧值及脉搏值。

2．要求患者指甲不能过长，不能有任何染色物、污垢或是灰指甲。如果血氧监测很长一段时间后，患者手指会感到不适，应更换另一个手指进行监护。

3．患者和医护人员也不应碰撞及拉扯探头和导线，以防损坏而影响使用。

4．血氧探头放置位置应与测血压手臂分开，因为在测血压时会阻断血流，而此时测不出血氧，且屏幕显示"血氧探头脱落"字样。

（三）血压监护时的注意事项

血压袖带与患者的连接在成人、儿童和新生儿是有区别的，必须使用不同规格的袖带，这里仅以成人为例。

1．袖带展开后应缠绕在患者肘关节上1~2cm处，松紧程度以能够插入1~2指为宜。过松可能会导致测压偏高，过紧可能会导致测压偏低，同时会使患者不舒适，影响患者手臂血压恢复。袖带的导管应放在肱动脉处，且导管应在中指的延长线上。

2．手臂应和人的心脏保持平齐，血压袖带充气时应嘱患者不要讲话或乱动。

3．测压时，手臂上袖带的位置应和心脏保持平齐，患者不要讲话或乱动。

4．测压手臂不宜同时用来测量体温，会影响体温数值的准确性。

5．测压手臂不应输液或有恶性创伤，否则会造成血液回流或伤口出血。

6．一般而言，第一次测压值只做为参考。

（四）体温监护时的注意事项

1．体温探头正常情况是夹紧于患者腋下，若是昏迷危重者，则可用胶布将探头粘贴牢固。夹得过松，会使测的数值偏低。

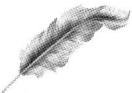

2．因为体温传感器通过金属表面的热传导实现体表温度测量，所以一定要使探头的金属面与皮肤接触良好，且在5分钟后可得到稳定的体表温度。

（五）外接电源的注意事项

1．配电盒质地应优良可靠，插接应牢靠。以免出现插头接触不良，使主机不能正常工作，甚至造成主机电源损坏。

2．供电线路要求：交流电 220V±10%（不能把 380V 接入配电盒）。以电源供应不间断、稳定为原则。

（六）地线连接的注意事项

地线连接时，应把带有铜片套的一端接在主机后面板的接地端子上（方法是旋开接地端子旋钮帽，把铜片套套上，然后旋紧钮帽）。地线另一端带有夹子，请夹在建筑设施的公共接地端（自来水管、暖气片等与大地直接相通的地方）。切不可随便把地线夹在与接地无关的病床或其他金属上，否则如同没有连接地线。如果不接地线或地线连接不良，可能会对心电波形干扰较大，同时可能对仪器操作人的人身安全带来伤害。

项目四　心电图的描记、分析和临床应用

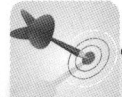

任务目标

通过本章内容的学习，学生应能：
1．能初步分析心电图。
2．说明心电图检查的临床应用价值。

一、心电图的操作要求

1．环境要求　①室内保持温暖，以免因寒冷而引起肌电干扰；②检查床不宜过窄，以免机体紧张而引起肌电干扰；③使用交流电源的心电图机必须接地线；④心电图机旁不要摆放其他电器等。

2．患者准备　①检查前按申请单核对姓名；②受检者休息片刻，取平卧位进行检查，除急症外一般避免于饱餐后或吸烟后检查；③简要向受检者说明心电图检查对人体无害，也无痛苦，嘱其四肢平放，肌肉松弛，记录过程中不能移动四肢及躯体，必要时需屏气记录胸导联。

3．皮肤处理　将受检者两手腕曲侧腕关节上方约 3cm 处及两内踝上约 7cm 处，涂抹导电胶或盐水，也可用乙醇仔细拭净皮肤上的油脂，以消除皮肤阻力，减少位差的发生。

4．电极安置　分别将导联电极按规定连接于肢体和胸部。其中肢体导联线较长，末端接电极板处有颜色标记：红色电极接右上肢；黄色电极接左上肢；绿色电极接左下肢；黑色电极接右下肢。这样即可记录出 6 个肢导联的心电图。胸导联线相对较短，导线末端接电极处的颜色排列依次为红、黄、绿、褐、黑、紫，通常分别代表 $V_1 \sim V_6$ 导联。但它们亦可任意记录各胸前导联心电图，关键取决于其电极安放的相应部位。要特别注意防止左、右上肢接错。

5．描记心电图

（1）接通电源及地线（当使用蓄电池或充电电源时，可不用地线），如有外部交流电干扰，

可按下抗交流电干扰键（HUM）。但尽量不要使用该键，更不要同时使用去肌颤滤波（EMG），否则会使心电图波幅下降，导致心电图波形失真。

（2）一般选择走纸速度 25mm/s，标准灵敏度 1mV=10mm（即输入 1mV 电压时，描笔偏转 10mm 幅度）。记录笔应调节在记录纸的中心线上。在记录过程中，如果某些导联心电图电压太高超出图纸范围，可选择标准灵敏度 1mV=5mm。

（3）导联切换。依次记录 Ⅰ、Ⅱ、Ⅲ、aVR、aVL、aVF 及 $V_1 \sim V_6$ 导联心电图，婴幼儿可做 9 个导联（肢导联 6 个，胸导联 V_1、V_3、V_5）。除心律不齐适当加长 V_1 或 Ⅱ 导联外，一般各导联记录 3～5 个心室波即可。如见有急性下壁心肌梗死图形，应及时加做右胸导联（$V_{3R} \sim V_{5R}$）及 $V_7 \sim V_9$ 导联。

（4）如记录中遇基线不稳及干扰时，应检查导联线与心电图机的连接或电极是否松脱。还要注意胸部电极不能吸附太紧以及吸附时间太久，以免损伤皮肤。

（5）心电图记录结束后，要立即在心电图纸的前部注明收件者的姓名、性别、年龄、记录时间（年、月、日、小时甚至分钟）、病区及床号等，同时标记各导联（如电压减半时需注明）。

6. 减少或消除伪差　凡不是由于心脏电激动而发生的心电图改变，都称为伪差。常见的原因有：①周围环境有交流电用电设备或仪器；②肌肉震颤；③患者在描记心电图时，移动身体或呼吸不平稳；④导联线连接错误、松脱或断离；⑤电极板生锈、不清洁或皮肤准备不当，导致电极板与皮肤接触不良；⑥地线接触不良；⑦心电图仪器陈旧老化等。

二、心电图的分析步骤

1. 一般浏览　确认定标电压、走纸速度、有无导联记录或标记错误，判断和排除伪差或干扰（如肌肉震颤、基线漂移、交流电干扰等）。

2. 判断心脏位置　主要通过心电轴偏移的度数及是否有钟向转位大致判断心脏在胸腔中的位置。

3. 确定主导心律　寻找并分析 P 波的形态和出现规律，确定主导心律是否为窦性心律。若不是窦性心律，应分析是哪一种异位心律起主导作用。然后，分别测量心房率、心室率。

4. 分析 P 波与 QRS 波群及相互关系　注意各导联 P 波和 QRS 波群的形态、时间、电压变化，并通过 P 波与 QRS 波群的出现顺序，P-R 间期的时间及是否固定等判断有无心律失常。

5. 观察 ST-T 改变及改变类型　主要观察 ST 段的移位情况和移位形态，T 波的形态改变，以及出现改变的导联及导联数量。

6. 得出结论　根据测算结果，系统而重点地列出心电图特征，至少应考虑心脏在心律、传导、房室肥大和心肌四个方面有无异常。然后紧密结合病史、临床表现及其他检查资料，得出具体、明确的心电图诊断。对诊断结果，最好看是否与临床资料相符合，并提出适当的解释。

三、心电图的临床应用

心电图的主要应用范围包括以下几方面：①分析与鉴别各种心律失常；②查明各种原因所引起的心肌病变，尤其是对心肌梗死的定位、定性、定期的诊断具有极其重要的临床价值；③反映心房、心室肥大的情况，对各种心脏疾病的诊断提供有价值的资料；④客观地判断某些药物在应用中对心肌影响的程度，以及对心律失常治疗的效果，为临床用药的决策提供依据；⑤为其他疾病和电解质紊乱的辅助诊断提供依据，如心包炎、血钙和血钾的过低或过高；⑥心电图和心电监护还广泛应用于手术麻醉以及各种危重患者的抢救。

但是，心电图的某些改变并无特异性，同样的心电图改变可见于多种心脏病；某些较轻的心脏病或疾病早期，心电图是正常的。因此，心电图在临床应用中有其局限性，必须结合临床资料方能做出正确的诊断。

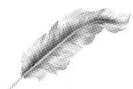

实训六 心电图检查

【操作流程】

操作准备
1. 操作者准备：护士着装整洁，洗手、戴口罩，手要温暖
2. 物品准备：心电图机、生理盐水、棉签、心电图纸、分规等
3. 环境准备：安静、温暖、光线充足，能保护隐私

操作流程

一、心电图的描记方法
1. 被检查方面的准备
（1）在进行描记心电图前，嘱被检查者静卧数分钟，摘下手表、手机等电器，以免受干扰
（2）被检查者一般采取卧位，宜用木床。如在铁床上做，应注意绝缘，使身体不与其他任何金属导电体接触，可在床上垫上橡皮或塑料布，亦不能与墙壁和地面接触，以免受到干扰
（3）四肢及胸前安放电极的部位，要将皮肤擦洗干净，并涂上导电液体，保持皮肤与电极良好接触及导电性能
2. 心电图机的操作步骤
（1）接好地线，以防交流电干扰并保障患者安全
（2）接好心电图导联
1）肢导联：右上肢红色，左上肢黄色，左下肢绿色，右下肢黑色
2）胸导联：$V_1 \sim V_6$分别置于胸相应部位
（3）接通交流电源：打开电源开关，将导联变换器转至"零"点，预热1～2min打开输入开关
（4）定好标准：即选择心电图机上1mV按钮，可使记录笔上移10mm为准
（5）转动导联选择开关，可依次记录Ⅰ、Ⅱ、Ⅲ、avR、avL、avF、$V_1 \sim V_6$等导联
（6）记录完毕后，关上电源开关，在记录纸上注明姓名、性别、年龄、测定时间、导联等
二、结束时
整理用物，记录结果，同时对被检查者的配合表示感谢

心电图实训报告

被评估者姓名_____ 性别_____ 年龄_____

检查时间_____ 报告时间_____

心电图检查结果：

1．心室率＝60/_____秒＝_____次/分

2．心电轴：_____

3．P波

电压：肢导联_____mV 胸导联_____mV

时间_____秒

方向 Ⅱ导联_____ avR导联_____

4．P-R间期_____秒

5．QRS波

时间：_____秒

电压：R Ⅰ____mV RaVR____mV RaVL____mV RaVF____mV

RV_1____mV RV_5____mV RV_1+SV_5=____mV RV_5+SV_1=_____mV

写出下列导联QRS波群的波形名称：

Ⅰ_____ Ⅱ_____ Ⅲ_____ avR_____ aVL_____ RaVF_____

V_1_____ V_2_____ V_3_____ V_4_____ V_5_____ V_6_____

6．S-T段：（有无抬高或下移。如有，在何导联，为多少mV）

7．T波：（有无低平、倒置。如有，在哪些导联）

8．Q-T间期_____秒

9．在同一导联上，长P-P间期与短P-P间期之差为_____秒

10．心电图诊断：

（金立军 石文丽）

模块五　护理病历书写

任务目标

通过本章内容的学习，学生应能：
1. 说出护理病历书写的基本要求和重要性。
2. 熟悉护理病历的格式和内容，并能按护理病历书写要求正确书写护理病历。

护理病历是护理人员在护理活动过程中形成的文字、符号、图表等资料的总和，是护理人员对患者的病情观察和实施护理措施（健康评估、护理诊断、预期目标、护理措施及效果评价）的原始记载。它不仅是临床护理人员为护理对象提供护理的重要依据，还是临床教学、护理科研工作不可缺少的重要资料，也是解决医疗纠纷的重要依据，同时也是衡量医院护理质量的重要指标。因此，每个护理人员都必须刻苦训练，以认真负责的精神、实事求是的科学态度书写好护理病历。

一、护理病历书写的基本要求

1. 护理文件书写应客观、真实、准确、及时、完整。
2. 描述要简明扼要　护理病历书写时必须力求内容精炼、语句通顺、表达准确、标点正确，重点突出，条理清楚，规范地使用医学术语。
3. 字迹清晰、工整　护理病历在书写时字迹一定要清晰，不得刮、粘、涂改，如需改错，应在需改正处划双横线，再填上正确内容，并注明时间和签名。

使用中文和医学术语。通用的外文缩写或无正式中文译名的症状、体征、疾病名称等可以使用外文。

4. 及时完成　护理病历必须按规定的格式及时完成。如因抢救患者，则在抢救结束后6小时内据实补记。
5. 除特殊规定外，一般用蓝（黑）钢笔书写，禁用圆珠笔和铅笔。
6. 上级护理人员审查、修改和补充下级护理人员书写的护理病历时用红笔，修改人员在原签名旁签名并注明日期，并保持原记录清晰、可辨。
7. 一律采用中华人民共和国法定计量单位：米（m）、厘米（cm）、毫米（mm）、微米（μm）、升（L）、毫升（ml）、千克（kg）、克（g）、毫克（mg）、微克（μg）、毫米汞柱（mmHg）。
8. 因抢救急危重患者未及时书写护理病历，护士应在抢救结束后6小时内据实补记，并加以注明。
9. 使用规范汉字，简体字，异体字按《新华字典》（1992年重排本）为准，杜绝错别字。语句中数字可使用汉字，双位数以上则一律使用阿拉伯数字。

10．书写时间一律用 24 小时制。

二、护理病历的格式与书写内容

（一）护理病历首页

护理病历首页，又称入院评估表是患者入院后第一次进行的系统地健康评估记录，其内容包括健康史、身体评估及有关的辅助检查结果、医疗诊断等。一般要求在患者入院后 24 小时内完成。

护理病历首页必须以相应的护理理论框架为指导而设计。目前应用较多的是人的生理 - 心理 - 社会模式及戈登（Gordon）的功能性健康型态。书写方式有填写式、表格式及混合式三种，其中以混合式最常用。目前被普遍应用的是以表格式为主，填写式为辅的患者入院评估表（表 5-1-1）。因其记录方式是在备选项中打"√"为主，可有效地减少书写时间和书写负担。但又因其形式固定，在一定程度上限制了使用者的主动性和评判性思维能力的发挥。

表 5-1-1　护理病历首页

科别：　　　　病区：　　　　　床号：　　　　　住院号：

一般资料
姓名：　　性别：　　年龄：　　职业：　　婚姻：　　民族：
籍贯：　　文化程度：　　医疗费用支付形式：
住址：　　　　　　联系电话：
入院时间：　　　　入院诊断：
资料收集时间：　　资料来源：　　资料可靠程度：
入院类型：□门诊　□急诊　□转入（来自医院或科室　　　　　）
入院方式：□步行　□扶走　□轮椅　□平车　□其他
入院处置：□沐浴　□更衣　□未处置
入院介绍：□住院须知　□对症宣教　□饮食　□作息制度　□探陪制度　□其他
健康史
主诉：
简要现病史：
目前用药情况：无 / 有

药物名称	剂量与用法	末次用药时间	疗效	不良反应

既往健康史：
既往健康状况：良好 / 一般 / 较差
患病史：无 / 有＿＿＿＿＿＿＿＿＿＿＿＿＿＿＿＿＿＿
住院史：＿＿＿＿＿＿＿＿＿＿＿＿＿　手术史：＿＿＿＿＿＿＿＿＿＿＿
外伤史：＿＿＿＿＿＿＿＿＿＿＿＿＿　过敏史：＿＿＿＿＿＿＿＿＿＿＿
个人史
月经史：初潮＿＿岁　行经期（＿＿天）末次月经日期　　　绝经年龄＿＿岁 　　　　　月经周期（＿＿天）
结婚年龄：＿＿＿＿＿＿　夫妻关系：＿＿＿＿＿＿
生育史：妊娠＿＿次＿＿顺产＿＿胎＿＿流产＿＿胎　早产＿＿胎　死产＿＿胎
家族健康史

续表

父：健在 / 患病_____ / 已故（死因）_____ 母：健在 / 患病_____ / 已故（死因）_____ 兄弟姐妹：_____子女及其他：_____	
系统回顾	
健康观念 / 健康管理型态	自觉健康状况：□良好　□一般　□较差　□差 既往病史：□无　□有：_____ 家族史　：□无　□有：_____ 过敏史　：药物：□无　□不详　□有：_____ 　　　　　食物：□无　□不详　□有：_____ 吸烟：□无　□有：(___年，平均_____支/日，戒烟：□未　□已___年) 饮酒：□无　□有：(___年，平均_____两/日，戒酒：□未　□已___年) 药物依赖 / 药瘾 / 吸毒：□无　□有（名称___，剂量__/日，__年） 环境中危险因素：□无　□有：_____ 遵从医护计划健康指导：□完全遵从　□部分遵从　□不遵从（原因___） 寻求促进健康的行为：□无　□有：_____ 对疾病的认识：□完全认识　□部分认识　□不认识
营养 / 代谢型态	膳食种类：□普通膳食　□软食　□半流质　□流质　□禁食　□治疗膳食 饮食习惯：□偏食：_____　□忌食：_____　□其他：_____ 食欲：□正常　□亢进（___天）　□减退（___天） 进食方式：□正常　□亢进　□鼻饲　□空肠造瘘　□全静脉营养　□其他 饮水：□正常　□多饮（_____ml/d）　限制饮水（_____ml/d） 近6个月内体重变化：□无　□增加（___kg）　□减少（___kg） 咀嚼困难：□无　□有（原因：_____） 吞咽困难：□无　□有（原因：_____）
排泄型态	排便：_____次/日　颜色：_____　性状：_____ 　　　□便秘（1次/__日）　□腹泻（__次/日）　□失禁（__次/日） 　　　□造瘘（类型_____　能否自理：□能　□否） 　　　应用泻剂：□无　□有：_____ 排尿：__次/日　颜色：_____　性状：_____　量：_____ml/d 　　　□尿失禁（__级）　□排尿困难　□尿路刺激征　□留置尿管　□膀胱造瘘 引流：□无　□有（类型：_____　性状：_____　量：_____ml）
活动 / 运动型态	生活自理能力： | 项目 | 0 | 1 | 2 | 3 | 4 | |---|---|---|---|---|---| | 进食/饮水 | | | | | | | 沐浴 | | | | | | | 穿衣/洗澡 | | | | | | | 如厕 | | | | | | | 床上活动 | | | | | | | 转位 | | | | | | | 走动 | | | | | | | 上下楼梯 | | | | | | | 购物 | | | | | | | 烹饪 | | | | | | | 理家 | | | | | | 0= 能够独立完成 1= 须借助辅助用具才能完成 2= 需有他人帮助才能完成 3= 需有他人帮助并借助辅助用具才能完成 4= 自己不能完成，完全依赖他人帮助

续表

类型	内容
活动/运动型态	辅助用具：□手杖 □拐杖 □轮椅 □助行器 □义肢 □其他 活动耐力：□正常 □容易疲劳 □呼吸困难 □吸氧
睡眠/休息	睡眠：□正常 □入睡困难 □多梦 □早醒 □失眠 午睡：□无 □有（_____） 休息后精力是否充沛：□是 □否（原因_____） 辅助睡眠：□无 □有：（_____）
认知/与感知型态	疼痛：□无 □有（部位：_____；性质：_____；程度：_____；持续时间：_____） 辅助药物□无 □有（□有效 □无效） 视力：□正常 □近视 □远视 □失明（□左眼 □右眼） 听力：□正常 □耳鸣 □减退（□左耳 □右耳） □耳聋（□左耳 □右耳） 味觉：□正常 □减退 □缺失 □其他：_____ 记忆力：□良好 □减退（□短时记忆 □长时记忆）□丧失 注意力：□正常 □分散 语言能力：□正常 □失语 □构音困难 定向力：□正常 □障碍
自我概念型态	对自我的看法：□满意 □不满意 □其他：_____ 情绪：□焦虑 □恐惧 □绝望 □抑郁 □其他：_____
角色/关系型态	就业情况： 家庭功能：□正常 □异常 家庭结构： 家庭关系：□和谐 □紧张 社会交往情况：□正常 □较少 □回避 角色适应：□良好 □角色冲突 □角色缺如 □角色强化 □角色消退 经济状况：□良好 □一般 □较差
性/生殖型态	性生活：□正常 □障碍 月经：□正常 □紊乱 □痛经 □绝经 经量：□正常 □一般 □多 持续时间：_____ 生育史：孕次：_____ 产次：_____
压力/应对型态	对疾病和住院的反映：□否认 □适应 □依赖 过去一年内重要生活事件：无□ 有□（_____） 支持系统：照顾者：□胜任 □勉强 □不胜任 家庭应对：□忽视 □能满足 □过于关心
价值/信念型态	宗教信仰：□无 □佛教 □基督教 □天主教 □其他：_____

身体评估

体温：__℃ 脉搏：__次/分 呼吸：__次/分 血压：_____mmHg
身高：____cm 体重：____kg

全身状况：意识状况：□清晰 □嗜睡 □意识模糊 □昏睡 □浅昏迷 □深昏迷 □谵妄
营养：□良好 □中等 □不良 □肥胖 □消瘦 □恶病质
面容：□正常 □病容（类型：_____）
体位：□自动体位 □被动体位 □强迫体位（类型：_____）
步态：□正常 □异常（类型：_____）

续表

皮肤黏膜：颜色：□正常　□发红　□苍白　□发绀　□黄染　□色素沉着　□色素脱失
湿度：□正常　□潮红　□干燥　温度：□热　□冷
弹性：□正常　□降低
完整性：□完整　□皮疹　□皮下出血（部位及分布：_____）
压疮：□无　　□有（描述：_____）
水肿：□无　　□有（描述：_____）
瘙痒：□无　　□有（描述：_____）

淋巴结：□正常　　□肿大（描述：_____）

头部：眼睑：□正常　□水肿
结膜：□正常　□水肿　□出血　□充血
巩膜：□正常　□黄染
瞳孔：□正常　□异常（描述：_____）对光反射：□正常　□迟钝　□消失
口唇：□红润　□发绀　□苍白　□疱疹　□唇裂
口唇黏膜：□正常　□出血点　□溃疡　□其他（_____）
牙齿：□完好　□缺失（_____）　□义齿（_____）

颈部：颈强直：□无　□有
颈静脉：□正常　□怒张
气管：□居中　□偏移（描述：_____）
肝颈静脉反流征：□阴性　□阳性

胸部：呼吸方式：□自主呼吸　□机械呼吸　□简易呼吸器辅助呼吸
呼吸节律：□规则　□不规则（描述：_____）
呼吸困难：□无　□轻度　□中度　□重度　□极重度
呼吸音：□正常　□异常（描述：_____）
啰音：□无　□有（描述：_____）
心率：_____次/分　心律：□齐　□不齐（描述：_____）
杂音：□无　□有（描述：_____）

腹部：外形：□正常　□膨隆　□凹陷　□胃型　□肠型
腹肌紧张：□无　□有（描述：_____）
压痛：□无　□有（描述：_____）
反跳痛：□无　□有（描述：_____）
肝大：□无　□有（描述：_____）
移动性浊音：□阴性　□阳性
肠鸣音：□正常　□亢进　□减弱　□消失

肛门直肠：□未查　□正常　□异常（描述：_____）

生殖器官：□未查　□正常　□异常（描述：_____）

脊柱四肢：脊柱：□正常　□畸形（描述：_____）活动：□正常　□受限
四肢：□正常　□畸形（描述：_____）活动：□正常　□受限

神经系统：肌张力：□正常　□增强　□减弱
肌力：_____级　肢体瘫痪：□无　□有（描述：_____）
Babinski征：　□无　□有

实验室及其他辅助检查结果

初步护理诊断（护理问题）
护士签名：

（二）护理计划单

护理计划单是护理人员为患者在其住院期间所制订的个体化护理计划及效果评价记录。包括：护理诊断（或）合作性问题的时间、名称、预期目标、护理措施、效果评价（R、I、U、W）和护士签名（表5-1-2）。通过护理计划可以了解患者在住院期间存在的护理问题、实施措施及效果，提示已解决的护理问题、出院时仍存在的护理问题、需在出院后进一步采取的措施。

表 5-1-2　护理计划单

姓名　　　　　科室　　　　　床号　　　　　住院号

日期	时间	护理诊断	预期目标	护理措施	效果评价	日期	签名

（三）护理记录单

护理记录单（护理病程录）是记录患者病情和一切护理活动的真实反映，体现了护理质量的高低，提供诊疗的依据，是医疗纠纷处理的客观资料。护理记录单格式分两种，即危重患者护理记录和一般患者护理记录。各医院应当根据专科特点、病情和护理工作的实际需要合理选择护理记录单格式，适当增加或减少观察项目。

1．一般患者护理记录　是指护士根据医嘱和病情对一般患者住院期间护理过程的客观记录（表5-1-3）。包括患者姓名、性别、年龄、科别、住院病历号（或病案号）、床位号、页码、记录日期和时间、病情观察情况、护理措施和效果、护士签名等。应将观察到的客观病情变化及时依据日期时间顺序记录下来，一般情况下每周至少记录1次，手术前1天、手术当天要记录，术后前3天每班至少记录1次，病情变化随时记录。

表 5-1-3　一般患者护理记录单

姓名：　　　　科别：　　　　病室：　　　　床号：　　　　住院号：

日期	时间	护理记录（PIO）	签名

2. 危重患者护理记录　是指护士根据医嘱和病情对危重患者住院期间护理过程的客观记录（表5-1-4）。危重患者护理记录应当根据相应专科的护理特点书写，内容包括患者姓名、性别、年龄、科别、住院病历号（或病案号）、床位号、页码、记录日期和时间、出入液量、体温、脉搏、呼吸、血压等病情观察、护理措施和效果、护士签名等。记录时间应当具体到分钟。详细记录出入量、准确记录生命征，一般情况下至少每4小时记录1次，手术患者还要记录麻醉方式、手术名称、患者返回病室情况、伤口、引流情况等。

表5-1-4　危重患者护理记录单

姓名：　　　　科别：　　　　病室：　　　　床号：　　　　住院号：

日期	时间	体温（℃）	脉搏（次/分）	呼吸（次/分）	血压（mmHg）	入量（ml）	出量（ml）	护理措施及效果	签名

3. 手术护理记录　是指巡回护士对手术患者术中护理情况及所用器械、敷料的记录（表5-1-5），应当在手术结束后及时完成。手术护理记录应当另页书写，内容包括患者姓名、住院病历号（或病案号）、手术日期、手术名称、术中护理情况，所用各种器械和敷料数量的清点、核对、巡回护士和手术器械护士签名等。清点时，如发现器械、敷料的数量与术前不符，护士应当及时要求手术医师共同查找，如手术医师拒绝，护士应当在手术护理记录"其他"栏内注明，并有手术医师签名。

表5-1-5　手术护理记录（1）

姓名_____　性别□男　□女　年龄____岁　体重____kg　手术间_____　手术类别：□择期　□急诊
术前诊断_____　　　　　　　手术名称_____
手术日期____年___月___日　麻醉方式：_____　　主刀医师_____
手术开始时间_____　　手术结束时间_____　　手术器械物品灭菌是否达标　□是　□否
患者出室时间_____　　去向：　□麻醉恢复室　　□重症医学科　　□病房

器械物品查对登记							
物品名称	器械物品数目			物品名称	器械物品数目		
	术前	关前	关后		术前	关体腔前	关体腔后
布巾钳				缝针			
卵圆钳				刀片			
持针器				大纱布垫			

续表

	术前	关体腔前	关体腔后				
直血管钳				小纱布垫			
弯血管钳				纱 布			
蚊式钳				棉 片			
组织钳				电刀头			
鼠齿钳				血管夹			
刀 柄				穿刺针			
镊 子				纱布剥离球			
剪 刀				钻 头			
拉 钩				针 头			
吸引器头				阻断管			
长血管钳				阻断带			
压肠板				头皮夹			
加器械							
	术前	关体腔前	关体腔后	备注			
器械护士							
巡回护士							

表5-1-5 手术护理记录（2）

术前访视	术前意识	□清醒　　□嗜睡　　□意识模糊　　□昏睡　　□浅昏迷　　□深昏迷
	药物过敏史	□无　□有_____
	感染性疾病情况	□是　　□否　　　　　　　　　　处理：□常规　□标准预防 HBsAg：□阴性　□阳性　　抗HCV：□阴性　□阳性　　抗HIV：□阴性　□阳性 □结核　　　　□梅毒　　　　□其他：
	皮肤情况	手术前：疖肿：□有　　□无　　破溃：□有　　□无　　部位：
	健康教育	□是　　　□否　　　心理状况：□平静　□焦虑　□恐惧　　访视者签名：

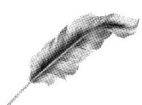

续表

术中护理	患者信息查对手术部位核对	麻醉前核对确认、无误→时间：_____；手术开始前核对确认、无误→时间：_____ 巡回护士：　　　　　　麻醉医师：　　　　　　手术医师：
	静脉穿刺	种类：□留置针　□头皮针　□深静脉置管　　部位：
	留置尿管	□病房带来　□手术室　□无　　留置胃管　□病房带来　□手术室　□无
	手术体位	□平卧位　□侧卧位（左侧/右侧）　□俯卧位　□截石位　□其他： 受压部位术中按摩：　□无　　□有
	止血带	□驱血橡胶带 □气压止血仪 □无　部位： 充气时间：_____　充气时间：_____　充气时间：_____　压力：____mmHg/kPa 放松时间：_____　放松时间：_____　放松时间：_____
	置入物	□有　□无　详细说明：
	使用电刀 □是 □否	负极板放置位置：□大腿（左侧/右侧）　□小腿（左侧/右侧）　□上臂（左侧/右侧） □前臂（左侧/右侧）□臀部（左侧/右侧）　□背部（左侧/右侧）　其他： 术前负极板部位皮肤：□完好　□损伤　术后负极板部位皮肤：□完好　□损伤
	输入血液制品	□有　□无　　　　输血反应：□有　□无 全血_____ml　　　红细胞悬液_____U　　血浆_____ml 血小板____个治疗量　其他_____　　巡回护士：
术后交接	术中出入液量	术中输入总液量_____ml　手术出血量_____ml　术中尿量_____ml
	标本送检	□有　□无　　□常规病理检查　□冰冻切片　□细菌培养　□其他：
	切口以外皮肤状况	□同术前　□有变化　部位：　　特征：　　面积：　　cm²
	静脉通道	□通畅　　□带回液体_____ml　　□带回血液_____ml
	引流管放置情况	□有　　□腹腔管　　□T型管　　□尿管　　□其他 □无　　□胸腔管　　□脑室引流管　□脑科压不闭　总数：_____根
	物品交接	□病历　　□患者服　　□X线片　　□血液　　□其他
签名	手术室护士：　　　　　　　　病房护士：	

护理记录应当根据医嘱、疾病护理常规和病情变化动态地进行记录。要求：①对危重患者应当根据病情变化随时记录；②新入院者要写首次记录；③一级护理者每日至少记录1次，二级护理者每周至少记录2次，三级护理者每周至少记录1次；④急诊入院者连续记录3天；⑤特殊检查前后各记录1次；⑥手术者：手术前要记录术前准备情况，术后当天要记录手术时间、麻醉方式、手术名称、患者返回病房时间、患者情况、生命体征、伤口及引流情况，术后前3天至少每天记录1次；⑦出院患者要有出院记录。

（四）健康教育计划和出院指导

健康教育计划和出院指导分别用于患者住院期间和出院前的卫生宣教，以达到健康教育的连续性、完整性，增强患者的自护能力，提高生活质量。

1. **健康教育计划**　其内容可涉及与恢复和促进患者有关的各方面的知识与技能。主要包括：

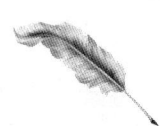

①疾病的诱发因素、发生与发展过程。②可采取的治疗护理方案。③有关检查的目的及注意事项。④饮食与活动的注意事项。⑤疾病的预防及康复措施（表5-1-6）。

表 5-1-6　健康教育计划

姓名：　　　　　科别：　　　　　病室：　　　　　床号：　　　　　住院号：

项目	主要内容	对象	学习能力	教育方式	教育效果	实施/评价日期	签名
入院指导							
病因诱导							
临床表现							
主要治疗							
用药指导							
术前指导							
术后指导							
饮食指导							
相关检查							
功能锻炼							
休息指导							
疾病预防							
自我调节							
压疮预防							
母乳喂养							
出院指导							

> **温馨提示**
>
> 健康教育和出院指导是护士执业资格考试的常见考点。

2．出院指导　其内容是对患者出院后活动、饮食、服药、伤口、随访等方面进行指导。教育和指导的方式可采用讲解、示范、模拟、提供书面或视听教材等（表5-1-7）。患者出院时护士可根据患者的文化程度，理解能力直接让患者自己阅读领会，就问题解答或给患者边读、边讲、边示范，直至患者掌握，并应就患者的不同疾病阶段进行不同程度的指导。

表 5-1-7　出院指导

姓名：　　　　　科室：　　　　　病室：　　　　　住院号：

1．饮食
饮食类型：普食　软食　半流食　流食
　　　　　糖尿病饮食　低盐饮食　高蛋白质饮食　高维生素饮食
　　　　　低蛋白质饮食　少渣饮食　低脂饮食　其他
限制饮食：
2．药物（药名、药理作用、剂量、用法、时间、不良反应、用药注意事项）
3．日常活动
无限制
活动形式
活动量
限制活动
4．特殊指导
5．如出现下列症状，需及时就医
6．复诊时间　　　　　　　　地点
患者/家属签名
指导者签名
教师签名
　　　　　　　　　　　　　　　　　　　　　　　　日期　年　月

护士执业资格考试模拟

1．护理病历首页的书写，必须在多长时间内完成（　　）
A．8h　　　B．12h　　　C．24h　　　D．36h　　　E．48h
2．某护士在进行效果评价时，结果为"R"，"R"表示（　　）
A．进步　　　B．解决　　　C．不明显　　　D．不变　　　E．恶化
3．反映护理人员在护理活动过程中形成的文字、符号、图表等资料的总和是（　　）
A．病历首页　　B．护理计划单　　C．护理记录　　D．健康教育　　E．护理病历
4．某护士给患者实施健康教育时，下列哪项与健康教育的内容无关（　　）
A．饮食指导　　B．用药指导　　C．心理疏导　　D．收费介绍　　E．病情监测

（杨再艳　高　慧）

护士执业资格考试模拟参考答案

模块一　基本知识
项目一　绪论　1.C　2.D　3.E
项目二　健康资料的收集　1.A　2.B　3.C
项目三　护理诊断　1.B　2.D　3.C　病例分析（略）

模块二　基本方法
项目一　护理病史的收集方法　1.D　2.E　3.C　4.A　5.B
项目二　护理病史采集内容　1.C　2.C　3.D　4.B　5.E
项目三　护理体检的基本方法　1.D　2.A　3.A　4.C　5.E　病例分析（略）

模块三　基本技能
第一部分　常见症状评估
项目一　发热　1.A　2.B　3.D　4.B　5.A　病例分析（略）
项目二　疼痛　1.B　2.A　3.C　4.B　5.D
项目三　咳嗽与咳痰　1.D　2.C　3.E　4.D
项目四　咯血　1.D　2.A　3.A
项目五　呼吸困难　1.E　2.B　3.B　4.A　5.E
项目六　心悸　1.C　2.E
项目七　发绀　1.C　2.E　3.E　4.B
项目八　水肿　1.D　2.B　3.D　4.B
项目九　皮肤黏膜出血　1.B　2.A
项目十　黄疸　1.E　2.D　3.D　病例分析（略）
项目十一　恶心与呕吐　1.B　2.B　3.A　4.C　5.A
项目十二　呕血与便血　1.D　2.B　3.B　4.C　5.A
项目十三　腹泻与便秘　1.E　2.C　3.A　4.C
项目十四　排尿异常　1.D　2.C　3.B　4.A　5.E
项目十五　抽搐与惊厥　1.A　2.A　3.E
项目十六　眩晕　1.B　2.A　3.A
项目十七　意识障碍　1.B　2.A　3.C　4.E　5.E　病例分析（略）
第二部分　一般状态评估　1.C　2.C　3.B　4.A　5.E
第三部分　皮肤黏膜评估　1.C　2.A　3.E　4.D　5.B
第四部分　浅表淋巴结评估　1.C　2.B　3.C
第五部分　头部及其器官评估　1.E　2.C　3.D　4.B　5.E
第六部分　颈部评估　1.D　2.C　3.A　4.D
第七部分　胸壁、胸廓及肺的评估　1.B　2.B　3.A　4.A　5.D　6.B　7.C　8.E　9.A　病例分析（略）
第八部分　心脏评估　1.A　2.B　3.D　4.C　5.C　病例分析（略）

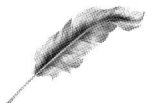

第九部分　血管评估　1．C　2．D　3．E　4．D　5．E　6．C　7．E　8．C　9．D　10．D

第十部分　腹部评估　1．D　2．E　3．B　4．D　5．E　6．C　7．C　8．B　病例分析（略）

第十一部分　肛门与生殖器评估　1．C　2．E

第十二部分　四肢与脊柱评估　1．B　2．B　3．C

第十三部分　神经系统评估
1．A　2．C　3．B　4．A　5．C　6．E　7．D　8．B　9．E　病例分析（略）

第十四部分　心理与社会评估　1．A　2．A　3．E　4．E　5．B

模块四　基本辅助检查

第一部分　实验室检查

项目一　标本采集与处理　1．C　2．E　3．D　4．E　5．C

项目二　血液检查　1．D　2．A　3．E　4．E　5．B

项目三　尿液检查　1．C　2．D　3．A　4．B　5．C

项目四　粪便检查　1．E　2．C　3．D　4．C

项目五　肾功能检查　1．E　2．D　3．C　4．A　5．C

项目六　肝功能检查　1．E　2．D　3．B　4．D

项目七　痰液检查　1．B　2．B　3．D

项目八　脑脊液检查　1．C　2．A　3．B

项目九　浆膜腔积液检查　1．C　2．E　3．D　4．B

项目十　临床常用生物化学检查　1．C　2．C　3．B　4．D　5．A

项目十一　临床常用免疫检查　1．A　2．E　3．E

第二部分　影像学检查　1．D　2．E　3．E　4．B　5．B

第三部分　心电图检查

项目一　心电图基本知识　1．D　2．B　3．A　4．C　5．D

项目二　异常心电图　1．E　2．C　3．A　4．A　5．C　病例分析（略）

模块五　护理病历书写

1．C　2．B　3．E　4．D

参考文献

1. 刘成玉. 健康评估. 2版. 北京：人民卫生出版社，2009.
2. 尚少梅. 健康评估. 北京：中国协和医科大学出版社，2011.
3. 邓长生. 诊断学. 5版. 北京：人民卫生出版社，2006.
4. 李晓慧. 健康评估. 上海：同济大学出版社，2008.
5. 吕探云. 健康评估. 2版. 北京：人民卫生出版社，2008.
6. 刘成玉. 临床检验基础实验指导. 2版. 北京：人民卫生出版社，2003.
7. 朱建宏. 健康评估. 北京：高等教育出版社，2005.
8. 刘潮临. 健康评估. 北京：高等教育出版社，2003.
9. 陈文斌，潘祥林. 诊断学. 6版. 北京：人民卫生出版社，2004.
10. 刘燕燕，何利. 健康评估. 北京：人民军医出版社，2005.
11. 王建中. 实验诊断学. 北京：北京大学医学出版社，2004.
12. 李秋萍. 内科护理学. 2版. 北京：人民卫生出版社，2010.
13. 李丹. 内科护理. 北京：高等教育出版社，2005.
14. 尤黎明. 内科护理学. 3版. 北京：人民卫生出版社，2002.
15. 范秀珍. 内科护理学. 北京：中国协和医科大学出版社，2004.
16. 姜亚芳，余丽君. 健康评估. 北京：中国协和医科大学出版社，2002.

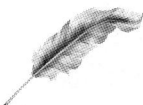